“十三五”全国卫生高等职业教育校院合作“双元”规划教材

供护理、助产及相关专业用

组织学与胚胎学

主　编

齐云飞　刘艳华

副主编

蒙兆年　陈金绪　谭　亮　吴　琪

编　　者（按姓名汉语拼音排序）

陈金绪（广西科技大学医学院）

范淑玲（江西医学高等专科学校）

黄　悦（贵阳护理职业学院）

刘艳华（湖南环境生物职业技术学院）

路素丽（湖南环境生物职业技术学院）

蒙兆年（宁夏医科大学）

齐云飞（菏泽医学专科学校）

谭　亮（韶关学院医学院）

吴　琪（菏泽医学专科学校）

薛　媛（石家庄人民医学高等专科学校）

朱长龙（贵阳护理职业学院）

北京大学医学出版社

ZUZHIXUE YU PEITAIXUE

图书在版编目（CIP）数据

组织学与胚胎学 / 齐云飞，刘艳华主编 . —北京：
北京大学医学出版社，2019.12
ISBN 978-7-5659-2151-3

Ⅰ. ①组… Ⅱ. ①齐… ②刘… Ⅲ. ①人体组织学 -
高等职业教育 - 教材 ②人体胚胎学 - 高等职业教育 - 教材
Ⅳ. ①R32

中国版本图书馆 CIP 数据核字（2020）第 013635 号

组织学与胚胎学

主　　编： 齐云飞　刘艳华
出版发行： 北京大学医学出版社
地　　址：（100191）北京市海淀区学院路 38 号　北京大学医学部院内
电　　话： 发行部 010-82802230；图书邮购 010-82802495
网　　址： http://www.pumpress.com.cn
E-mail： booksale@bjmu.edu.cn
印　　刷： 北京金康利印刷有限公司
经　　销： 新华书店
责任编辑： 冯智勇　**责任校对：** 靳新强　**责任印制：** 李　啸
开　　本： 850 mm × 1168 mm　1/16　**印张：** 12.25　**字数：** 353 千字
版　　次： 2019 年 12 月第 1 版　2019 年 12 月第 1 次印刷
书　　号： ISBN 978-7-5659-2151-3
定　　价： 49.00 元

出版说明

《**国务院办公厅关于深化医教协同进一步推进医学教育改革与发展的意见**》要求加快构建标准化、规范化医学人才培养体系，全面提升人才培养质量。明确指出要调整优化护理职业教育结构，大力发展高职护理教育。《**国家职业教育改革实施方案**》指出要促进产教融合育人，建设一大批校企“双元”合作开发的国家规划教材。新时期的护理职业教育面临前所未有的发展机遇和挑战。

高质量的教材是实施教育改革、提升人才培养质量的重要支撑。为深入贯彻《**国家职业教育改革实施方案**》，服务于新时期高职护理人才培养改革发展需求，北京大学医学出版社在教育部、国家卫生健康委员会相关机构和职业教育教学指导委员会的指导下，经过前期广泛调研、系统规划，启动了这套“双元”数字融合高职护理教材建设。指导思想是：坚持“三基、五性”，符合最新的国家高职护理类专业教学标准，结合高职教学诊改和专业评估精神，突出职业教育特色和专业特色，与护士执业资格考试大纲要求、岗位需求对接。体现以人为本、以患者为中心的整体护理理念，强化技能训练，既满足多数院校教学实际，又适度引领教学。实践产教融合、校院合作，打造深度数字融合的精品教材。

教材的主要特点如下：

1. 全国专家荟萃

遴选全国近40所院校具有丰富教学经验的骨干教师参与建设，力求使教材的内容和深浅度具有全国普适性。

2. 产教融合共建

吸纳附属医院或教学医院的临床护理双师型教师参与教材编写、审稿，学校教师与行业专家“双元”共建，保证教材内容符合行业发展、符合多数医院护理实际和人才培养需求。

3. 双重专家审定

聘请知名护理专家审定教材内容，保证教材的科学性、先进性；聘请知名职教专家审定教材的职教特色和规范。

4. 教材体系完备

针对各地院校课程设置的差异，部分教材实行“双轨制”。如既有《正常人体结构》，又有《人体解剖学》《组织学与胚胎学》；既有《护理学基础》，又有《护理学导论》《基础护理学》，便于各地院校灵活选用。

5. 职教特色鲜明

结合护士执业资格考试大纲，教材内容“必需、够用，图文并茂”。以职业技能和岗位胜任力培养为根本，以学生为中心，贴近高职学生认知，采用布鲁姆学习目标，加入“案例 / 情景”“知识链接”“小结”“实训”“自测题”等模块，提炼“思维导图”。

6. 纸质数字融合

将纸质教材与二维码技术相结合，融 PPT、图片、微课、动画、护理技能视频、模拟考试、护考考点解析音频等于一体，《正常人体结构》《人体解剖学》等教材融入了 AR 增强现实技术，实现了以纸质教材为核心、配套数字教学资源的融媒体教材建设。

本套教材的组织、编写得到了多方面大力支持。很多院校教学管理部门提出了很好的建议，职教专家对编写过程精心指导、把关，行业医院的临床护理专家热心审稿，为锤炼精品教材、服务教学改革、提高人才培养质量而无私奉献。在此一并致以衷心的感谢！

希望广大师生多提宝贵意见，反馈使用信息，以臻完善教材内容，为新时期我国高职护理教育发展和人才培养做出贡献！

“十三五”全国卫生高等职业教育校院合作“双元”规划教材审定委员会

序

湛蓝天空映衬昆明湖碧波粼粼，湖畔长廊蜿蜒诉说历史蹉跎，万寿山风清气爽，昂首托起那富贵琉璃的智慧海、吉祥云。护理融有科学、技术、人文及艺术特质，其基本任务是帮助人维持健康、恢复健康和提升健康水平。护士被誉为佑护健康与生命的天使。在承载这崇高使命的教育殿堂，老师和学生们敬畏生命、善良真诚、严谨求实、德厚技精。

再览善存之竖版护理教材——《**护病新编**》（1919 年，车以轮等译，中国博医会发行），回想我国护理教育发展历程，尤其 20 世纪 80 年代以来，在护理和教育两个领域的研究与实践交汇融合中，护理教育经历了“医疗各科知识 + 护理、各科医学及护理、临床分科护理学或生命周期分阶段护理”等三个阶段。1985 年首开英护班，1991 年在卫生部相关部门支持下，成立全国英护教育协作会，从研究涉外护理入手，进行护理教育改革；1989 年始推广目标教学，建立知识、技能、态度的分类目标，使用行为动词表述，引导相应教学方法的改革；1994 年开始推进系统化整体护理；1997 年卫生部颁布护理专业教学计划和教学大纲，建构临床分科护理学课程体系，新开设精神科护理、护士礼仪等六门课程。2000 年行业部委院校统一划转教育部管理，为中高职护理教育注入了现代职业教育的新鲜“血液”。教育部组织行业专家制定了专业目录，将护理专业确定为 83 个重点建设专业之一，并于 2003 年列入教育部技能型紧缺人才培养培训工程的 4 个专业之一，在国内首次采用了生命周期模式，开始推进行动导向教学；2018 年高职护理专业教学标准（征求意见稿）再次采纳了生命周期模式。客观地看，在一个历史阶段，因为教育理念和教学资源等差异，院校可能选择不相同的课程模式。

当前，全国正在落实《**“健康中国 2030”规划纲要**》和《**国家职业教育改革实施方案**》，在人民群众对美好生活的向往和护理、职业教育极大发展的背景下，护理教育教学及教材的改革创新迫在眉睫。北京大学医学部是百余年前中国政府依靠自己的力量开办的第一所专门传授现代医学的国立学校，历经沧桑，文化厚重，对中国医学事业发展有着卓越贡献。北京大学医学出版社积极应对新时期、新任务和新要求，组织全国富有教学与实践经验的资深教师和临床专家，共同编写了本套高职护理专业教材，为院校教改与创新提供了重要保障。

教材支撑教学，辅助教学，引导学习。教学过程中，教师需要根据自己的教学设计对教材进行二次开发。现代职业教育不是学科化课程简版，不应盲目追求技术操作，不停留在零散碎片的基本知识或基本技能的“名义能力”层面，而是从工作领域典型工作任务引导学习领域课程搭建，以工作过程为导向，将知识和操作融于工作过程，通过产教融合和理实一体，系统地从工作过程出发，延伸到工作情境、劳动组织结构、经济、使用价值、质量保证、社会与文化、环境保护、可持续发展及创新等方面，培养学生从整体角度运用相对最佳的方法技术完成工作任务。这些职业教育需达成的基本能力维度与护理有着相近的承载空间，现代职教理念和方法对引导我国护理教育深化与拓展具有较大的意义。

本套教材主编、编者和出版社老师们对课程体系科学建构，教学内容合理组织，字里行间精心雕琢，信息技术恰当完善。本套教材可与情境教学、项目教学、PBL、模块教学、任务驱动教学等配合使用。新技术的运用丰富了教学内容，拓展了学生视野，强化了教学重点，化解了教学难点，提示了护考要点，将增强学生专业信心，提高学生学习兴趣。

教材与教学改革相互支撑，相辅相成，它们被人类社会进步不断涌现的新需求、新观念、新理论、新方法、新技术引导与推动，永远不会停步。它是朝阳，充满希望；是常青树，带给耕耘者硕果累累。

刘晨

前 言

本书是根据《国家中长期教育改革和发展规划纲要（2010—2020年）》《全国护士执业资格考试大纲》等文件的精神，由宁夏医科大学、广西科技大学医学院、韶关学院医学院、菏泽医学专科学校、湖南环境生物职业技术学院、贵阳护理职业学院、江西医学高等专科学校、石家庄人民医学高等专科学校共8个单位的11名富有教学经验的一线教师共同编写的一本全国卫生高等职业教育教材。

本书编写过程中根据护理专业职业教育的培养目标和学生的知识基础，以专业培养目标为导向，职业技能教育为根本，教学内容实用、够用为原则，调整了部分传统内容，力求体现护理高职特色，既强调本学科的基本概念，又注重与其他相关课程的联系，是一本顺应现代医学教育发展，体现结构与功能相结合、基础医学与临床医学相联系，适合高职护理专业等学生学习的教材。全书共16章，彩图近200幅，插图线条细腻清晰，色彩丰富美观，大大提高了视觉效果。书中标注了考点，有利于学生抓住重点；章前思维导图清晰梳理章节内容，有利于学生理解。每章的思维导图、考点、思考题和部分重点内容都使用了音频和视频二维码，通过手机扫描二维码实现线上教学目的，既保留了传统教材的特色，又融入了“互联网+”元素。

本书在编写过程中得到了北京大学医学出版社和各参编单位的大力支持，书中的部分插图引自部分参考书或由同道提供，在此一并致谢。

由于编者水平有限，书中难免有疏漏之处，敬请专家同仁和广大师生予以批评指正。

齐云飞　刘艳华

二维码资源索引

资源名称	资源类型	页码
第九章思维导图简介	音频	82
考点：消化管的一般结构	音频	84
微课：胃黏膜的组织结构	视频	84
考点：胃黏膜的结构特点；胃底腺主要细胞的结构特点及功能	音频	87
微课：小肠绒毛和小肠腺	视频	87
考点：小肠黏膜的结构特点；小肠上皮及肠腺的主要细胞结构特点及功能	音频	89
考点：唾液腺的一般结构	音频	92
考点：胰腺外分泌部的结构特点及功能	音频	93
考点：胰岛的主要细胞组成及功能	音频	94
微课：肝小叶的组织结构	视频	94
考点：肝小叶的一般结构及各部分的结构特点与功能	音频	97
考点：门管区的主要结构	音频	97
第九章思考题解析	音频	98
第十章思维导图简介	音频	99
考点：气管管壁的结构特点	音频	102
考点：肺小叶的概念	音频	102
微课：肺导气部结构的变化	视频	102
微课：肺泡	视频	104
考点：肺泡上皮的组织结构及功能	音频	105
第十章思考题解析	音频	107
第十一章思维导图简介	音频	108
微课：肾小体	视频	110
考点：肾小体和滤过膜的组成	音频	111
微课：肾小管	视频	111
考点：肾小管各段的结构特点和功能	音频	115
考点：球旁复合体的组成和各部分的功能	音频	115
第十一章思考题解析	音频	118
第十二章思维导图简介	音频	119
微课：角膜	视频	120
考点：角膜的 5 层结构	音频	121
微课：视网膜	视频	122
考点：视网膜的结构和功能。视神经盘、黄斑的位置和功能	音频	123
微课：膜迷路	视频	125
考点：壶腹嵴、位觉斑的位置、结构和功能	音频	126

资源名称	资源类型	页码
考点：皮肤的附属器及其功能	音频	132
第十二章思考题解析	音频	132
第十三章思维导图简介	音频	133
考点：内分泌系统的组成、特点、分泌物	音频	134
微课：甲状腺滤泡	视频	134
考点：甲状腺和甲状旁腺分泌的激素及其功能	音频	135
微课：肾上腺皮质	视频	136
考点：肾上腺分泌的激素及其功能	音频	137
考点：腺垂体远侧部的细胞组成及其分泌的激素和功能	音频	139
考点：神经垂体的结构和功能	音频	139
第十三章思考题解析	音频	141
第十四章思维导图简介	音频	142
考点：生精细胞的组成	音频	146
考点：血 - 睾屏障的概念	音频	146
考点：睾丸间质细胞的概念	音频	147
第十四章思考题解析	音频	149
第十五章思维导图简介	音频	150
考点：各级卵泡的结构特点	音频	154
考点：黄体的形成、结构与功能	音频	155
考点：子宫内膜的周期性变化及其与卵巢激素的关系	音频	158
第十五章思考题解析	音频	159
第十六章思维导图简介	音频	160
考点：受精的条件及意义	音频	162
考点：三胚层的分化	音频	167
考点：胎膜的组成、结构和功能	音频	170
考点：胎盘屏障的结构和功能	音频	170
第十六章思考题解析	音频	175

目 录

第一章 绪 论

思维导图

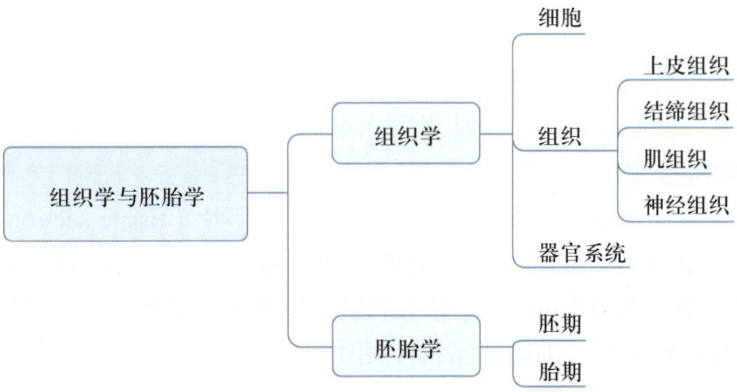

音频：
第一章思维导图简介

学习目标

1. 掌握组织学与胚胎学的概念。
2. 熟悉组织学与胚胎学的研究内容。
3. 了解组织学与胚胎学的研究方法、常用技术。

一、组织学与胚胎学的概念及研究内容

组织学（histology）与胚胎学（embryology）是两门相互关联而研究内容不同的学科。

组织学是研究正常机体微细结构及其相关功能的科学，包括细胞、基本组织和器官系统3部分。

细胞（cell）：是一切生物体结构和功能的基本单位。人体的细胞有200余种，形态多样。

组织（tissue）：由形态相似、功能相近的细胞及细胞外基质（extracellular matrix）构成。细胞外基质由细胞产生，位于细胞之间，构成细胞生活的微环境。人体组织可归纳为4大基本类型，即上皮组织、结缔组织、肌组织和神经组织。每种组织都具有各自的结构和功能特点。

器官（organ）和系统（system）：4大基本组织有机组合形成器官，多个器官协调配合完成一定的功能，形成系统。人体由多个系统组成，执行特定功能。例如，消化系统由一系列中空性器官及实质性器官组成，包括食管、胃、肠、肝、胰等，每一个器官均由基本组织构成。

胚胎学是研究个体发生、发育及生长变化规律的科学，其研究内容包括生殖细胞形成、受精、胚胎发育、胚胎与母体的关系和先天性畸形等。

➢ **考点：**组织学、胚胎学的定义及研究内容。

音频：
考点：组织学、胚胎学的定义及研究内容

二、组织学与胚胎学和其他医学课程的关系

组织学与胚胎学是医学教育的重要基础课程，与其他基础医学课程及临床各学科都有着密切联系。解剖学主要是在系统和器官水平研究机体的结构，组织学则是在组织、细胞、亚细胞和分子水平对机体进行研究。只有深入了解机体的结构，才能透彻阐明其功能，组织学的发展极大促进了生理学的进步。病理学研究疾病状态下机体宏观与微观的结构变化，必须以正常机体的组织结构作为参照。所以对于医科学生，掌握组织学的基本知识，是将来学好生理学和病理学的前提，对开展防病治病的临床实践和科学研究都具有重要意义。

三、组织学与胚胎学常用的研究方法

组织学与胚胎学学科的建立及发展与其研究方法有关，研究方法又与科学技术发展进步密切相关，现在组织学与胚胎学研究已经从光镜水平深入到电镜及分子水平。

（一）光学显微镜技术

在光学显微镜（light microscope，LM）下观察组织切片（tissue section）是组织学最基本的研究方法，它能观察组织、细胞的一般微细结构，称光镜结构（light microscope structure）。光学显微镜的分辨率最高为 0.2 μm。应用光学显微镜观察，需要把组织制备成薄片标本，并经染色或标记才能观察到组织、细胞的结构（图 1-1）。

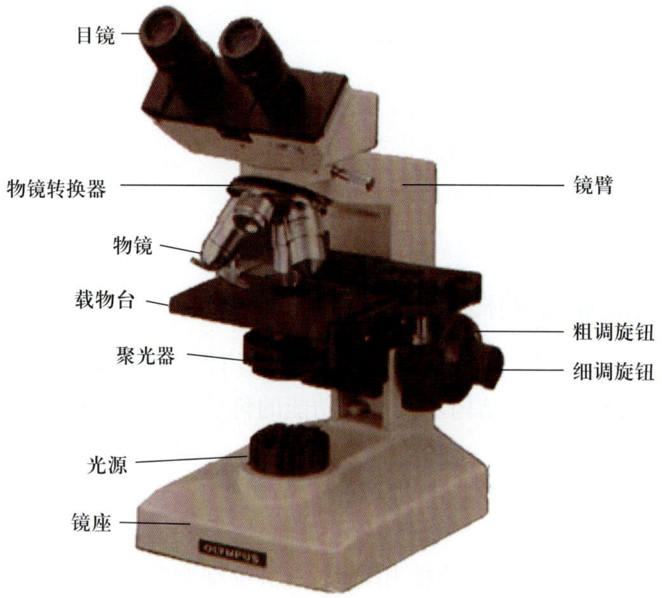

图 1-1　双筒型显微镜

组织学研究中最常用的组织学标本制备方法是石蜡切片法（paraffin sectioning），最常用的染色方法是苏木素 – 伊红（hematoxylin eosin staining，HE）染色法。苏木素为碱性染料，使细胞核内的染色质和胞质内的核糖体等酸性物质染成蓝紫色；伊红是酸性染料，使细胞质和细胞外基质中的碱性蛋白质成分、红细胞和胶原纤维等染成粉红色。易于被碱性或酸性染料着色

的性质分别称为嗜碱性（basophilia）和嗜酸性（acidophilia），若与两种染料的亲和力都不强者，称中性（neutrophilia）。

➢ **考点：**光镜结构、HE 染色。

音频：
考点：光镜结构、HE 染色

（二）特殊显微镜技术

1. 荧光显微镜（fluorescence microscope） 用于观察标本中的自发荧光物质或以荧光染料染色的组织切片。

2. 激光扫描共聚焦显微镜（laser scanning confocal microscopy） 是在荧光显微镜的基础上，以激光为光源，对样品的不同深度做动态扫描。

3. 相差显微镜（phase contrast microscope） 体外培养的活细胞无色透明，一般光镜下不易分辨细胞轮廓及其结构，须用相差显微镜转换为光密度差异（明暗差）才能观察。

（三）电子显微镜技术

电子显微镜（electron microscope，EM）基本原理与光镜相似，不同的是电镜以电子束发射器代替了光源，常用的电子显微镜分为透射电镜和扫描电镜。电镜下所观察到的结构称超微结构（ultra microstructure）。

视频：
微课：电子显微镜技术

1. 透射电镜（transmission electron microscope，TEM） 是以电子束穿透标本，分辨率最高约 0.2 nm，用于观察细胞内部和细胞外基质的超微结构。电镜照片上呈黑或深灰色者为高电子密度的结构，呈浅灰色者称低电子密度的结构（图 1-2）。

2. 扫描电镜（scanning electron microscope，SEM） 是电子束在组织细胞表面进行扫描，观察表面的立体细微结构。如细胞表面的突起、微绒毛、纤毛及细胞的分泌和吞噬行为等（图 1-3）。

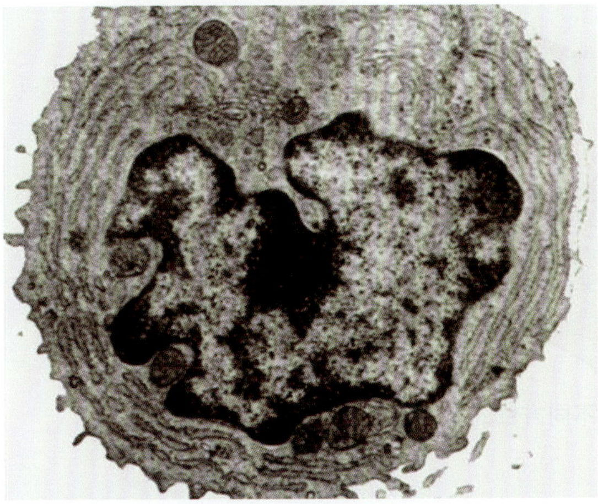

图 1-2 透射电镜观察细胞

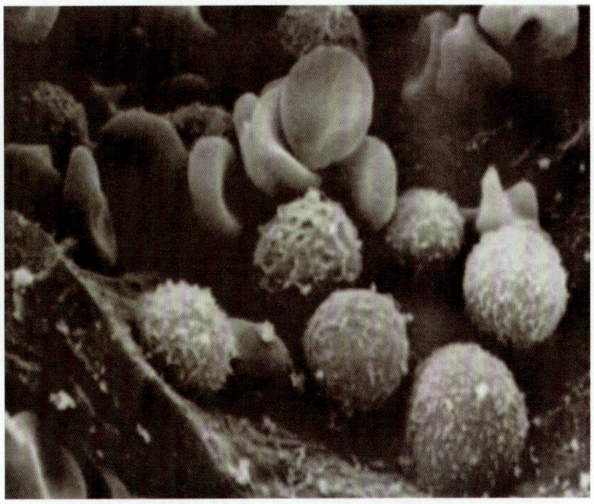

图 1-3 扫描电镜观察细胞

（四）组织化学技术

1. 一般组织化学技术 组织化学（histochemistry）和细胞化学（cytochemistry）技术是应用化学、物理学、免疫学及生物化学等方法，利用某些试剂与组织、细胞样品中的某些物质发生化学反应，形成有色的终末产物，在光镜或电镜下观察，显示组织和细胞内某些化学成分。如 PAS 反应。

2. 免疫组织化学技术 免疫组织化学技术（immunohistochemistry technique）是应用抗原与抗体结合的免疫学原理，在光学或荧光显微镜下观察，检测细胞内的多肽、蛋白质及膜表面抗原和受体等大分子物质的存在与分布。

3. 免疫荧光组织化学技术 免疫荧光组织化学技术（immunofluorescence histochemistry technique）是根据抗原抗体反应的原理，先将已知的抗原或抗体标记上荧光素，再用这种荧光抗体（或抗原）作为探针，检查细胞或组织内的相应抗原（或抗体）。利用荧光显微镜可以看见荧光所在的细胞或组织。

（五）放射自显影技术（autoradiography technique）

通过活细胞对放射性物质的特异性摄入，借助光镜或电镜检测物质在组织和细胞中的分布及代谢过程。

（六）细胞培养技术（cell culture technique）

将人体的活细胞、组织在体外模拟体内相近的生存条件培养，并进行实验研究。组织块和器官难于长久培养，故以细胞培养开展得最为广泛。

（七）组织工程（tissue engineering）

利用生物活性物质，通过体外细胞培养或构建的方法，再造或者修复器官及组织的技术。目前已经能够再造骨、软骨、皮肤、肾、肝、消化道及角膜、肌肉、乳房等组织器官。

四、组织学与胚胎学的学习方法

（一）注意学习内容与观察角度的关系

组织学初学者要掌握机体各系统的主要器官，实质性器官由表及里或空腔性器官从内向外是由什么组织、以何种方式构成的，各器官特异性的微细结构和细胞与该器官功能的关系。同一个组织或器官，由于所切割的方向或部位不同，在切片上所显示的形态结构就不相同（图1-4）。因此，观察切片时，要将镜下所见的各种形态结构与其整体形态相联系。

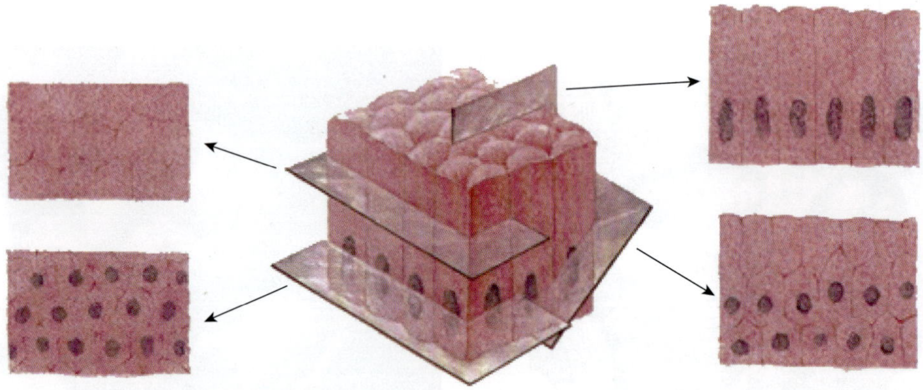

图 1-4　单层柱状上皮不同方位的切面图

（二）注意形态结构与功能的关系

组织学是以研究形态为主的学科，在学习时只有同时关注结构与功能的关系，组织和细胞才能“活”起来，我们才好理解器官中各种组织、细胞的结构以及它们之间的微妙关系。

（三）注意平面观察与空间思维的关系

组织学借助光镜观察的切片及透射电镜照片所显示的是细胞、组织和器官的平面结构，这就要求观察者从局部结构的观察，建立整体结构的概念，将所看到的平面图形还原为事物本身的立体图像。

（四）注意理论与实践、动态与静态的关系

组织学与胚胎学属于形态学科，从基本组织至各器官系统，理论所描述的内容，通过观察切片、标本等进行验证。生活的细胞和组织是始终处于动态变化之中的，在细胞分化、代谢和

功能活动过程中，其微细结构也有相应变化，细胞也在不断地增殖、运动、死亡和更新中变化。胚胎时期的生长发育变化则更为明显。所以，学习中一定要善于从组织的静态表象分析其动态过程，更好地理解、消化学习内容。

音频：
第一章思考题解析

思考题

什么是组织工程？

（齐云飞）

第二章
细 胞

思维导图

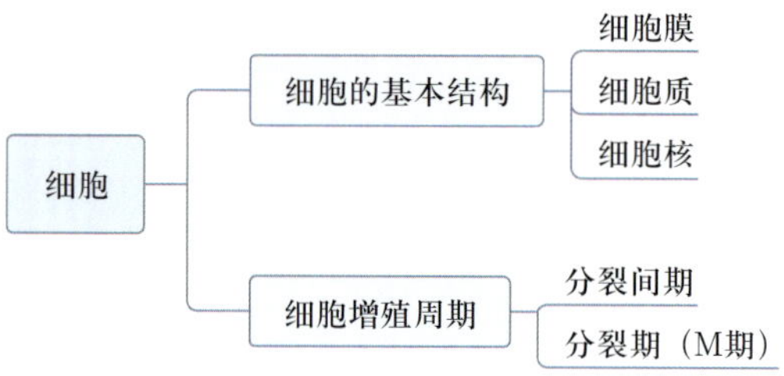

音频：
第二章思维导图简介

学习目标

1. 掌握细胞膜的结构和主要功能；细胞器的种类、结构和功能；细胞核的结构和主要功能。
2. 熟悉细胞及细胞器的形态与功能的关系。
3. 了解细胞的分裂过程。

知识链接

1665 年，罗伯特·胡克通过自制的光学显微镜观察软木塞的薄切片，发现一格格的小空间，就以英文 cell 命名之。但是，胡克发现的只是死的细胞壁。耶拿大学的植物学教授施莱登于 1838 年宣布，细胞是一切植物结构的基本的活的单位和一切植物借以发展的根本实体的学说。卢万大学的解剖学教授施旺于 1839 年把细胞学说扩大到动物界。细胞学说论证了整个生物界在结构上的统一性及在进化上的同源性，细胞学说的建立有力推动了生命科学的飞速发展。

细胞是机体形态结构、生理功能和生长发育的基本单位，机体的新陈代谢和生理过程都是以细胞为结构单位进行的。

人体也是由细胞组成的，它的各种生理现象或病理改变的发生，都与细胞有关。本篇的目的是通过对细胞与人体关系的讲解，帮助学生理解并建立一个从细胞层面去认识各种医学问题的知识体系，有助于以后的医学实践或科学研究。

一、细胞的基本结构

人体有200多种不同类型的细胞，数以亿计，大小不同。多数细胞直径只有几微米到十几微米，肉眼很难观察到，必须借助显微镜观察。如人卵细胞最大，直径可达100～140 μm，肉眼勉强可见。而最小的细胞为小脑的颗粒细胞，直径只有4 μm。细胞的形态各异，与其自身的生理功能及所处的部位密切相关（图2-1），如肌细胞为适应肌肉收缩而呈梭形或圆柱形；接受刺激传导冲动的神经细胞具有许多细长的突起；紧密排列的上皮细胞有立方形、柱状、多边形等；血液中的白细胞呈球形。

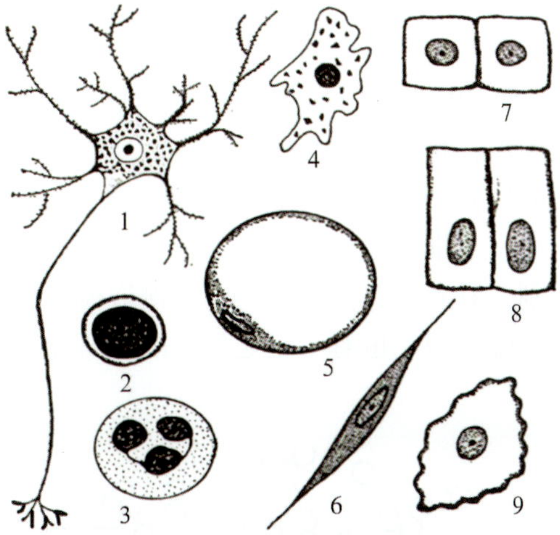

1.神经细胞　2～3.血细胞　4.巨噬细胞
5.脂肪细胞　6.肌细胞　7～9.上皮细胞

图2-1　形态各异的细胞

人体各种细胞虽然大小、形态各不相同，但都有相同的基本结构（图2-2）。在光学显微镜下可见的结构，简称光镜结构。光镜下可见细胞由细胞膜、细胞质和细胞核三部分组成。在电子显微镜下可见的结构，简称电镜结构。电镜下可见内质网、高尔基复合体、核糖体、溶酶体等细胞器。

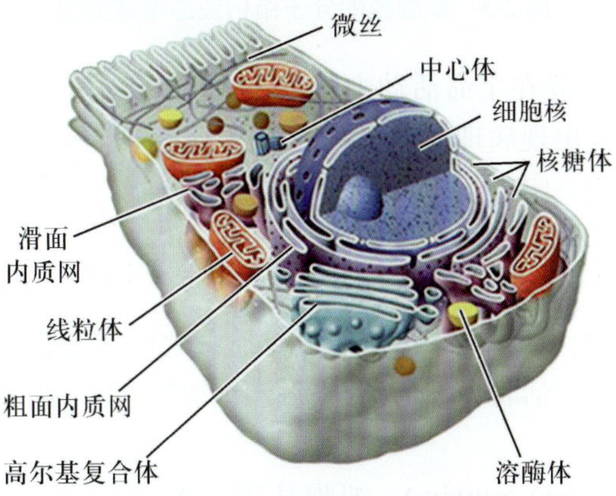

图2-2　细胞的电镜结构模式图

（一）细胞膜

1. 细胞膜的结构

（1）光镜结构：细胞膜（cell membrane）是指包围在细胞表面的一层薄膜，或称质膜，在光镜下难以分辨。

（2）电镜结构：在高倍透射电镜下观察，质膜可分为“两暗夹一明”3层，内、外两层电子密度较高，深暗，每层厚 2.5 ~ 3.0 nm；中间层电子密度较低，较亮，厚约 3.5 nm。3 层共厚 7 ~ 10 nm。这 3 层膜结构不仅存在于细胞表面，也存在于细胞内部的许多膜性结构，凡具有这种三合板式的结构图像的膜称为单位膜。

（3）分子结构：细胞膜主要由脂质、蛋白质和糖类组成。关于细胞膜的分子结构，S. J. Singer 和 G. Nicolson 提出的“液态镶嵌模型（fluid mosaic model）”学说（图 2-3），得到学术界公认，并因此获得了 1972 年诺贝尔奖。该学说认为，细胞膜是以液态的脂质双分子层为基架，其中镶嵌着各种不同结构和生理功能的蛋白质。膜中的脂质分子以磷脂为主，是极性分子，呈长杆状。一端为头部（亲水端），朝向膜的内、外表面，称脂质亲水头部；另一端为尾部（疏水端），朝向膜的中心，双层分子的尾部相对应，称脂质疏水尾部。脂质分子的双层膜通透性很低，是很好的隔膜。脂质分子呈液态，可以流动。在脂质分子之间镶嵌着蛋白质分子（膜蛋白质），附于亲水端表面的蛋白质称附着蛋白质或膜周边蛋白质；嵌入脂质双分子层中的蛋白质称镶嵌蛋白质或膜内在蛋白质。膜蛋白质在双层脂质分子之间可自由移动。镶嵌蛋白质具有物质交换、受体、载体和酶等重要功能。多糖成分与细胞膜的脂质及蛋白质结合成糖脂和糖蛋白，其糖链部分常突出于细胞膜的外表面，形成细胞衣。细胞衣常构成具有特异性的膜抗原或膜受体，与细胞识别、黏着、保护有关。液态镶嵌模型虽然可以解释许多膜中发生的生理现象，并为人们所普遍接受，但它也有不足之处。随着研究工作的不断发展，人们对膜结构的认识也将会越来越深入。

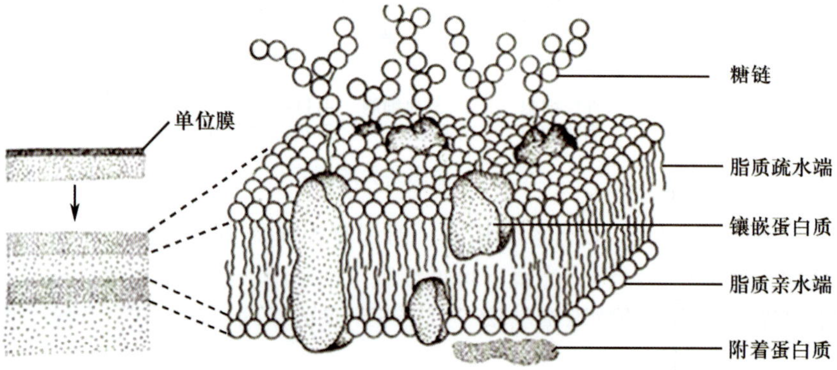

图 2-3　细胞膜的分子结构液态镶嵌模型

2. 细胞膜的功能　细胞膜在生命活动中有着重要作用，任何原因致使其形态特性的改变，都可能导致细胞功能紊乱及出现病理改变。细胞膜是细胞与周围环境进行物质交换的结构，具有构成细胞界膜、维持细胞一定形状、防止细胞内物质外流、选择性通透等作用，最主要的功能是物质运输和作为膜受体与膜抗原发挥作用。

（二）细胞质

细胞质又称胞质或胞浆，是存在于细胞膜与细胞核之间的细胞组成部分，是细胞整体功能结构的主要组成部分之一。生活状态下为透明的胶状物质，由细胞基质、细胞器和包涵物三部分组成。

1. 细胞基质（cytoplasmic matrix）　细胞基质是无定形的透明胶状物质，又称细胞液，其主要成分有水、无机盐、离子、糖类、可溶性的酶等，为细胞功能活动提供必需的条件。细胞基质是细胞进行物质代谢的场所，构成细胞的内环境。

2. 细胞器（organelles）　细胞器是细胞质内具有特定形态结构、执行一定生理功能的结构。真核细胞的细胞器有：线粒体、核糖体、内质网、高尔基复合体、溶酶体、微体、中心体和细胞骨架等（见图 2-2）。

（1）线粒体（mitochondria）：光镜下线粒体形态为杆状或颗粒状。电镜下线粒体为大小不等的具有内、外两层单位膜包裹的圆形或椭圆形囊状体（图 2-4）。外膜光滑，内膜折入内腔形成许多板层状或管状小嵴，称为线粒体嵴。内、外膜之间的间隙称外腔，内膜内侧的间隙称内腔，内外腔中均充满基质。在线粒体内腔基质内含有 DNA、RNA 及物质代谢的多种酶系，能通过氧化磷酸化作用产生腺苷三磷酸（ATP），为细胞进行各种生命活动提供能量。线粒体是细胞生物氧化的主要结构，被喻为细胞的“动力工厂”。

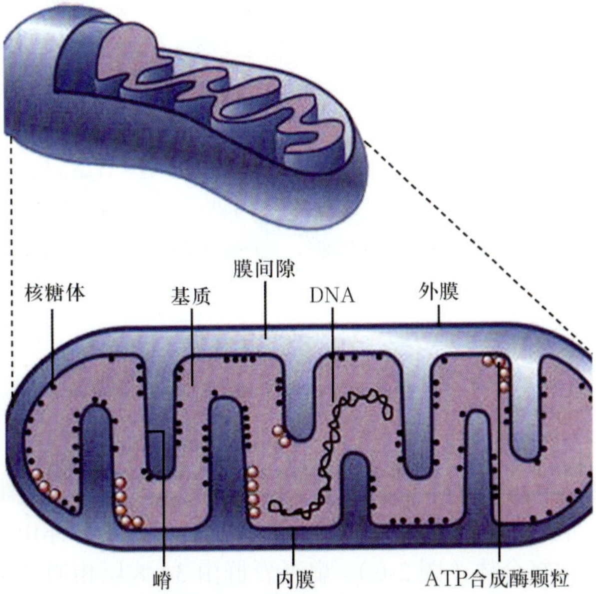

图 2-4 线粒体模式图

（2）核糖体（ribosome）：又称核蛋白体，几乎存在于所有细胞中，电镜下为近似球形的致密颗粒，由大小不等的两个亚基构成。主要化学成分是核糖核酸（RNA）和蛋白质，是细胞内合成蛋白质的场所。

核糖体在细胞内以两种形式存在：一种游离于细胞质内称为游离核糖体（free ribosome），是单个或由核糖核酸串连成多聚核糖体游离在细胞基质内，主要负责合成细胞自身需要的结构性蛋白质；另一种附着在内质网或核膜表面，称为附着核糖体（attached ribosome），主要负责合成输送至细胞外的分泌蛋白质（如抗体、激素等）。

（3）内质网（endoplasmic reticulum）：1945 年，K. P. Porter 等人对培养的小鼠成纤维细胞进行观察时首次发现。电镜下，内质网是一种由单位膜包裹的扁囊状或管泡状结构，与核膜和质膜相连续，在细胞内纵横交错，互相沟通连接成网，是多功能的膜性小管系统。根据其表面是否附有核糖体而分为粗面内质网和滑面内质网两种（图 2-5）。

1）粗面内质网（rough endoplasmic reticulum，RER）：为平行排列的膜性管囊，表面附着大量核糖体。粗面内质网的功能主要是合成分泌蛋白质、溶酶体酶并和部分膜蛋白的合成、加工和转运有关，常见于蛋白质合成旺盛的细胞。

在核糖体上合成的蛋白质进入内质网内腔进一步修饰，并以出芽的方式形成运输小泡，其内容物运送到高尔基复合体，进行加工浓缩形成分泌颗粒排到细胞外或形成酶原颗粒。

2）滑面内质网（smooth endoplasmic reticulum，SER）：表面没有核糖体附着，光镜下不易辨认，电镜下为分支管泡状结构，互相吻合形成网状。常可见滑面内质网的一端与粗面内质网相连，滑面内质网含多种酶系，与细胞多种代谢活动有关。不同类型细胞中滑面内质网的功能各有不同，与多种代谢活动有关，主要功能是参与脂质代谢、合成类固醇激素、药物代谢及解毒，还参与糖原代谢、Ca^{2+} 浓度调节和激素代谢等。

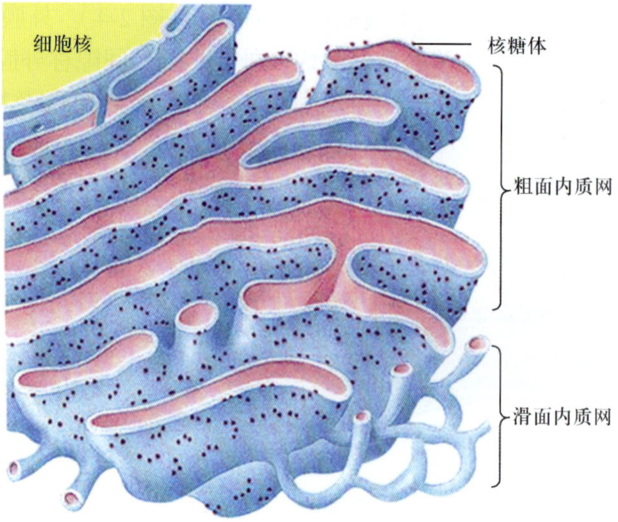

图 2-5　内质网模式图

内质网不仅彼此互相沟通，而且与细胞膜、核膜的外层以及高尔基复合体相连接，形成一个膜系统，给细胞内的各种生物化学反应提供有利的空间。

（4）高尔基复合体（Golgi complex）：又称内网器，光镜下多位于细胞核附近，多呈囊泡状，在 HE 染色标本中不着色而难见到。电镜下可见，高尔基复合体由扁平囊群、小泡和大泡几种基本结构组成，故称复合体（图 2-6）。扁平囊群由 3 ~ 8 层相通的扁平囊平行排列，面向细胞核的一面略凸称顺面，又称形成面或未成熟面，面向细胞表面的一面略凹称反面，又称分泌面或成熟面。小泡数量多，位于顺面，通常由粗面内质网芽生断离而成，载有粗面内质网所合成的蛋白质，小泡与扁平囊泡融合，蛋白质经过扁平囊加工浓缩形成大颗粒（糖蛋白或溶酶体酶等）。大泡数量少，位于反面，由扁平囊周边膨大部脱落而成，带走了大颗粒物质。高尔基复合体是细胞的加工厂，是细胞内蛋白质分泌运输的中转站，浓缩加工分泌物，如参与糖蛋白的分泌颗粒和溶酶体的形成，以及黏多糖等物质的合成。

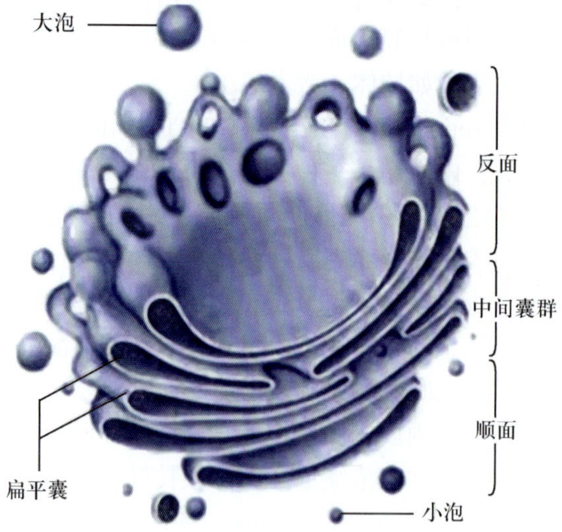

图 2-6　高尔基复合体模式图

从高尔基复合体形成分泌物的过程，充分说明高尔基复合体的三部分结构并不是固定不变的，而是小泡不断加入融合，大泡不断脱落，使高尔基复合体处于新陈代谢的动态变化中。

（5）溶酶体（lysosome）：电镜下，溶酶体是由一层单位膜包裹的大小不等的圆形或卵圆形的囊泡状结构，内含多种酸性水解酶，具有极强的消化分解能力，能分解内源性衰老受损的细胞器或外源性入胞的有害物质，被称为细胞内的消化器官。初级溶酶体是刚从高尔基复合体扁平囊成熟面形成的溶酶体，是未进行消化活动的溶酶体。当初级溶酶体与来自细胞内、外的物质相融合后称为次级溶酶体。次级溶酶体根据其融合物质来源的不同分为吞噬溶酶体和自噬溶酶体，前者融合外源性物质，后者融合内源性物质。自噬溶酶体消化细胞本身衰老和损伤的细胞器，使细胞结构不断更新。次级溶酶体对异物进行消化分解后，常常剩余一些不能消化的残物，这时的溶酶体称为残余体。有的残余体以胞吐方式排出细胞外，有的也可积累在细胞内，如脂褐素颗粒。

正常情况下，溶酶体的消化作用对细胞本身并无损害。但在机体缺氧、中毒、创伤等状况下，溶酶体膜破裂，水解酶流散到细胞质内，致使整个细胞被消化而死亡。现代研究发现溶酶体与许多疾病有关，如肿瘤、类风湿关节炎、休克、发热、肺结核、肝炎和矽肺等。

（6）微体（microbody）：又称过氧化物酶体，与细胞内物质的氧化有关。电镜下可见由单位膜围成的圆形或椭圆形小体，内含多种氧化酶，如过氧化氢酶、过氧化物酶和氧化酶等。过氧化氢酶（标志酶）能催化过氧化氢（H_2O_2）生成水并逸出氧，以清除细胞内过多的过氧化氢，起保护细胞的作用。微体在肝、肾、卵巢和睾丸间质特别丰富。

（7）细胞骨架（cytoskeleton）：是由细胞内蛋白质成分组成的一个复合的网架系统，是细胞质内细丝状结构的总称，包括微管、微丝、中间丝，为真核细胞所特有。它们维持细胞的特定形态和细胞内各种成分的空间定位，直接参与细胞的生理活动（如细胞运动、物质转运、细胞分裂分化和发育等），并发挥重要的作用。

1）微管（microtubule）：是一种不分支的中空圆柱形小管，粗细均匀，由微管蛋白构成。微管蛋白先串连成纤维状结构，即原纤维，再由 13 根原纤维围成微管（图 2-7）。微管直径约 25 nm，管壁厚约 5 nm，长短不等。细胞内微管的存在形式有 3 种：单微管、二联微管和三联微管。单微管存在较普遍，是构成细胞骨架的重要成分；二联微管主要见于纤毛和鞭毛内；三联微管是构成中心粒的基本成分。微管具有维持细胞形状的作用，是细胞的主要“骨骼”，还可以作为某些颗粒物质或大分子物质在细胞内移动的“运行轨道”而起运输作用。此外还与细胞运动、细胞分裂、细胞内物质运输、细胞分化等功能相关。

2）微丝（microfilament）：是普遍存在于细胞质内的一种由肌动蛋白构成的实心的丝状结构（图 2-7）。直径 5 ~ 7 nm，长约 1 μm。微丝除对细胞有支持作用外，主要具有收缩能力，与细胞的吞饮和吞噬，微绒毛的收缩、细胞伪足的伸缩、细胞质的分裂、分泌颗粒的移动和排出、细胞器的移动以及肌细胞的收缩等功能相关。

3）中间丝（intermediate filament）：又称中间纤维，直径约 10 nm，是一种介于微丝和微管之间的实心的细丝状结构（图 2-7），长短不一，散在或成束分布。存在于大多数细胞内，主要起支架作用。上皮细胞中的张力原纤维、肌细胞 Z 线处的连接蛋白丝以及神经细胞中的神经丝均属中间丝。

（8）中心体（centrosome）：位于细胞核的附近，由中心粒和周围无定形基质构成，在细胞进行有丝分裂时明显可见。电镜下中心粒是一对互相垂直的圆筒状小体，横断面每个中心粒均由 9 组三联微管围成。中心粒与细胞的分裂有关，进入有丝分裂期特别明显，通常作为有丝分裂的中心。中心体与细胞分裂期中纺锤体形成、染色体移动以及纤毛和鞭毛的形成有关。

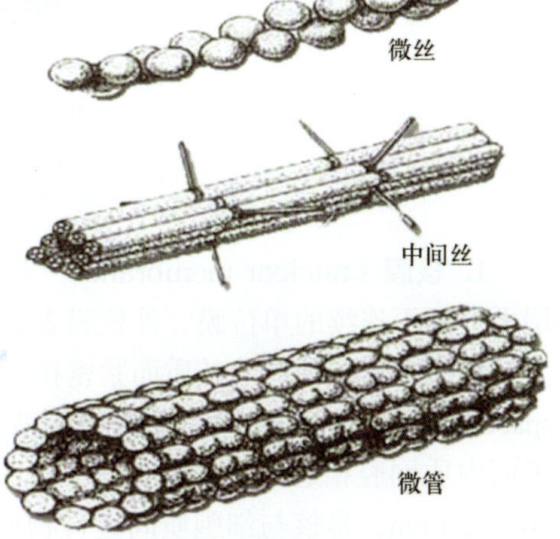

图 2-7 细胞骨架模式图

音频：
考点：细胞器的功能

➢ **考点：**细胞器的功能。

3. 包涵物 包涵物为存在于细胞质中的非细胞器结构，是指积聚在细胞质中有一定形态的各种代谢产物和营养储存物质的总称，包括糖原、脂滴、蛋白质、分泌颗粒、色素颗粒等。其数量可随细胞的功能状态不同而改变。例如：进食后肝细胞的糖原增多，饥饿时糖原减少。

（三）细胞核

细胞核是细胞遗传和代谢活动的调控中心，在细胞生命活动中起着决定性作用。细胞核的形态、大小、位置和数目随细胞类型不同而异。细胞核的形态常与细胞的形态相适应，一般为圆形、卵圆形，也有其他形态的，如分叶核、马蹄形核等。细胞核的大小差异也较大，与胞质的体积有关，一般认为核与胞质之比为 1∶3 或 1∶4。细胞核通常位于细胞中央，也有位于细胞基底部的，如部分上皮细胞，也有被挤向细胞侧缘的，如脂肪细胞。通常一个细胞只有一个细胞核（除成熟红细胞外），也有两个（如肝细胞）甚至几十个乃至几百个（如骨骼肌细胞）。

细胞生活周期中，细胞核有 2 个不同时期，即分裂间期和分裂期（M 期）。细胞核的形态在细胞分裂周期的不同时期变化很大。具有典型结构特征的细胞核存在于真核细胞的分裂间期中，由核膜、核仁、染色质及核基质等部分组成（图 2-8）。在 M 期细胞中，核膜裂解，核的各种组分重新分配，因此看不到完整的细胞核。

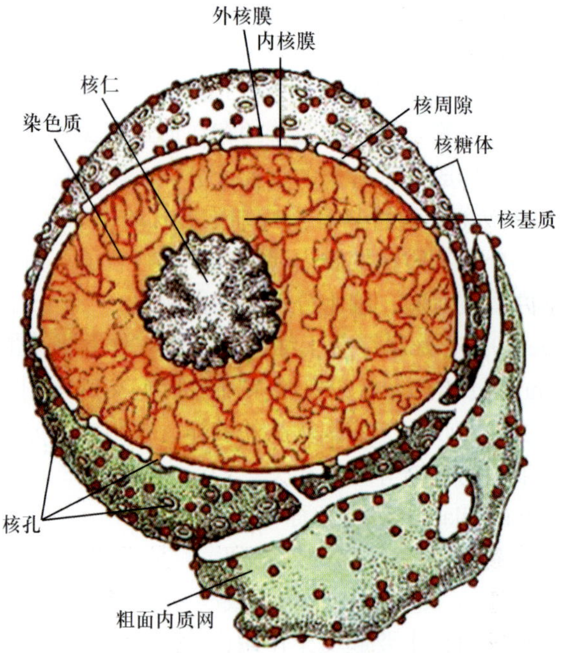

图 2-8 细胞核结构模式图

1. 核膜（nuclear membrane） 核膜又称核被膜，是包围在核表面的薄膜。电镜下为两层平行但不连续的单位膜，外核膜表面附有核糖体，可与粗面内质网相连；内核膜表面光滑，无核糖体附着，朝向核基质而紧密接触染色质。两层膜之间的间隙称为核周间隙（perinuclear space），宽 20 ~ 40 nm，间隙内充满液态不定形物质，内含有多种蛋白质和酶。核周间隙与粗面内质网腔相通。在核膜表面，由于核膜内、外层彼此融合，形成许多孔，为核孔，孔径 40 ~ 150 nm，是核与细胞质间进行物质交换的重要通道，贯穿核膜内、外两层。核膜具有屏障、调节物质交换、支架和阀门等功能。核膜作为细胞质和细胞核之间的界膜，包绕染色质和核仁，形成核内微环境，保证了细胞遗传物质的稳定性、生命物质合成和细胞分裂的完成。

2. 核仁（nucleolus） 核仁一般呈圆球形，无膜包被。光镜下，核仁呈均质状，折光性强，故界限明显。核仁的数量以一个多见，不同细胞的核仁大小不同，其大小变化随细胞类型而异，在蛋白质合成旺盛的细胞，核仁大而多。细胞有丝分裂时，核仁随核膜消失后再重建。电镜下，核仁是表面无膜，中心由纤维丝构成的海绵状结构，周围为颗粒状结构。核仁的主要成分是 RNA、DNA 和蛋白质，其主要功能为合成和组装核糖体亚单位，因此是细胞核内合成核糖体的场所。

3. 染色质与染色体 染色质（chromatin）是遗传物质的载体，指细胞分裂间期核内分布不均匀、被碱性染料着色的物质。光镜下，在细胞分裂间期，将染色质分为两大类：常染色质（euchromatin）为松散状，染色均匀且浅，功能活跃；异染色质（heterochromatin）为凝集状态，染色较深，功能不活跃。染色质是由核酸和蛋白质构成的核蛋白复合体，主要化学成分为 DNA、组蛋白、非组蛋白和少量 RNA，其基本结构单位是核小体。

在细胞进行有丝分裂过程中，染色质高度螺旋化缩短变粗，形成的棒状结构为染色体（chromosome）。分裂结束后，染色体解除螺旋化，分散在核内，又重新形成染色质。因此，染色质和染色体实际是不同的功能状态下的同一种物质。

人体细胞染色体的数目是恒定的，为 23 对，其中第 1 对至第 22 对为常染色体，男女共有，还有 1 对为性染色体，男女不同。在细胞分裂中期，染色体排列整齐，按其形态特征有序排列成图案，称为染色体核型。男性染色体核型为 46,XY，女性的为 46,XX。染色体核型清晰显示染色体的形状、数目、大小及其他特征，对遗传有重要意义。先天性遗传病与染色体核型的变化有关，检查早期胎儿细胞的染色体组型，可以及早发现某些遗传疾病，并给予及时处理，这对提高民族素质和健康水平具有重要意义。

音频：
考点：染色质和染色体

> **考点：**染色质和染色体。

4. 核基质（nuclear matrix） 核基质亦称核内骨架（nuclear scaffold），是细胞间期细胞核内除去核膜、染色质与核仁以外的纤维蛋白构成的网架体系。其基本形态与细胞质中的细胞骨架相似，且电镜下已经证明核骨架与细胞质骨架有密切关系。核基质不仅起到维持细胞核形态和结构的作用，还为 DNA 的复制提供支架，也是基因转录加工的场所，并且与染色体的空间构建和基因表达调控有关。

二、细胞增殖周期

（一）细胞增殖周期

细胞增殖指细胞通过分裂的方式，增加细胞数量，是机体生长、发育、更新、修复的基础。细胞分裂是亲代细胞将遗传物质和其他细胞成分等量地分配到两个子代细胞，保证了细胞的增殖和生命的延续。细胞增殖具有一个复杂的周期性变化过程。细胞增殖周期（cell generation cycle）是指连续分裂的细胞从上一次细胞分裂结束，产生新的细胞开始，到下一次细胞分裂结束所经历的过程，简称细胞周期（cell cycle），分为两个阶段：分裂间期和分裂期（M 期）。

- 细胞周期
  - 分裂间期
    - G_1 期——DNA 合成前期
    - S 期——DNA 合成期
    - G_2 期——DNA 合成后期
  - 分裂期（M 期）
    - 前期
    - 中期
    - 后期
    - 末期

（二）分裂间期细胞特点

分裂间期的时间一般持续较长，约占整个细胞周期的95%。在分裂间期内，细胞核没有明显的形态学变化，但染色质功能处于最活跃的时期，除合成大量蛋白质，执行各种细胞功能之外，染色体所含全部基因组的DNA也在分裂间期进行复制。以细胞内部DNA的合成为中心，又可分为DNA合成前期（gap1 G_1）、DNA合成期（DNA synthesis，S）和DNA合成后期（gap2 G_2）。三个时期中关键的活动是S期。

1. DNA合成前期（G_1期） G_1期是从上一次细胞分裂结束，至产生新的细胞开始，是细胞周期的第一阶段。刚形成的两个子细胞，其体积较原有的细胞小，物质代谢活跃，迅速合成RNA和蛋白质，细胞体积逐渐增大，为下阶段S期的DNA复制作好物质和能量的准备。G_1期是细胞生长的主要阶段，在细胞周期中所占的比例最大，G_1期细胞能对多种环境信号进行综合、协调并作出反应，以确定细胞是否进入S期，因此，G_1期是决定细胞增殖状态的关键阶段。

2. DNA合成期（S期） 从G_1期进入S期是细胞周期的关键时刻，只要DNA的复制开始，细胞增殖活动就会进行下去，直至分成两个子细胞。S期主要特征是复制DNA，为7~8小时，DNA含量增加一倍，保证将来分裂时两个子细胞的DNA含量不变。如果DNA复制受到障碍或发生错误，就会抑制细胞的分裂或引起变异，导致形成异常细胞。

3. DNA合成后期（G_2期） G_2期主要为M期作准备，持续时间短，为一至数小时，这一时期DNA合成已终止，还合成少量RNA和蛋白质，如构成纺锤体的微管蛋白即在此期合成。

（三）分裂期（M期）细胞特点

细胞在G_2期完成了分裂前的准备后进入有丝分裂期。有丝分裂（mitosis）是一个连续变化的过程，此期有明显的形态变化，主要表现在染色体形成和分裂的过程。在分裂过程中，因有纺锤丝的出现，故名为有丝分裂（图2-9）。整个分裂过程可分为前期、中期、后期和末期。

知识链接

人体细胞种类繁多，不同类型细胞的分裂能力不同。有些细胞可持续进行分裂，能及时从G_1期进入S期，保持旺盛的分裂能力，为增殖细胞，如消化道上皮细胞；分裂后的部分子细胞分化为成熟细胞，另一部分则一直保持连续增殖能力，称干细胞。有些细胞分裂能力很低或失去分裂能力，终身处于G_1期，为不增殖细胞，如神经细胞、肌细胞。还有一些细胞长期停滞于G_1期，为静止细胞，这些细胞在损伤、手术等重要时刻才会增殖，如肝细胞。

（1）前期（mitosis）：间期中分散的染色质高度螺旋化，凝集成光镜下可见的染色体，呈棒状或杆状，中心体复制成双；间期复制成对的中心粒，移向细胞两极，逐渐出现由微管组装成的纺锤体，最后核膜、核仁消失。

（2）中期（metaphase）：核膜和核仁消失，染色体粗大明显，为典型的中期染色体形态特征；染色体已移到细胞中央（即赤道平面），称为赤道板，每条染色体已纵裂为两条染色单体，仍有着丝点相连。两个中心体分别移到细胞两极，有纺锤丝（即微管束）与染色体着丝点相连构成纺锤体。哺乳类动物，染色体排在赤道板上10~20分钟。

（3）后期（anaphase）：染色体的着丝点断裂，纺锤丝收缩，两条染色单体分离，同时纺锤体牵拉染色单体移向细胞两极，分成两组数量、形态相同的染色体。此时细胞变长，中部细胞膜由于环形微丝收缩而使细胞变窄，细胞质开始分开。

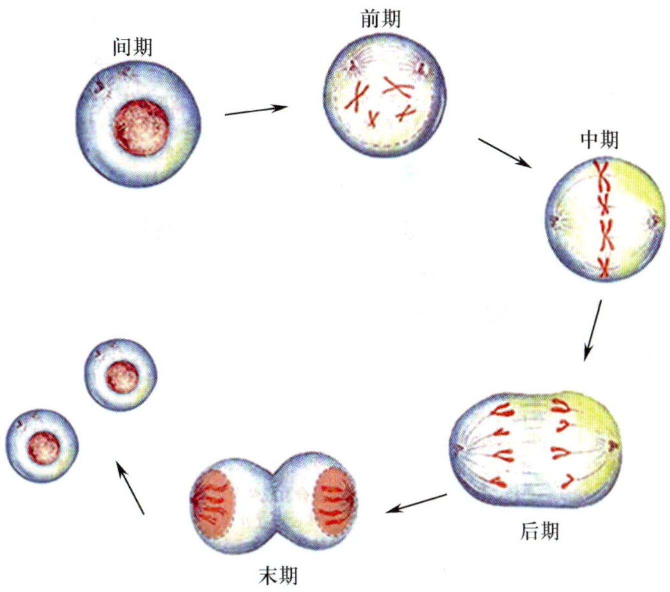

图 2-9 有丝分裂过程示意图

（4）末期（telophase）：染色体解螺旋化，重新形成染色质，出现核膜、核仁。细胞中部继续变窄，直至完全分裂成两个子细胞。至此，细胞完成有丝分裂的全过程，并进入分裂间期。

在细胞周期中，分裂间期的主要生理意义是合成 DNA，复制两套遗传信息，而分裂期的主要生理意义是通过染色体的形成、纵裂和移动，把两套遗传信息准确地平分到两个子细胞，使子细胞具有和母细胞相同的染色体，使遗传特性一代代传下去，保持遗传的稳定性。

整个细胞周期是一个动态过程，互相连续不可分割，若某个阶段受到干扰，细胞的增殖则发生障碍。临床上各种抗癌药物，就是根据细胞增殖各阶段的不同特点，对癌细胞繁殖各期产生不同的效应，故利用各种抗癌药物的不同作用，配伍使用可提高抗癌效果。因此，熟悉细胞周期的理论对医药临床实践有着重要指导意义。

➢ **考点：**有丝分裂的分期和特点。

音频：
考点：有丝分裂的分期和特点

思考题

1. 试述内质网的分类、结构特点及主要功能。
2. 试述染色质在光镜下的结构特点、分类和化学成分。

音频：
第二章思考题解析

（薛 媛）

第三章 上皮组织

思维导图

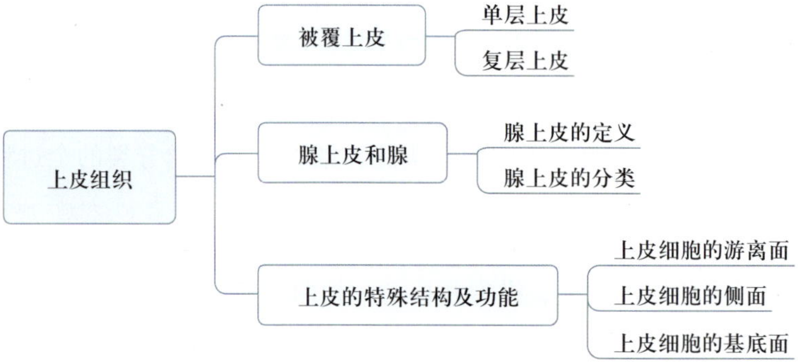

音频：
第三章思维导图简介

学习目标

1. 掌握上皮组织的分类和特点；被覆上皮的结构、分布和功能。
2. 熟悉上皮的特殊结构和功能。
3. 了解腺细胞、腺上皮以及腺的概念。

视频：
微课：上皮的一般结构特点

上皮组织（epithelial tissue）简称上皮（epithelium），由大量排列密集的上皮细胞和少量的细胞外基质组成。根据其功能主要分为被覆上皮（covering epithelium）和腺上皮（glandular epithelium）两大类，被覆上皮具有保护、吸收、分泌和排泄等功能；腺上皮具有分泌等功能。此外，还有少量特化上皮，如能感受特定理化刺激的感觉上皮（sensory epithelium）和具有收缩能力的肌上皮（myoepithelium）等。

一、被覆上皮

被覆上皮覆盖于身体表面或覆盖在体腔和有腔器官内表面。细胞多而细胞间质较少，细胞排列紧密。细胞呈现极性，朝向身体表面或有腔器官的腔面称为游离面；朝向深部结缔组织的一面与游离面相对，称基底面。上皮细胞基底面附着于基膜，借基膜与结缔组织广泛相连，上皮组织基本没有血管，细胞所需的营养物质依靠结缔组织内的血管透过基膜渗透来供给，上皮组织内有丰富的神经末梢。

被覆上皮根据细胞的层数，分为单层上皮和复层上皮。根据表层细胞的形态，单层上皮和复层上皮又可以分为多种。

（一）单层上皮

1. 单层扁平上皮（simple squamous epithelium） 又称单层鳞状上皮，仅由一层扁平细胞组成（图 3-1、图 3-2）。从表面看，细胞呈多边形，细胞边缘呈波浪状或锯齿状，细胞互相嵌合，细胞核呈扁圆形，居于细胞中央。从垂直切面看，细胞核呈扁薄状，胞质较少，只有含核的部分稍厚。衬贴于心、血管和淋巴管腔面的单层扁平上皮称内皮。内皮细胞很薄，表面光滑，有利于血液和淋巴液流动，同时还有利于内皮细胞进行物质交换。分布在胸膜、腹膜和心包膜表面的单层扁平上皮称间皮，其游离面湿润且光滑，可以减小器官活动时的摩擦，有利于内脏运动。

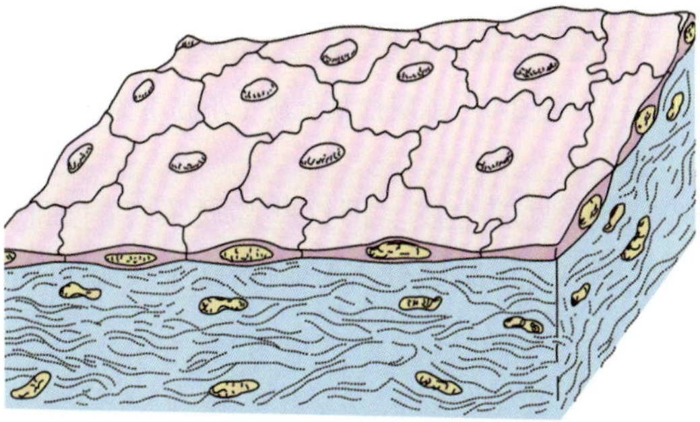

图 3-1　单层扁平上皮立体结构模式图

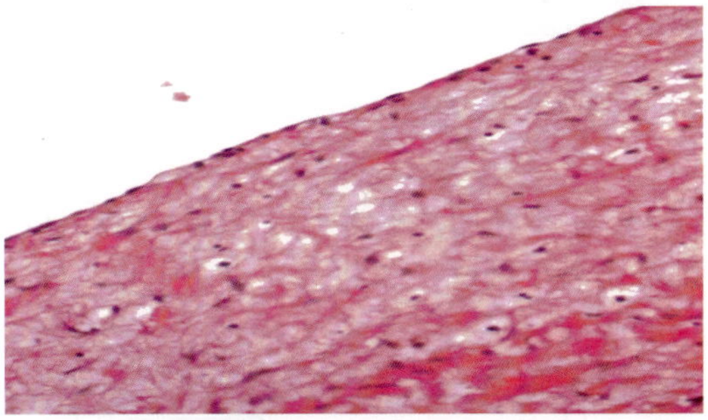

图 3-2　单层扁平上皮光镜图（血管内皮）

2. 单层立方上皮（simple cuboidal epithelium） 由一层近似立方形的细胞组成（图 3-3、图 3-4）。从上皮表面看，细胞呈多边形，从上皮的垂直切面看，细胞呈立方形。细胞核呈圆形，居于细胞中央。单层立方上皮多分布于肾小管和甲状腺滤泡等处。

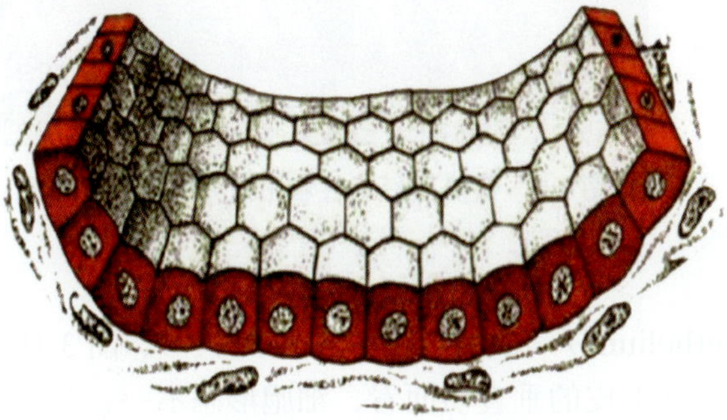

图 3-3　单层立方上皮立体结构模式图

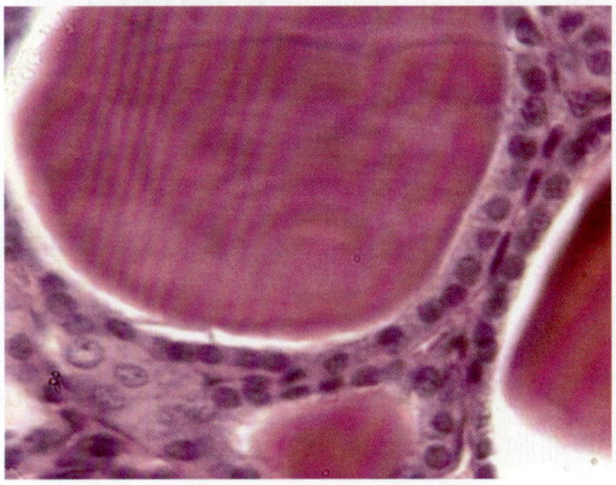

图 3-4　单层立方上皮光镜图（甲状腺）

3. 单层柱状上皮（simple columnar epithelium） 由一层近似高柱状的细胞组成。从表面看，细胞呈多边形，从上皮的垂直切面看，细胞为长方形（图 3-5、图 3-6），细胞核为卵圆形，多位于细胞基底部。单层柱状上皮分布于胃、肠、胆囊、肾集合管、子宫和输卵管的腔面，大多有吸收或分泌功能。在小肠腔面的单层柱状上皮中间散在分布数量不等的杯状细胞。杯状细胞形似高脚酒杯，该种细胞顶部膨大，底部狭窄，核深染，胞质内充满黏液性分泌颗粒，颗粒中含有 PAS 反应阳性的黏蛋白，又称黏原颗粒。杯状细胞是一种腺细胞，分泌黏液，有滑润和保护上皮的作用。

4. 假复层纤毛柱状上皮（pseudostratified ciliated columnar epithelium） 由梭形细胞、柱状细胞、锥体形细胞和杯状细胞四种细胞组成。其中柱状细胞游离面有纤毛，数量最多。由于细胞形态不同、高矮不一，只有柱状细胞和杯状细胞的顶端伸到上皮游离面，细胞核的位置

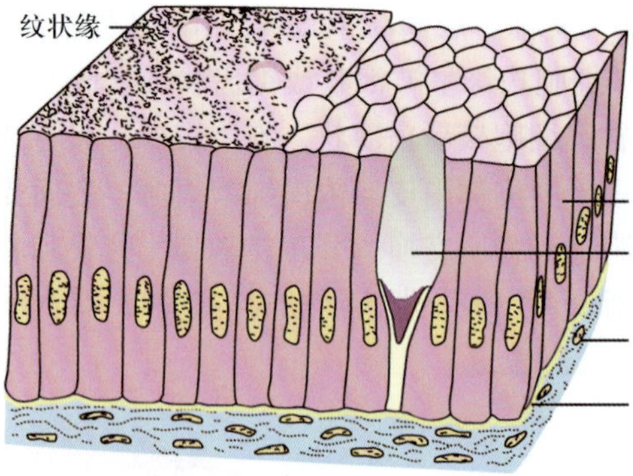

图 3-5　单层柱状上皮立体结构模式图

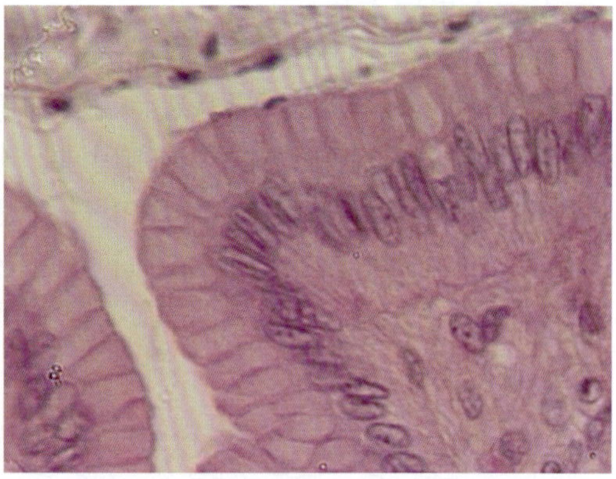

图 3-6　单层柱状上皮（小肠）光镜图

深浅不一，不在同一水平上，故从上皮垂直切面观察很像复层上皮。但这些高矮不等的细胞基底部都附着于基膜，因此实为单层上皮（图 3-7、图 3-8）。假复层纤毛柱状上皮主要分布在呼吸道的腔面。

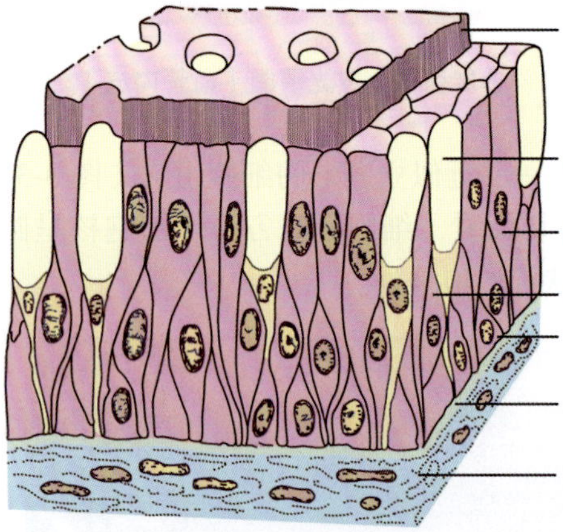

图 3-7　假复层纤毛柱状上皮立体结构模式图

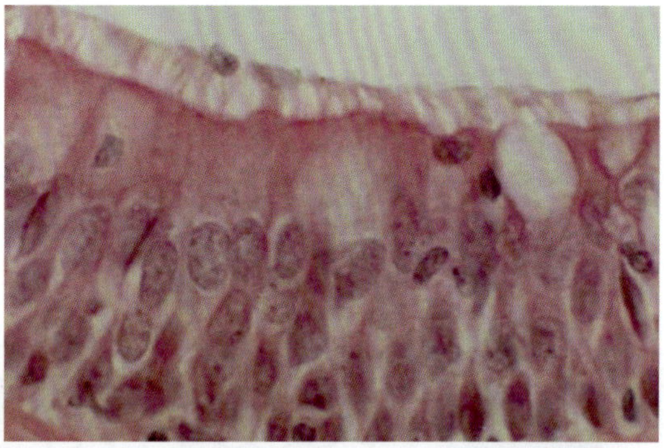

图 3-8　假复层纤毛柱状上皮（气管）光镜图

（二）复层上皮

1. 复层扁平上皮（stratified squamous epithelium） 由多层细胞组成（图 3-9、图 3-10）。表层细胞是扁平鳞片状，又称为复层鳞状上皮。从上皮的垂直切面看，细胞形态不一，紧靠基膜的一层细胞为立方形或矮柱状，是具有增殖分化能力的干细胞，其产生的部分子细胞可以向浅层移动，以补充表层脱落的细胞。基底层以上是数层多边形细胞，再上为梭形细胞，浅层为几层扁平细胞。最表层的扁平细胞已明显退化，并不断脱落。复层扁平上皮借基膜与深部结缔组织的连接面凹凸不平，可以扩大二者的连接面，一方面使连接更加牢固，另一方面有利于上皮更加充分汲取营养。

复层扁平上皮分为角化的复层扁平上皮和未角化的复层扁平上皮。位于皮肤表面的复层扁平上皮，浅层细胞已无胞核，胞质中充满角蛋白，细胞干硬并脱落，称角化的复层扁平上皮；衬贴在口腔、食管和阴道等腔面的复层扁平上皮，浅层细胞是有核的活细胞，含角蛋白少，称为未角化的复层扁平上皮。复层扁平上皮具有阻止异物侵入的作用，在受损伤后具有很强的再生修复能力。

2. 复层柱状上皮（stratified columnar epithelium） 由多层细胞组成，深层为一层或几层多边形细胞，浅层为一层排列整齐的矮柱状细胞。复层柱状上皮主要分布于眼睑结膜、男性尿道和一些腺体的大导管处。

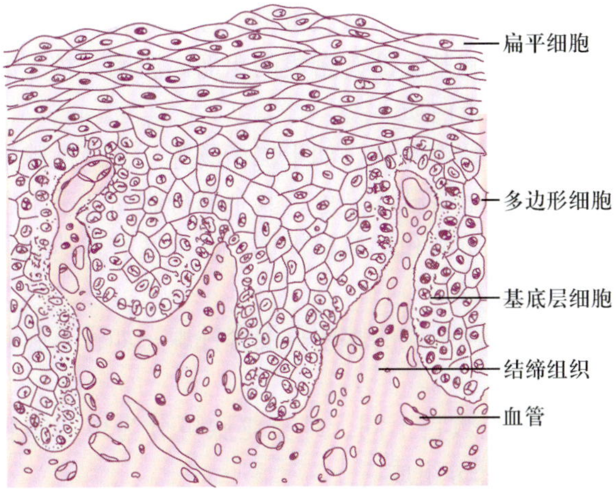

图 3-9 复层扁平上皮模式图

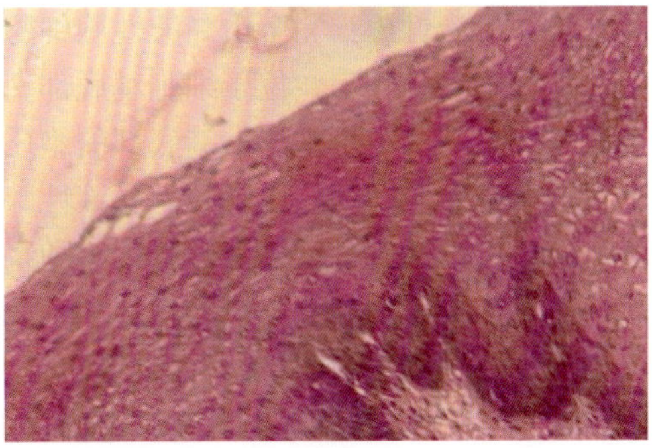

图 3-10 未角化复层扁平上皮光镜图

3. **变移上皮**（transitional epithelium） 又称为移行上皮，分布于肾盏、肾盂、输尿管和膀胱的腔面。变移上皮的细胞层数和形状可以随所在器官的功能状态的变化而变化。例如当膀胱排空缩小时，上皮增厚，细胞层数增多。此时的表层细胞呈大立方形，有的细胞含有两个细胞核；中层细胞为多边形；基底细胞为矮柱状或者立方形。而当膀胱充盈扩张时，上皮变薄，细胞层数减少，细胞形状变扁（图 3-11）。

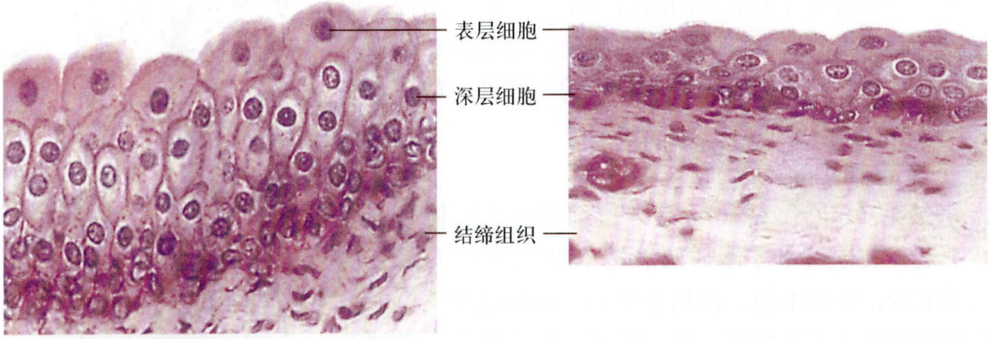

膀胱排空时　　膀胱充盈时

图 3-11 膀胱上皮光镜图

音频：
考点：被覆上皮的结构特点、分布和功能

➢ **考点：**被覆上皮的结构特点、分布和功能。

二、腺上皮和腺

（一）腺上皮的定义

腺上皮（glandular epithelium）是由腺细胞组成的以分泌为主要功能的上皮，以腺上皮为主要成分的器官或者结构称为腺（gland）。

（二）腺上皮的分类

1. **根据有无导管分类** 根据有无导管可以分为外分泌腺和内分泌腺。外分泌腺有导管，分泌物可经导管输送到体表或器官腔内，例如汗腺、唾液腺等。内分泌腺无导管，其分泌物为激素，分泌物通过血液或淋巴运送到全身，如甲状腺、肾上腺等。

2. **根据分泌物的性质分类** 根据分泌物的性质可分为浆液性腺、黏液性腺和混合性腺。

（1）浆液性腺：分泌部完全由浆液性腺细胞组成的腺体称浆液性腺，如腮腺和胰腺。浆液性腺细胞呈锥体形，核为圆形，位于细胞偏基底部。顶部胞质含有大量嗜酸性酶原颗粒，基底部细胞质呈强嗜碱性染色。电镜下，可见胞质中尤其细胞基底部有密集的粗面内质网，核上区有发达的高尔基复合体和分泌颗粒。浆液性腺分泌物为蛋白质。

（2）黏液性腺：完全由黏液性腺细胞组成的腺体称黏液性腺，如十二指肠腺。黏液性腺细胞呈锥体形，核较扁，位于细胞基底部，核周少数胞质呈嗜碱性染色，其余部分胞质几乎不着色，呈空泡状。电镜观察，基底部的胞质中可见粗面内质网和游离核糖体，核上区有发达的高尔基复合体和丰富的黏原颗粒。黏液性腺分泌物为糖蛋白。

（3）混合性腺：由黏液性腺细胞和浆液性腺细胞共同组成的腺体称混合性腺，如舌下腺和下颌下腺。混合性腺分泌物为黏液和浆液。

3. 根据腺细胞数分类 根据组成外分泌腺的细胞数目不同，外分泌腺可分为单细胞腺（杯状细胞）和多细胞腺。多细胞腺由分泌部和导管两部分组成。

（1）分泌部：一般由单层腺细胞组成，中央有腔，形状为管状、泡状或管泡状。泡状和管泡状的分泌部称为腺泡。根据分泌部的形状不同，腺可分为管状腺、泡状腺以及管泡状腺。

（2）导管：导管直接与分泌部连通，由单层或复层上皮构成。导管主要将分泌物排到体表或者器官腔内，有些腺的导管还具有重吸收水和电解质的作用。

三、上皮的特殊结构及功能

上皮细胞具有极性，由于功能的需要，在上皮细胞的基底面、侧面和游离面常形成不同的特殊结构。这些结构一般由细胞质和细胞膜构成，有的则由细胞膜、细胞质和细胞间质共同构成。其中除了纤毛和少数较厚的基膜外，都只能在电镜下观察到。

（一）上皮细胞的游离面

1. 微绒毛（microvillus） 是上皮细胞游离面伸出的细微指状突起，在电镜下才能辨认清楚（图 3-12）。有些上皮细胞微绒毛少，长短不等，排列不整齐。在高倍镜下可见小肠上皮细胞的微绒毛长而密，排列整齐，称纹状缘。微绒毛表面为细胞膜，内为细胞质。微绒毛直径约 0.1 μm，其长度因细胞种类和细胞生理状态的不同而差别较大。微绒毛的胞质中有大量纵行的微丝，微丝上端附着于微绒毛尖端，下端伸到细胞顶部，附着于胞质的终末网。终末网是由微绒毛基部胞质中的微丝交织成的微丝网，微丝附着在细胞侧面的中间连接。微绒毛的作用是增加了细胞的表面积，有利于吸收功能。

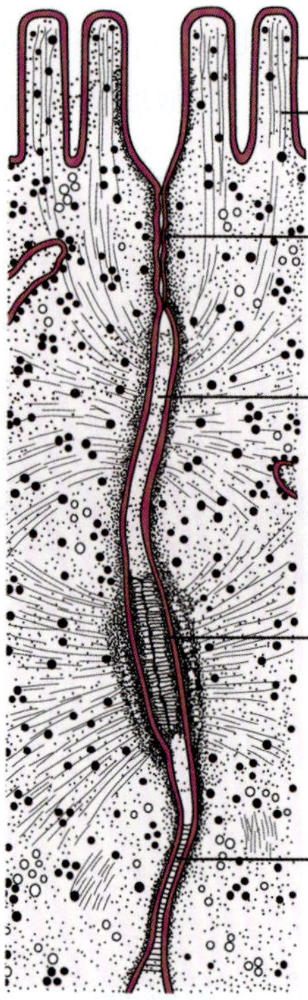

图 3-12 细胞连接超微结构模式图

知识链接

原发性纤毛运动障碍

原发性纤毛运动障碍又称纤毛不动综合征，属常染色体隐性遗传，是各种遗传性原发纤毛结构缺陷引起的纤毛功能异常，常见的是呼吸道纤毛功能异常，引起反复的呼吸道感染。原发性纤毛运动障碍包括纤毛不动综合征、纤毛运动不良和原发性纤毛定向障碍等几种类型。

2. 纤毛（cilium） 是上皮细胞游离面伸出的长突起，比微绒毛粗，在光镜下可见。纤毛长 5 ~ 10 μm，直径 0.2 ~ 0.5 μm。电镜下可见纤毛表面为细胞膜，内面为细胞质，纤毛中央有2条完整的微管，周围为9组成对的二联微管。二联微管的一侧伸出两条细小的动力蛋白臂，动力蛋白具有ATP酶活性，可以使微管之间产生位移或滑动，形成纤毛整体的运动。纤毛能向一定方向节律性摆动。许多纤毛的协调摆动类似于风吹麦浪起伏，把黏附在上皮表面的分泌物和颗粒状物质向一定方向推送。呼吸道的假复层纤毛柱状上皮就是以这种方式，把吸入的灰尘和细菌等推送至咽部，随痰咳出。

（二）上皮细胞的侧面

上皮细胞的侧面常见一些细胞连接，为相邻细胞接触部位形成的特殊结构，具有封闭细胞间隙、加强细胞间机械性连接、参与传递细胞间信息等功能。常见的细胞连接有以下4种：

1. 紧密连接（tight junction） 又称为闭锁小带，多位于上皮细胞间隙的侧面顶端，呈点状或带状。目前观察紧密连接的最佳方法是冷冻蚀刻复型法，该方法可以观察细胞膜的双层脂质，暴露细胞膜内的镶嵌蛋白，然后通过透射电镜观察。在紧密连接的连接区，相邻两细胞的胞膜间断性紧贴在一起，封闭了细胞间隙（图 3-12），紧密连接有机械性的连接和屏障作用。

2. 中间连接（intermediate junction） 又称黏着小带。多位于紧密连接下方，环绕上皮细胞顶部（图 3-12），中间连接多为长短不等的带状。相邻细胞之间的间隙 15 ~ 20 nm，有较致密的丝状物连接相邻细胞的细胞膜。在膜的胞质面，附着有薄层致密物质和来自胞质的微丝（肌动蛋白丝），微丝参与形成终末网。中间连接除有黏着作用外，还具有保持细胞形状和传递细胞收缩力的作用。

3. 桥粒（desmosome） 又称黏着斑，呈斑状，大小不等，位于中间连接的深部（图 3-12）。连接区的细胞间隙宽 20 ~ 30 nm，其中有低电子密度的丝状物，细胞间隙中央有一条致密的中间线，中间线由丝状物质交织而成，与细胞膜平行。相邻细胞膜的胞质面有厚而致密的物质构成的附着板，胞质中有许多直径约 10 nm 的中间丝附着于板上，并折成袢状返回胞质，起到支持和固定作用。桥粒是一种牢固的细胞连接，类似铆钉一样连接细胞，多见于易受机械性刺激和摩擦的复层扁平上皮中。

4. 缝隙连接（gap junction） 又称通讯连接，是一种广泛存在于多种组织的细胞连接形式。超薄切片观察，连接处相邻的细胞膜高度平行，细胞间隙很窄，仅 2 ~ 3 nm，内有大量间隔大致相等的连接点。用冷冻蚀刻复型法观察，缝隙链接处的细胞膜中有大量分布规律的柱状颗粒，称连接小体，聚集成大小不等的斑状。连接小体贯通细胞膜的双层脂质，相邻细胞膜中的连接小体相互对接，管腔相互连通，成为细胞之间直接交通的管道（图 3-12），离子和多种小分子物质可以借此在相邻细胞间交换，传递化学信息和电冲动。

在上述4种细胞连接中，当有两个或两个以上的细胞连接同时存在时，称为连接复合体（junctional complex）。细胞连接的数量和存在方式随器官不同发育阶段、功能状态和病理变化而改变。

（三）上皮细胞的基底面

1. 基膜（basement membrane） 为一层位于上皮细胞基底面与深部结缔组织之间的薄膜。由于很薄，在HE染色切片中很难分辨。镀银染色法观察，基膜呈黑色。在电镜下观察，基膜分两部分，靠近上皮的部分是基板，与结缔组织相接的部分是网板。基板由上皮细胞分泌产生，厚 50 ~ 100 nm，紧贴上皮细胞基底面的一侧较薄，为透明层，其下方较厚的一层，电子密度高，为致密层。基板的主要成分有层黏蛋白、Ⅳ型胶原蛋白和硫酸肝素蛋白聚糖等。网板由结缔组织的成纤维细胞分泌产生，主要由网状纤维和基质构成，有时可见少许胶原纤维。基膜为半透膜，有利于上皮细胞和深部结缔组织之间进行物质交换，营养上皮细胞。另外，基膜还能引导上皮细胞移动，影响细胞的增殖和分化。

2. 质膜内褶（plasma membrane infolding） 是上皮细胞基底面的细胞膜向细胞内凹陷形成的皱褶。质膜内褶主要见于肾小管，扩大细胞基底部的表面积，有利于水和电解质的转运。在质膜内褶附近的胞质内，可见大量纵行排列的线粒体。

3. 半桥粒（hemidesmosome） 位于上皮细胞的基底面与基膜之间，在上皮细胞一侧具有桥粒一半的结构。半桥粒主要作用是将上皮细胞固着在基膜上，从而加强上皮细胞与基膜之间的连接。

音频：
考点：上皮的特殊结构

➢ **考点：**上皮的特殊结构。

音频：
第三章思考题解析

思考题

1. 简述上皮组织的分类和特点。
2. 简述被覆上皮的结构、分布和功能。

（路素丽）

第四章

结缔组织

思维导图

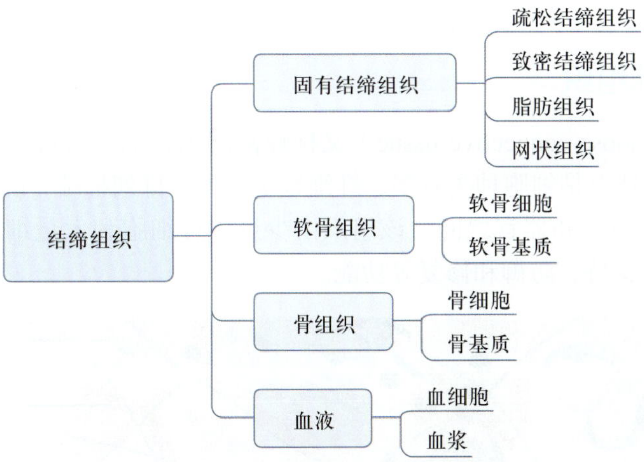

音频：
第四章思维导图简介

学习目标

1. 掌握疏松结缔组织各种成分的结构和功能。
2. 熟悉血细胞的结构特征及其功能；结缔组织的结构特征及分类。
3. 了解纤维与基质的形成；骨和血液的发生。

结缔组织（connective tissue）是人体种类最多、分布最广泛的一类组织。广义的结缔组织是指固有结缔组织、软骨组织、骨组织和血液；狭义的结缔组织就是指固有结缔组织，包括疏松结缔组织、致密结缔组织、网状组织和脂肪组织。结缔组织由细胞和细胞间质组成。结缔组织细胞数量较少，种类多，无极性；细胞间质多，形态多样，由细胞产生，以液体及固体形式存在，由纤维和基质构成。

结缔组织均起源于人胚间充质（mesenchyme）。间充质由星形的间充质细胞和无定形的基质构成（图 4-1）。间充质细胞分化程度低，有很强的分化能力，在人胚胎时期可分化为多种结缔组织细胞、内皮细胞和平滑肌细胞等。

固有结缔组织主要起支持、连接、防御、保护和营养、修复的作用，尤其以疏松结缔组织为典型。软骨组织和骨组织主要构成机体的支架，起支持、保护的作用。血液具有营养、保护、防御等功能。

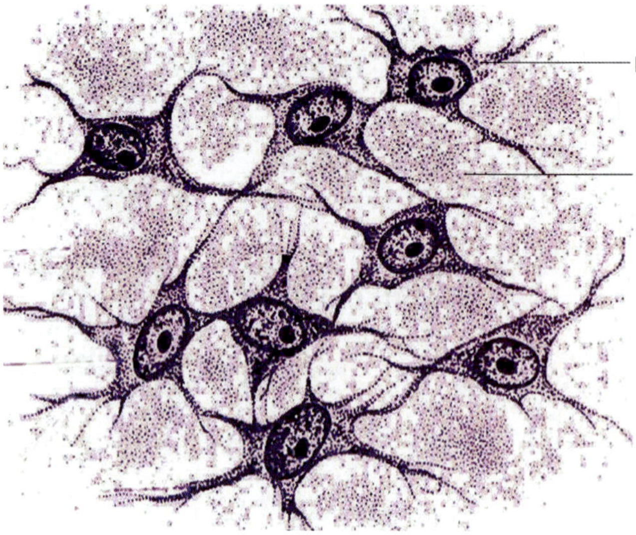

图 4-1　间充质光镜结构模式图

一、疏松结缔组织

疏松结缔组织（loose connective tissue）又称蜂窝组织，临床所说的蜂窝织炎，指的就是这种组织的炎症。其特点是细胞种类较多、纤维数量较少、排列稀疏，疏松结缔组织广泛分布在机体的各种细胞、组织和器官之间，该组织由少量多种细胞和大量细胞间质构成（图 4-2、图 4-3），具有连接、支持、防御和修复等功能。

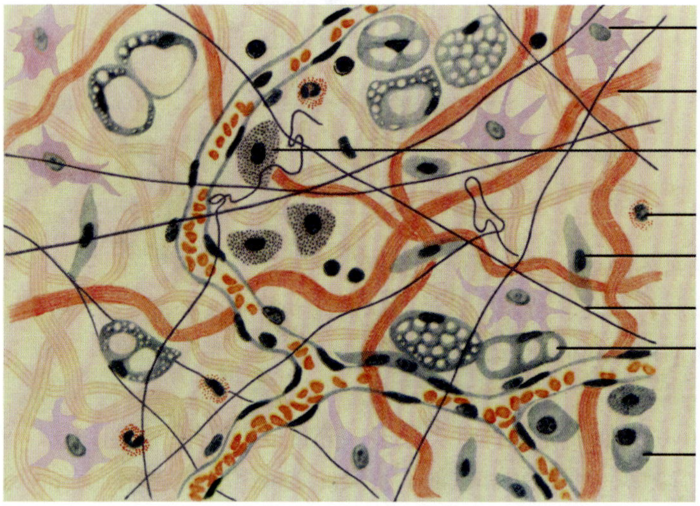

图 4-2　疏松结缔组织铺片模式图

（一）细胞

疏松结缔组织的细胞多种多样，分别具有不同的功能。

1. 成纤维细胞（fibroblast）　是疏松结缔组织中数量最多、最主要的细胞（图 4-2），因能合成纤维和基质而得名。功能活跃时，细胞较大，呈星星状扁平多突起；细胞核大，椭圆形，着色浅，核仁明显；细胞质较丰富，微嗜碱性。电镜下，细胞表面有一些微绒毛和粗短突起，细胞质内含丰富的粗面内质网和游离核糖体及发达的高尔基复合体等细胞器（图 4-4）。表明该细胞合成蛋白质的功能旺盛，在人体发育及创伤修复期间，分裂增殖尤为活跃。

成纤维细胞功能处于静止状态时，称纤维细胞（fibrocyte）（图 4-4），细胞变小，呈长梭

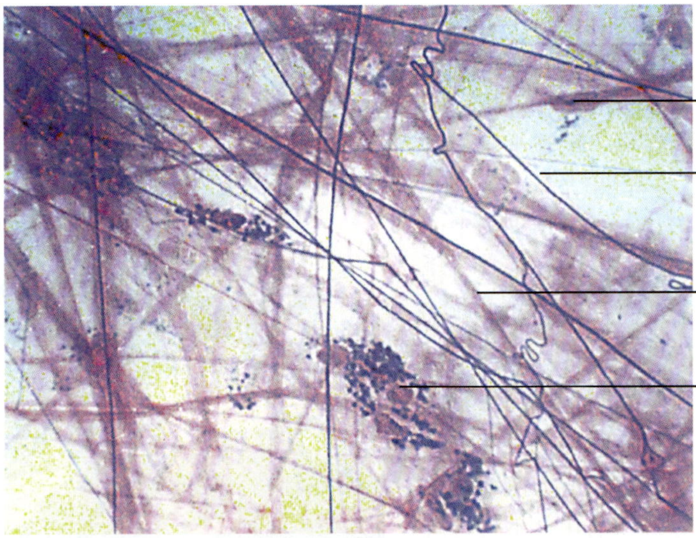

图 4-3　疏松结缔组织铺片光镜图

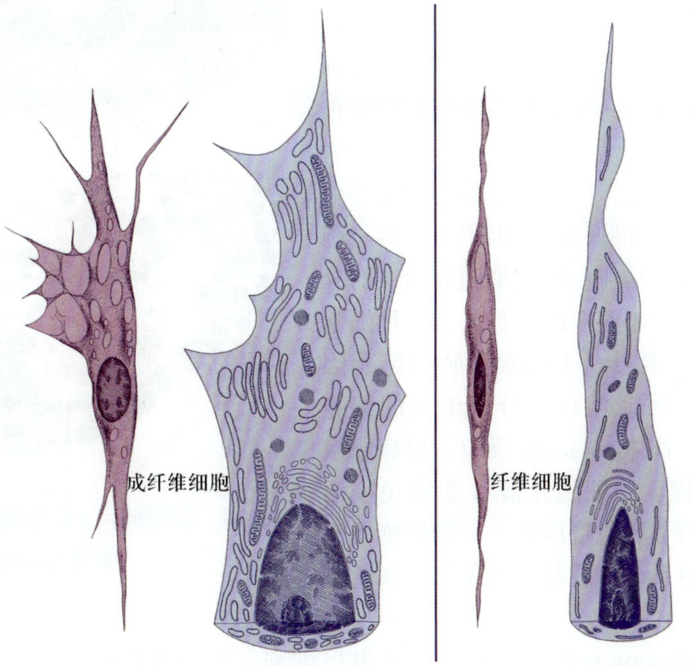

图 4-4　成纤维细胞（左）和纤维细胞（右）光镜、电镜结构模式图

形，细胞核变小，染色深，细胞质少，常呈嗜酸性。在某些情况下（如手术及创伤），它可逆向分化为成纤维细胞，加速胶原纤维与基质的合成，促进伤口愈合。

2. 巨噬细胞（macrophage） 是体内广泛存在的一种免疫细胞。巨噬细胞形态多样，随功能状态而改变，当功能活跃时，可伸出伪足而呈多突形。细胞核较小，呈圆形或椭圆形，染色较深。细胞质较丰富，多呈嗜酸性，内含许多颗粒或空泡（图 4-2、图 4-3）。电镜下，细胞表面有许多皱褶、微绒毛和少数球形隆起，细胞质内含大量的溶酶体、吞噬体和吞饮小泡以及数量不等的高尔基复合体、粗面内质网和线粒体等（图 4-5a）。

视频：
微课：巨噬细胞

巨噬细胞主要有如下功能：①趋化运动：当机体某些部位发生炎性病变时，病变组织及病菌产生一些化学物质（趋化因子），细胞伸出伪足活化成游走的巨噬细胞，聚集于病变部位，这种现象称巨噬细胞的趋化性，趋化性是巨噬细胞发挥功能的前提。②吞噬作用：可分为特异性吞噬和非特异性吞噬。特异性吞噬作用，是有抗体等识别因子识别和黏附被吞噬物（如细菌、病毒、异体细胞和受伤细胞等）的一种过程，吞噬时，识别因子先包裹被吞噬物，巨噬细胞通过其表面的受体与识别因子特异性结合，启动吞噬过程。非特异性吞噬作用是不需要识别因子而直接黏附和吞噬被吞噬物的过程，巨噬细胞直接黏附碳粒、粉尘、衰老死亡的自体细胞和某些细菌等，进而吞噬。巨噬细胞的特异性和非特异性吞噬过程都是首先黏附被吞噬物，伸出伪足将其包围，摄入细胞质内形成吞噬体或吞饮小泡。吞噬体和吞饮小泡与初级溶酶体融合形成次级溶酶体，吞入的物质最后被酶分解和消化，不可分解的物质构成残余体。③参与免疫应答的调节作用（抗原提呈）：巨噬细胞是重要的抗原提呈细胞之一，能摄取抗原物质后进行加工处理和贮存，并把已经处理的抗原物质传递给淋巴细胞，启动淋巴细胞发生免疫应答。其次，巨噬细胞本身也是具有免疫效应的细胞，活化的巨噬细胞能杀伤病原体和肿瘤细胞。此外，巨噬细胞分泌的某些生物活性物质如干扰素和肿瘤坏死因子等也参与调节免疫应答。④分泌功能：巨噬细胞有活跃的分泌功能，能合成和分泌溶菌酶、补体、多种细胞因子（如白细胞介素 -1、干扰素和肿瘤坏死因子）等生物活性物质。溶菌酶分解细菌的细胞壁，以杀灭细菌。补体参与炎症反应、对病原微生物的溶解等过程。白细胞介素 -1 影响免疫活性细胞的功能，调节其免疫应答。巨噬细胞属于机体单核吞噬细胞系统的成员（参见第八章免疫系统）。

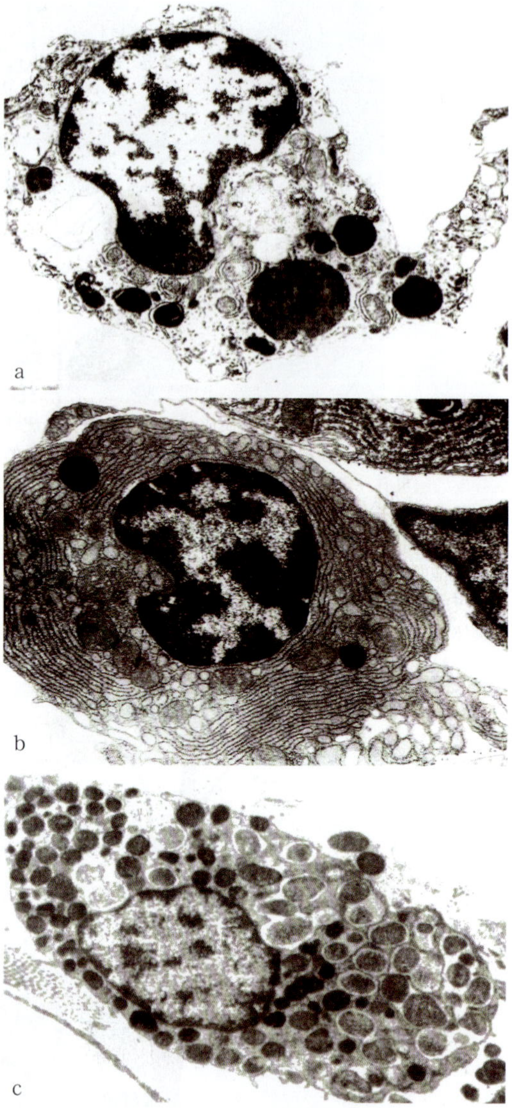

图 4-5 巨噬细胞（a）、浆细胞（b）和肥大细胞（c）超微结构电镜图

3. 浆细胞（plasma cell） 又称效应 B 淋巴细胞，在一般结缔组织内很少，主要分布于脾、淋巴结以及消化管、呼吸道等黏膜的结缔组织或淋巴组织内及慢性炎症部位。浆细胞呈圆形或椭圆形（图 4-2），细胞核呈圆形，多偏于细胞一侧，核内染色质丰富，常聚集在核周并向核中心排列，呈辐射状分布；细胞质丰富，呈强嗜碱性，在细胞核处有一浅染而透明的区域。电镜下，细胞质内嗜碱性物质为大量密集的粗面内质网，细胞核旁浅染区内有发达的高尔基复合体和中心体（图 4-5b）。浆细胞来源于 B 淋巴细胞。当 B 淋巴细胞受到抗原刺激时，被激活、增殖、分化成为浆细胞。浆细胞合成并分泌免疫球蛋白（immunoglobulin），或称为抗体（antibody），参与机体的体液免疫（见第八章免疫系统）。

4. 肥大细胞（mast cell） 源自骨髓的造血祖细胞，经血流迁移到结缔组织内，发育为肥大细胞，细胞体较大，呈圆形或椭圆形（图 4-2）；细胞核小，呈圆形，染色浅；细胞质内充满了粗大的嗜碱性分泌颗粒，此颗粒具有异染性，可被甲苯胺蓝染成红紫色。电镜下，颗粒大小不一，圆形或卵圆形，颗粒内含许多呈均匀状、点阵状或指纹状的细小微粒，内有粗面内质网和高尔基复合体（图 4-5c）。

肥大细胞多分布于小血管和小淋巴管周围，在皮肤真皮、呼吸道和消化管的黏膜结缔组织内较多，主要参与机体的过敏反应。肥大细胞的颗粒内含有肝素、组胺、慢反应物质和嗜酸性粒细胞趋化因子等，细胞质内含白三烯。组胺和白三烯可使微静脉和毛细血管扩张，通透性增加，使支气管平滑肌收缩，从而引起全身或局部的过敏反应，如荨麻疹、支气管哮喘等。肝素有抗凝血作用。嗜酸性粒细胞趋化因子可吸引嗜酸性粒细胞向过敏原所在部位迁移，从而减轻过敏反应。

知识链接

过敏反应

过敏原进入机体后可选择性诱导过敏原特异性B细胞产生抗体应答，此类抗体与肥大细胞和嗜碱性粒细胞的表面相结合，而使机体处于对该过敏原的致敏状态。相同的过敏原再次进入机体时，通过与致敏的肥大细胞和嗜碱性粒细胞表面的抗体特异性结合，使这种细胞释放生物活性介质如组胺、白三烯、血小板活化因子等，这些生物活性介质作用于效应组织和器官，引起局部或全身过敏反应的阶段。根据反应发生的快慢和持续的时间长短，可分为早期相反应和晚期相反应两种类型。早期相反应主要由组胺引起，通常在接触过敏原数秒钟内发生，可持续数小时；晚期相反应由白三烯、血小板活化因子等引起，在过敏原刺激后6～12 h发生反应，可持续数天。

5. 脂肪细胞（fat cell） 是疏松结缔组织中最常见的细胞之一。单个或成群存在，体积大，呈球形，细胞质内含一个大脂滴，将少量细胞质和细胞核挤向细胞一侧。在HE染色的标本中，脂肪被溶解，细胞呈空泡状（图4-2，图4-6）。在疏松结缔组织中，脂肪细胞常成群或散在分布于血管周围。脂肪细胞能合成和贮存脂肪，参与机体的脂类代谢。

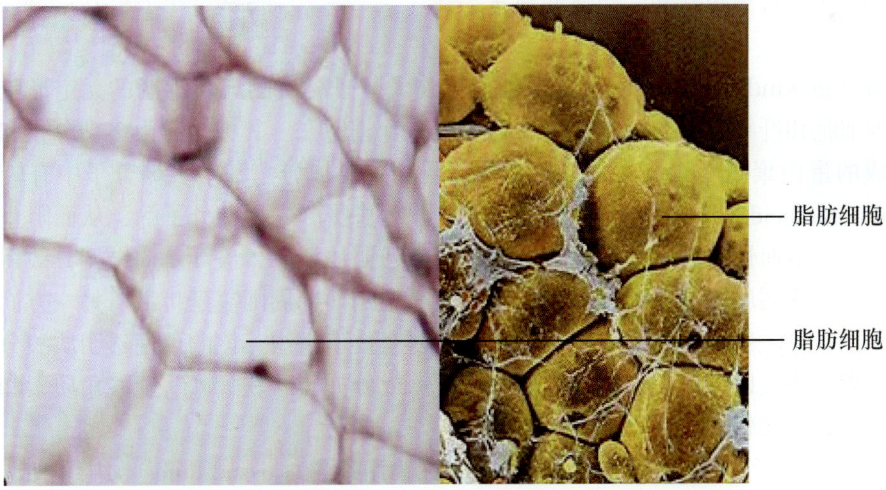

图4-6 脂肪细胞光镜（左）、电镜（右）结构模式图

6. 未分化的间充质细胞（undifferentiated mesenchymal cell） 是成体结缔组织内的干细胞，多分布在小血管壁的周围。该细胞保留着间充质细胞的多向分化潜能，在机体需要时，可增殖、分化为成纤维细胞、脂肪细胞等多种细胞，参与结缔组织和小血管的修复。

7. 血细胞（blood cell） 正常疏松结缔组织中，有时可见少量来自血液的白细胞，如淋巴细胞、嗜酸性粒细胞和单核细胞等。在炎症时，血液内的大量中性粒细胞常以变形运动穿出毛细血管和微静脉，游走到疏松结缔组织内，行使免疫防御功能。

音频：
考点：疏松结缔组织细胞各种成分的结构和功能

> 考点：疏松结缔组织细胞各种成分的结构和功能。

（二）细胞间质

疏松结缔组织的细胞间质（intercellular substance）多，由纤维和基质组成。

1. 纤维（fiber） 包埋在基质内，分为胶原纤维、弹性纤维和网状纤维 3 种类型。

（1）胶原纤维（collagenous fiber）：新鲜时呈白色，故又称白纤维，HE 染色切片中呈嗜酸性，着红色，数量最多。纤维常成束而分支，并交织成网，呈波浪状分散在基质内（图 4-2，图 4-3）。胶原纤维粗细不等，直径 0.5 ~ 10 μm，具有很强的韧性，略有弹性。每条胶原纤维是由更细的胶原原纤维借少量黏合质黏结成。电镜下，每一根胶原原纤维呈明、暗相间的周期性横纹，横纹周期约 64 nm。胶原纤维的韧性大，抗拉力强。

视频：
微课：结缔组织中的纤维

（2）弹性纤维（elastic fiber）：含量较胶原纤维少，但在人体内的分布很广泛。新鲜时呈黄色，故又称黄纤维。纤维分支并连接成网（图 4-2，图 4-3）。HE 染色时呈红色，折光性强，在醛复红染色时显紫色。弹性纤维较细，直径 0.2 ~ 1.0 μm，具有很强的弹性，可以伸长达原长的 1.5 倍，随着年龄的增长弹性会逐渐减弱。胶原纤维和弹性纤维在疏松结缔组织中交织成网，使其既有韧性，又有弹性。

（3）网状纤维（reticular fiber）：分支多并连接成网。纤维直径 0.2 ~ 1.2 μm，无弹性，但有韧性（见图 4-10）。在普通染色下，网状纤维着色很浅，很难分辨，但用硝酸银镀染可使它染成黑色，故又称嗜银纤维。电镜下，可见类似胶原纤维的周期性横纹。一般认为它是胶原纤维的幼稚阶段，因每条纤维表面都含有较多的酸性蛋白多糖。

网状纤维主要分布在结缔组织与其他组织的交界处，如基膜的网板、肾小管和毛细血管周围。

音频：
考点：3 种纤维的结构、功能和分布

> 考点：3 种纤维的结构、功能和分布。

2. 基质（ground substance） 是一种由生物大分子构成的无色透明的无定形胶体，填充于结缔组织细胞和纤维之间，可由溶胶态到凝胶态互相转变。其中含有由多糖分子和蛋白质分子结合而成的蛋白聚糖（proteoglycans），为基质的主要成分。其中多糖分子中有较多的透明质酸（hyaluronic acid），具有异染性。透明质酸可使基质形成一种分子筛，从而阻止侵入机体内的物质扩散。溶血性链球菌和癌细胞等因能产生透明质酸酶，破坏基质结构，故得以扩散或转移；蛇毒也含透明质酸酶，同样可以破坏分子筛结构而向周围蔓延扩散。另一方面，如临床治疗需要，也可将注射液中加透明质酸酶一同注射至皮下组织，该酶可使透明质酸分解，使得药物扩散、吸收快，以达到治疗的目的。其他多糖成分如硫酸软骨素、硫酸角质素和硫酸乙酰肝素等，它们的含量较少。

另外，基质中可含有由血管渗出的液体，称为组织液（tissue fluid）。组织液是动态更新的，有利于血液与组织中的细胞进行物质交换，构成细胞赖以生存的体液环境。体内的细胞通过组织液与血液进行物质交换（图 4-7），获得营养物质，排出代谢产物。

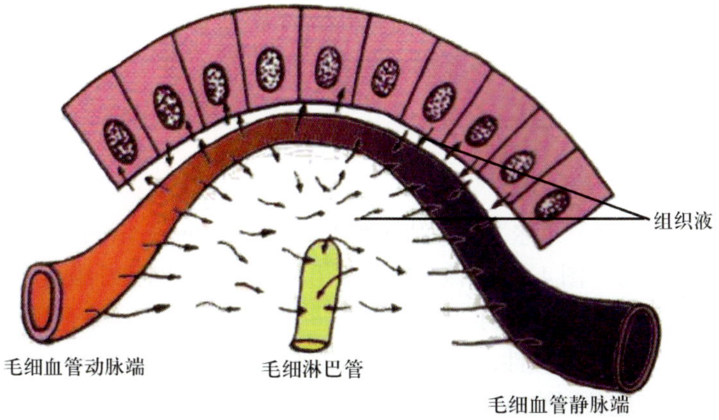

图 4-7　组织液与血液之间物质交换模式图

二、致密结缔组织

致密结缔组织（dense connective tissue）以纤维为主要成分，细胞和基质甚少。纤维粗大，排列致密，以支持和连接为其主要功能。绝大多数的致密结缔组织以大量胶原纤维为主，极少数以弹性纤维为主。

1. 不规则致密结缔组织　分布在真皮（图 4-8）、硬脑膜、巩膜和内脏器官的被膜等处的致密结缔组织，称为不规则致密结缔组织。其特点是含大量粗大、排列不规则的胶原纤维束，纤维束交织成致密的板层结构，纤维之间含少量细胞和基质。

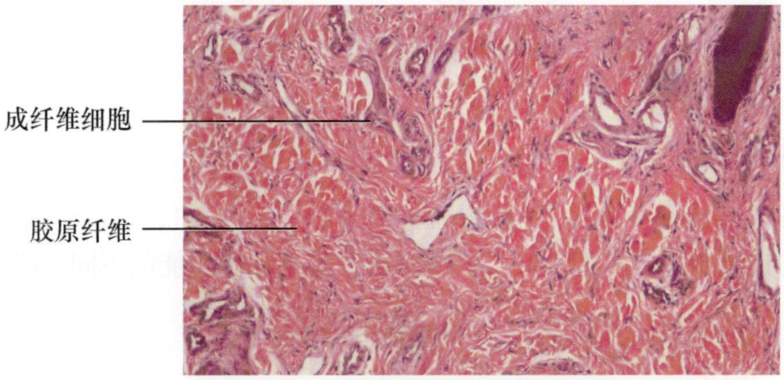

图 4-8　真皮致密结缔组织光镜图

2. 规则致密结缔组织　分布在肌腱（图 4-9）、腱膜等处的致密结缔组织。其细胞间质中主要含大量粗大而顺着应力方向平行排列的胶原纤维束，纤维间靠少量基质相连接。腱细胞为一种形态特殊的成纤维细胞，沿纤维的长轴排列。

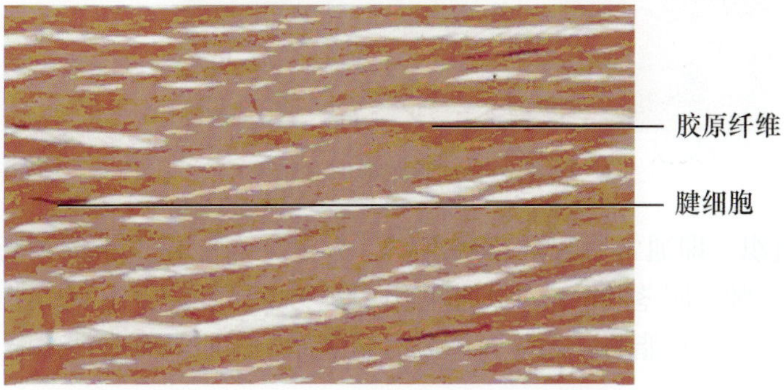

图 4-9　肌腱致密结缔组织纵切面光镜图

另外，以大量粗大的弹性纤维束为主的致密结缔组织，在不同组织中，纤维的排列不同。分布在黄韧带、项韧带处的弹性纤维常平行排列成束，以适应脊柱运动。分布在大动脉等处的弹性纤维多编织成网。

三、网状组织

网状组织（reticular tissue）又称为网状结缔组织（reticular connective tissue），是构成造血器官和淋巴器官的基本组织成分（图 4-10）。该组织主要由网状细胞和网状纤维组成。网状细胞是有突起的星形细胞，突起彼此相互连接成网。细胞核大，呈圆形或卵圆形，染色质细而疏，故染色浅，核仁明显。细胞质较多，呈弱嗜碱性，粗面内质网较丰富。网状纤维由网状细胞产生。网状纤维分支交互成网，与网状细胞共同构成造血组织和淋巴器官的支架，形成一个血细胞发生和淋巴细胞生长发育、增殖和分化的微环境。该组织主要分布在红骨髓、胸腺、淋巴结、脾和扁桃体等处。

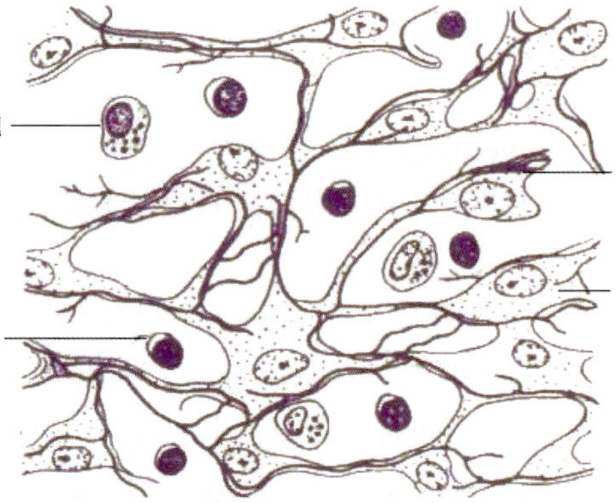

图 4-10　网状组织光镜结构图

四、脂肪组织

脂肪组织（adipose tissue）由大量脂肪细胞聚集而成（图 4-11）。疏松结缔组织和血管形成薄层的隔，把脂肪细胞分隔成若干小叶。根据脂肪细胞结构和功能的不同，脂肪组织分为两类。

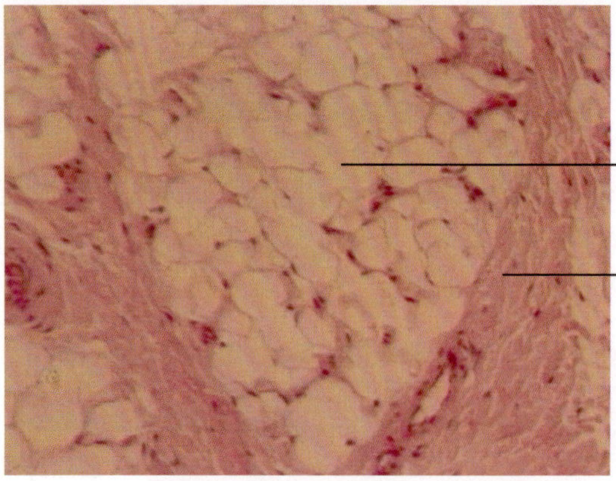

图 4-11　脂肪组织光镜图

1. 黄色脂肪组织　即通常所说的脂肪组织，大量分布在皮下组织、肠系膜、网膜等处。全身只在神经系统、肺、阴茎和眼睑处无脂肪组织。男女两性皮下组织中脂肪的分布有着显著的差别。脂肪组织主要贮存脂肪，是体内最大的储能库，同时具有维持体温、支持、缓冲和保护等作用。

2. 棕色脂肪组织　呈棕色，其特点是组织中有丰富的毛细血管，脂肪细胞较小，脂肪细胞内散在许多小脂滴，线粒体大而丰富，核圆形，位于细胞中央。棕色脂肪组织在成人极少，新生儿及冬眠动物较多，新生儿主要分布在肩胛间区、腋窝及颈后部等处。在寒冷的刺激下，棕色脂肪细胞内的脂类分解、氧化，产生大量热能。

知识链接

肥　胖　症

肥胖症是一组常见的代谢症候群。当人体进食热量多于消耗热量时，多余热量以脂肪形式储存于体内，其量超过正常生理需要量，且达一定值时遂演变为肥胖症。正常男性成人脂肪组织重量占体重的 15%～18%，女性占 20%～25%。随年龄增长，体脂所占比例相应增加。如无明显病因者称单纯性肥胖症，有明确病因者称为继发性肥胖症。

五、软骨组织和软骨

软骨（cartilage）由软骨组织及其周围的软骨膜构成。软骨组织由软骨细胞和软骨基质组成。软骨为胚胎早期的主要支架，随着胎儿发育而逐渐被骨取代。成人仅散在分布一些软骨，其作用与类型因部位而异。根据软骨基质中纤维的不同，软骨分为 3 种，即透明软骨、纤维软骨和弹性软骨。

（一）透明软骨

透明软骨（hyaline cartilage）因新鲜时呈半透明而得名，分布较广，多在关节等处，肋软骨、呼吸道某些软骨也为透明软骨。细胞间质中仅含少量胶原原纤维，而基质非常丰富，基质中含水分较多是透明软骨呈半透明的原因之一。此类软骨内无血管和神经（图 4-12、图 4-13）。胚胎的软骨，或较大的软骨内偶尔可见大血管穿行，但不分支为毛细血管。

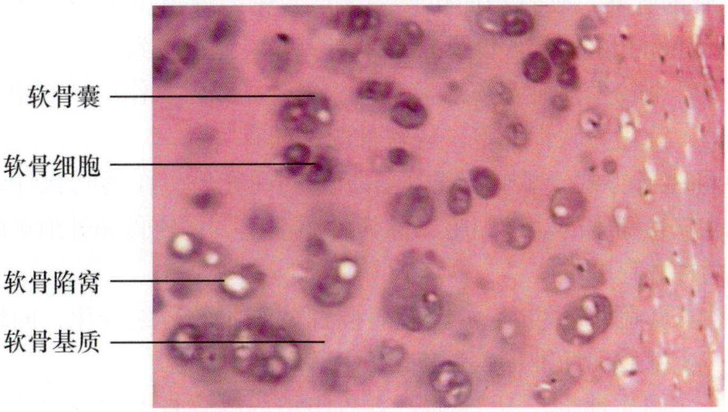

图 4-12　透明软骨低倍光镜结构模式图

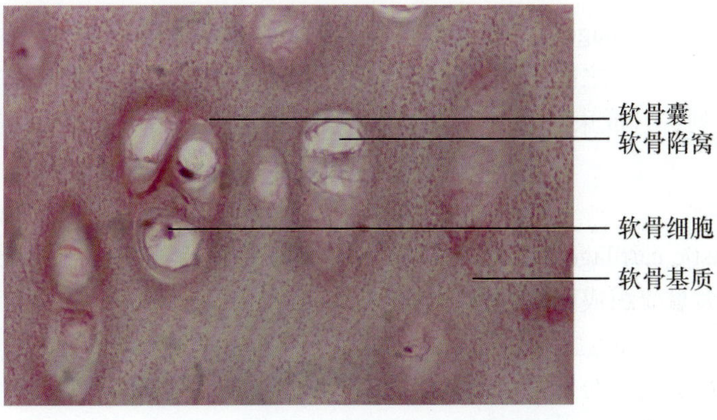

图 4-13　透明软骨高倍光镜结构模式图

1. 细胞 软骨的细胞称为软骨细胞（chondrocyte），包埋在软骨基质内。其所占据的空间称为软骨陷窝（cartilage lacuna）。生活状态时，软骨细胞充填于软骨陷窝，但在固定后制成的标本中，软骨细胞的细胞质软缩，细胞体变形，因而在软骨陷窝壁与细胞间可见空隙（图 4-12、图 4-13）。软骨细胞的形态大小不一，软骨细胞的大小形状和分布在软骨内呈一定的规律，反映了软骨细胞从幼稚到成熟的发育过程。在软骨浅部的是与之平行的扁圆形软骨细胞，细胞较小而幼稚。渐到深层，软骨细胞逐渐增大，呈圆形或椭圆形，并不断在软骨陷窝内分裂、增殖，形成 2～8 个细胞为一群，称为同源细胞群（isogenous group）。软骨细胞的细胞核小，呈圆形，成熟软骨细胞胞质微嗜碱性，常见有一个大的脂滴。电镜下，细胞质内含有丰富的粗面内质网和发达的高尔基复合体，线粒体较少。软骨细胞合成和分泌软骨组织的基质和纤维。

2. 细胞间质 由胶原原纤维和基质组成。

（1）纤维：纤维埋于基质中，使软骨具有韧性或弹性，透明软骨基质中无胶原纤维，但在电镜下观察，可见含有许多由Ⅰ型胶原蛋白组成的胶原原纤维，无横纹，排列不整齐，并相互交织成网。

（2）基质：基质由无定形基质和包埋其中的纤维构成，其主要成分为蛋白聚糖和水。软骨基质含有 70%的水分，呈凝胶状，具有韧性。有机成分主要是蛋白多糖。蛋白聚糖具有较好的可渗透性，虽然软骨组织内无血管、淋巴管和神经，但来自周围组织的营养物质依然可通过渗透进入软骨组织深部营养软骨。多糖分子中主要是硫酸软骨素，具有异染性。硫酸软骨素在软骨陷窝的周缘较多，此处嗜碱性较强，染色很深，称为软骨囊（cartilage capsule）（图 4-12、图 4-13），它们是新生的软骨基质。电镜下，软骨囊内无纤维。远离陷窝的基质异染性较弱。

3. 软骨膜和软骨的营养 软骨表面包裹一薄层致密结缔组织（关节软骨的表面无结缔组织），即软骨膜（perichondrium）。软骨膜分为两层：外层纤维较致密，血管少，细胞稀疏，主要起保护作用；内层纤维较少，血管和细胞较多，主要具有营养作用，其中有些梭形的小细胞称骨原细胞，可增殖、分化为软骨细胞，与软骨的生长有关。

4. 软骨的发生和生长方式 软骨来源于胚胎期的间充质，在紧贴软骨处的软骨膜内有一种能形成成骨细胞或软骨细胞的幼稚细胞，称为骨原细胞，是软骨和骨组织的干细胞。

软骨的生长有两种并存的方式：

（1）软骨膜下生长（附加性生长）：是软骨膜深部细胞的分裂分化，向软骨组织表面添加新的软骨细胞，并产生基质和纤维，软骨从表面逐渐增厚。

（2）软骨内生长（间质性生长）：是通过软骨组织内的软骨细胞分裂增殖，并产生基质和纤维，使软骨从内部增大。软骨内生长主要见于年幼的软骨。

（二）纤维软骨

纤维软骨（fibrous cartilage）分布于椎间盘、关节盘及耻骨联合等处，呈不透明的乳白色，与之相连续的致密结缔组织之间无明显界限。光镜下，纤维软骨的细胞间质内大量粗大的胶原纤维平行或交叉排列，且成束存在（图 4-14），故有很强的韧性。软骨细胞位于软骨陷窝内，散在于纤维束之间。

（三）弹性软骨

弹性软骨（elastic cartilage）分布在耳廓、外耳道、咽鼓管及会厌等处，新鲜时呈黄色。其细胞间质内含有大量交织成网的弹性纤维（图 4-15）。

音频：
考点：3种软骨的分布和透明软骨的结构

➢ **考点：**3 种软骨的分布和透明软骨的结构。

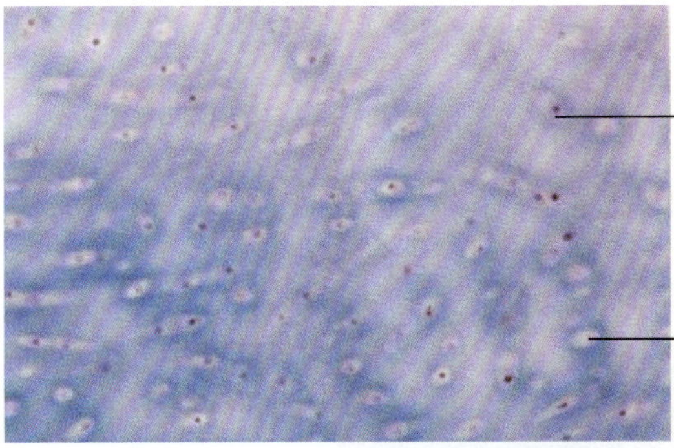

图 4-14 肌腱与纤维软骨的移行部光镜结构模式图

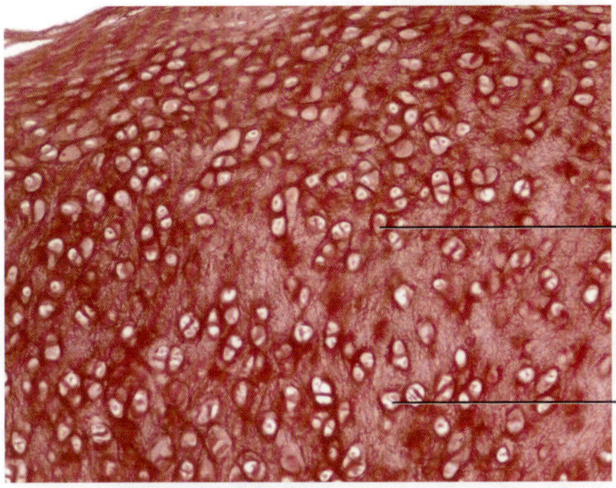

图 4-15 弹性软骨光镜结构模式图

六、骨组织和骨

骨组织（osseous tissue）是坚硬的结缔组织，构成全身各骨的主要部分。骨在机体中主要起支持、运动和保护作用。骨中含大量钙磷等矿物质，是人体重要的“钙磷库”。

（一）骨组织的结构

骨组织是骨的结构主体，由细胞和钙化的细胞间质（骨质）组成。

1. 细胞 骨组织中的细胞有 4 种，即骨原细胞、成骨细胞、骨细胞和破骨细胞。其中骨细胞最多，位于骨基质内。其他 3 种细胞均位于骨组织边缘（图 4-16）。

（1）骨原细胞（osteogenic cell）：是骨组织的干细胞。细胞呈梭形，胞体小，细胞核椭圆形，细胞质较少，仅含少量核糖体和线粒体，弱嗜碱性。骨原细胞存在于骨外膜和骨内膜贴近骨质处，当骨组织生长和改建或骨折愈合时，骨原细胞功能活跃，不断分裂、分化为成骨细胞。

视频：
微课：骨组织的结构

（2）成骨细胞（osteoblast）：分布在骨组织表面，较大，呈柱状或椭圆形，幼儿的成骨细胞较多。细胞核呈圆形，核仁明显，分泌活动旺盛时细胞质强嗜碱性，染为深蓝色。电镜下，可见细胞质内含大量的粗面内质网和发达的高尔基复合体。分泌产物为骨基质的有机成分，即类骨质。除了产生类骨质，成骨细胞还分泌多种细胞因子，调节骨组织的形成和吸收，促进骨组织钙化。

（3）骨细胞（osteocyte）：是一种位于骨组织内部多突起的细胞，比较均匀地分散于骨板之间或骨板内，相邻细胞突起借缝隙连接相连。细胞体居于细胞间质中，其所占空间称为骨陷窝（bone lacuna），而其细胞突起所占空间称为骨小管（bone canaliculi），各骨陷窝借骨小管彼此相通。成熟的骨细胞较小，呈扁椭圆形，胞质弱嗜碱性或嗜酸性，细胞器相对较少，骨细胞

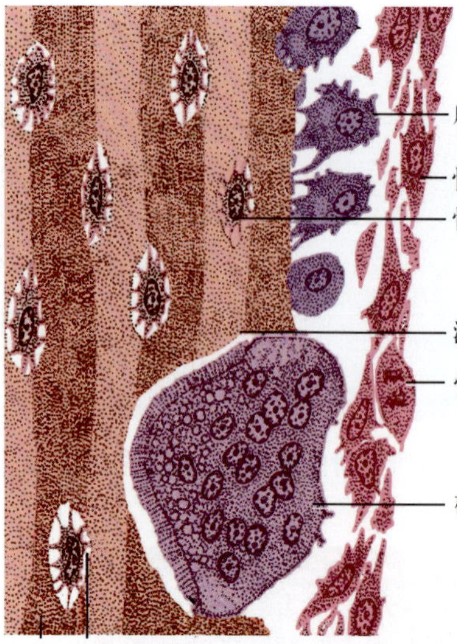

图 4-16　骨组织的各种细胞光镜结构模式图

的细胞核呈椭圆形，染色质多（图 4-17）。骨陷窝和骨小管内含少量组织液，可营养骨细胞并输送代谢产物。骨细胞还具有一定溶骨和成骨作用，参与调节钙、磷平衡。

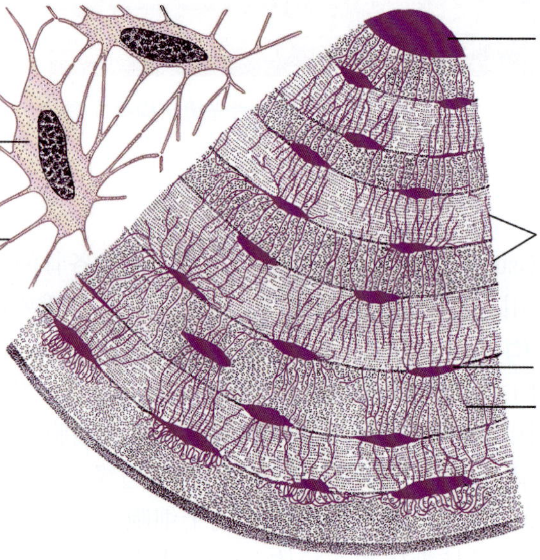

图 4-17　骨板与骨细胞光镜结构模式图

（4）破骨细胞（osteoclast）：是一种可游走的多核巨细胞，一般可含 6 ~ 50 个细胞核，数量较少，分布在骨质的表面，在紧贴骨质的一侧有纹状缘。电镜下，纹状缘由许多不规则的微绒毛组成，又称为皱褶缘（ruffled border）；细胞质呈泡沫状（图 4-18a），嗜酸性强，内含大量的粗面内质网、发达的高尔基复合体、丰富的线粒体和溶酶体（图 4-18b）。破骨细胞具有很强的溶解和吸收骨质的能力。

骨组织中，成骨细胞与破骨细胞相辅相成，共同参与骨的生长和改建。若破骨细胞异常，可使骨的生长发育出现障碍，如骨硬化症患者的破骨细胞不能较好地形成皱褶缘导致骨质异常硬化，形成所谓的“大理石骨”。

2. 细胞间质　骨组织的细胞间质又称为骨质（bone matrix），即骨组织中钙化的细胞外基质，由有机成分及无机成分组成。有机成分由成骨细胞分泌的大量胶原纤维和少量无定形基质

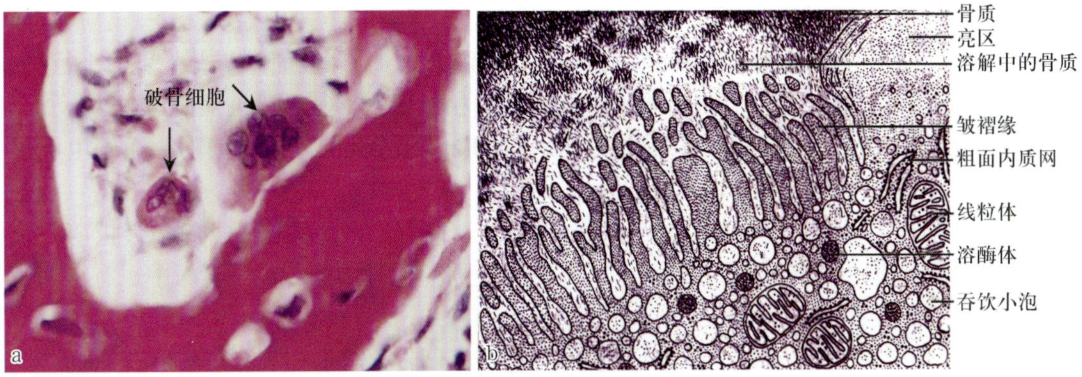

图 4-18 破骨细胞的超微结构模式图

所构成，约占密质骨重的 24%。胶原纤维粗大，排列规律，总量约占有机成分的 90%；基质呈凝胶状，主要成分是蛋白聚糖及其复合物，具有黏合胶原纤维的作用。无机成分又称为骨盐，以钙、磷离子为主，也含多种其他元素。其存在的化学形式为羟基磷灰石结晶［hydroxyapatite crystal，$Ca_{10}(PO_4)_6(OH)_2$］，约占密质骨重的 75%，骨盐含量随年龄的增长而增加。有机成分使骨质具有韧性，无机成分使骨质坚硬。初形成的骨组织中胶原纤维排列较乱，为编织骨，以后逐渐被胶原纤维规律排列的板层骨取代。在板层骨的骨基质中，胶原纤维多分层排列，每层的胶原纤维与基质共同构成薄板状的骨板（bone lamella）。骨细胞位于骨板内的骨陷窝内或骨板之间，相邻骨细胞突起通过骨板内的骨小管相连接。同一层骨板内的纤维相互平行，相邻骨板内的纤维相互垂直，如同多层木质胶合板（图 4-19），可以有效增加骨的支持力。

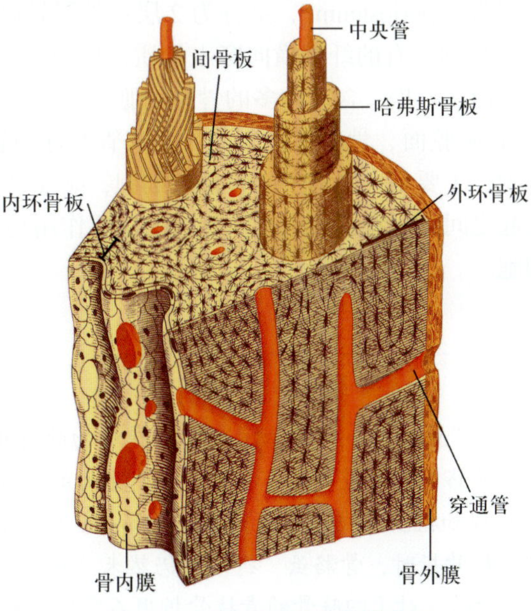

图 4-19 密质骨立体结构模式图

（二）长骨的结构

长骨由松质骨、密质骨、骨膜、关节软骨、骨髓和血管、神经等构成。

1. 松质骨（spongy bone） 多分布在长骨骨干的内侧面、骨骺部和扁骨、短骨、不规则骨的内部，由片状或针状的骨小梁连接而成，之间有肉眼可见的网架结构腔隙。腔隙内可见红骨髓（见本章的血液和血细胞发生部分）及血管。骨小梁也是板层骨，由成层排列不太规则的骨板和骨细胞所组成。

2. 密质骨（compact bone） 分布于骨干和骨骺的外侧面，由不同排列方式的骨板组成

（图 4-19）。骨板排列方式有以下 4 种：

（1）外环骨板（outer circumferential lamella）：环绕于骨干外表面并与骨干表面平行排列，厚数层或十数层，比较整齐。外环骨板的外面与骨膜相接紧密，其中可见横向穿行的小管，称为穿通管（perforating canal），又称为福克曼管（Volkmann canal），骨外膜的小血管由此进入骨内。

（2）内环骨板（inner circumferential lamella）：位于骨干的骨髓腔面，内环骨板薄，仅由少数几层骨板组成，不如外环骨板平整。内环骨板表面衬以骨内膜。内环骨板中也有穿通管穿过，管中的小血管与骨髓血管相通连。

（3）哈弗斯骨板（Haversian lamella）：介于内、外环骨板之间，是骨干密质骨的主要部分。以哈弗斯管（Haversian canal）为中心，呈同心圆排列的 10 ~ 20 层骨板，称为哈弗斯骨板，哈弗斯骨板与哈弗斯管共同组成哈弗斯系统（Haversian system），又称为骨单位（osteon）。哈弗斯管也称为中央管（central canal），为细长的管道，内有血管、神经及少量的结缔组织。长骨骨干主要由大量的哈弗斯系统组成（图 4-19）。

（4）间骨板（intermediate lamella）：位于骨单位之间或骨单位与环骨板之间的一些不规则的平行骨板。它是骨生长和改建过程中旧的未被吸收的骨单位或外环骨板的残留部分。其中除骨陷窝及骨小管之外，无其他管道。

音频：
考点：密质骨的 4 种骨板

➢ **考点：**密质骨的 4 种骨板。

3. 骨膜 除关节面以外，骨的内、外表面均被覆一层骨膜，是由致密结缔组织构成的纤维膜。骨外表面的称为骨外膜（periosteum），又分为 2 层：外层较厚，由致密结缔组织构成，胶原纤维粗大而密集，交织成网，有的纤维横向穿入骨质，称为穿通纤维（perforating fiber），起固定骨膜和韧带的作用；内层疏松，含有较多的骨原细胞或成骨细胞、小血管及神经等。骨内膜（endosteum）被覆在骨髓腔面、骨小梁的表面、中央管及穿通管的内表面，为薄层的结缔组织膜。该层纤维细而少，主要是一层扁平的骨被覆细胞，颇像单层扁平上皮，细胞间有缝隙连接，它们与骨细胞突起之间也可有缝隙连接。骨膜的主要作用是营养骨组织，并为骨的生长和修复提供新的成骨细胞。

知识链接

青枝骨折

青枝骨折多见于儿童，“青枝”一词是借用来的，在植物的青嫩枝条中，常常会见到折而不断的情况。儿童的骨骼中含有较多的有机物，具有很好的弹性和韧性，不容易折断，遭受暴力发生骨折就会出现如植物青枝一样折而不断的情况，骨科医生就把这种特殊的骨折称为青枝骨折。由于青枝骨折时，骨骼虽“折”却仍然未“断”，因而一般都属于稳定骨折，通常是不需要手术治疗的。对于四肢骨的青枝骨折用石膏外固定治疗就有较好的效果。

七、血液和血细胞发生

血液（blood）是一种流动于心血管内液态的特殊的结缔组织，健康成人血液约有 5L，占体重的 7% 左右。血液由血浆与血细胞组成。从血管抽取少量血液加入抗凝剂（肝素或柠檬酸钠）经静置或离心沉淀后，血液可分三层：上层淡黄色的液体为血浆，下层深红色的是红细胞，中间为薄层灰白色的白细胞与血小板（图 4-20）。

- 血液
  - 血　浆
    - 纤维蛋白原
    - 血清
  - 血细胞
    - 红细胞（3.5 ~ 5.5）× 10^{12}/L
    - 白细胞（4 ~ 10）× 10^{9}/L
      - 有粒白细胞
        - 中性粒细胞（50% ~ 70%）
        - 嗜酸性粒细胞（0.5% ~ 5%）
        - 嗜碱性粒细胞（0 ~ 1%）
      - 无粒白细胞
        - 淋巴细胞（20% ~ 40%）
        - 单核细胞（3% ~ 8%）
    - 血小板（100 ~ 300）× 10^{9}/L

图 4-20　血液的组成与各种血细胞和血小板的正常值

（一）血浆

血浆是流动的液体，相当于细胞间质，pH 7.3 ~ 7.4，约占血液容积的 55%，血浆的主要成分是水，约占 90%，其余为血浆蛋白质（白蛋白、球蛋白、纤维蛋白原等）、脂蛋白、酶、激素、无机盐和多种营养代谢物质。血液从血管流出后，由于机械刺激，溶解状态的纤维蛋白原转变为不溶解的纤维蛋白，参与血液的凝固。血液凝固后所析出的淡黄色清亮液体，称为血清。因此，血清中不含纤维蛋白原。血清是血液临床生化检查的常用材料。

（二）血细胞

血细胞（blood cell）包括红细胞、白细胞和血小板，约占血液容积的 45%，在正常生理情况下，血细胞有稳定的形态结构、数量和比例。临床上将血细胞的形态、数量、比例和血红蛋白的含量测定称为血象。患病时，血象常有显著变化，成为诊断疾病的重要指标。血细胞的形态结构通常是采用外周血涂片，Wright 染色或 Giemsa 染色，光镜下进行观察。

音频：
考点：血象的定义和意义

➤ **考点：** 血象的定义和意义。

1. 红细胞（red blood cell，erythrocyte） 呈双凹圆盘状，中央较薄，周边较厚，直径 7 ~ 8 μm（图 4-21）。因此在血涂片中，红细胞中央部呈浅红色，扫描电镜下，可清楚地显示红细胞的这种形态特点（图 4-22）。新鲜的血液中常见红细胞黏合成串，称为红细胞缗钱。

视频：
微课：红细胞

新鲜单个的红细胞在光镜下呈黄绿色，而大量红细胞肉眼观察时为猩红色。成熟红细胞无细胞核，也无细胞器，细胞质中含大量的血红蛋白（hemoglobin，Hb），约占红细胞重量的 33%。它是一种含铁的蛋白质，易与酸性染料结合，染成橘红色，具有与 O_2 结合为氧合血红蛋白的能力。

在肺泡中，O_2 分压高，进入血液循环，红细胞借血红蛋白把 O_2 携带供给到体内各组织、细胞。而在组织、细胞，CO_2 分压高而 O_2 分压低，血红蛋白与氧分离释放 O_2，而与 CO_2 结合成还原血红蛋白，把 CO_2 携带到肺泡释放，并再与 O_2 结合，以此进行细胞与外界的气体交换。而红细胞的双凹圆盘形态结构提供了进行气体交换更大、更有效的表面积。

正常成人血液中，女性含红细胞（3.5 ~ 5.0）× 10^{12}/L，含血红蛋白 110 ~ 150 g/L；男性含红细胞（4.0 ~ 5.5）× 10^{12}/L，含血红蛋白 120 ~ 160 g/L；幼年血液中两者的含量均较高。成熟红细胞在体内一般可存活 120 天左右，衰老的红细胞在脾、肝和骨髓等处被巨噬细胞吞噬。其血

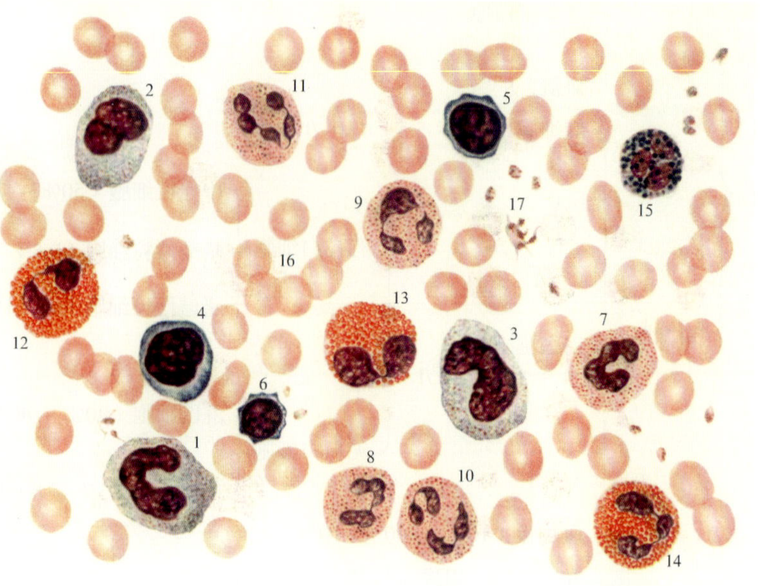

图 4-21　血液中各种血细胞和血小板光镜结构模式图

1 ~ 3. 单核细胞；4 ~ 6. 淋巴细胞；7 ~ 11. 中性粒细胞；12 ~ 14. 嗜酸性粒细胞；
15. 嗜碱性粒细胞；16. 红细胞；17. 血小板

红蛋白中的铁可被重新利用造血。

网织红细胞（reticulocyte）：是一种未完全成熟的红细胞，数量很少，只占成年人外周血红细胞总数的 0.5% ~ 1.5%，新生儿较多，可达 3% ~ 6%。网织红细胞较成熟红细胞略大，常规染色下两者不易区分。这些细胞内残留的部分核糖体用煌焦油蓝体外活体染色呈蓝色的细网或颗粒状，网织红细胞在血流中经过 1 ~ 3 天后核糖体等细胞器消失，成为成熟红细胞。在临床上，网织红细胞的计数可作为判断骨髓生成红细胞能力的指标之一，对血液性疾病诊断、疗效判断和预后估计有重要意义。

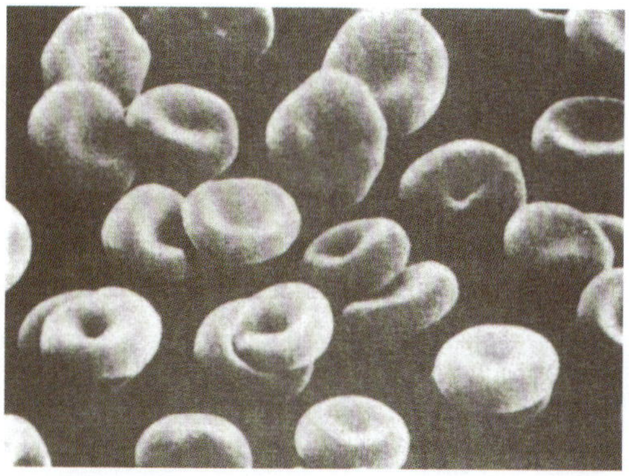

图 4-22　红细胞扫描电镜图

视频：
微课：白细胞

2. 白细胞（white blood cell，leukocyte） 为无色、有核的球形细胞。以变形运动方式进入结缔组织或淋巴组织，发挥防御和免疫功能。正常成年人的血液中含量较少，一般为（4 ~ 10）$\times 10^9$/L，幼儿较多。根据白细胞胞质内是否含有特殊颗粒，可将其分为有粒白细胞和无粒白细胞两类。有粒白细胞的细胞质内含有特殊颗粒，根据其特殊颗粒的染色性，Wright 染色下分为 3 种，即中性粒细胞、嗜酸性粒细胞和嗜碱性粒细胞（图 4-21）。无粒白细胞又分为淋巴细胞和单核细胞两种。

（1）中性粒细胞（neutrophil）：是白细胞中数量最多的一种，细胞呈球形，占白细胞总数的 50% ~ 70%，细胞直径 10 ~ 12 μm。细胞核形态多样，有的为弯曲杆（带）状，称为杆（带）状核；有的细胞核分叶，称为分叶核。分叶核的叶数 2 ~ 5 叶不等。正常成年人血液中多见 2 ~ 3 分叶核的细胞。一般认为核分叶越多，细胞越近衰老。杆（带）状核的细胞较幼稚，占粒细胞总数的 5% ~ 10%，若比例显著增高，临床上称之为核左移，此现象多出现在严重的细菌性感染时；若 4 ~ 5 叶核的细胞增多，称核右移，表明骨髓造血功能发生障碍。

细胞核内的染色质颗粒粗大，凝聚成块状，无核仁，细胞质呈极浅的粉红色，含有许多细小的颗粒（图 4-21）。电镜下，可见颗粒为米粒状，少数呈球形，长 0.2 ~ 0.5 μm。颗粒分为两种：较小，浅红色的颗粒为特殊颗粒，约占 80%；较大，淡紫色的颗粒为嗜天青颗粒，约占 20%。另外，细胞质内含有糖原、脂类、核糖核酸和多种酶，线粒体不多，可见高尔基复合体（图 4-23a）。

中性粒细胞能做变形运动，可由血液进入结缔组织中，具有活跃的吞噬能力。其吞噬对象以细菌为主，也吞噬异物。在急性炎症时，其数量增多。脓细胞就是吞噬、处理了大量细菌的中性粒细胞。中性粒细胞可在组织中存活 2 ~ 3 天。

（2）嗜酸性粒细胞（eosinophil）：嗜酸性粒细胞呈球形，占白细胞总数的 0.5% ~ 5%。直径较中性粒细胞略大，为 10 ~ 15 μm。细胞核多分为两叶，染色质颗粒粗大，染色略浅。细胞质内充满粗大的鲜红色嗜酸性特殊颗粒，折光性较强（图 4-21）。电镜下，可见颗粒中含有长方形结晶状小体（图 4-23b）。细胞质内含有少量的线粒体，可见高尔基复合体。

当机体患某些过敏性疾病（如过敏性鼻炎、支气管哮喘）、寄生虫感染时，血液中嗜酸性粒细胞会明显增多。

（3）嗜碱性粒细胞（basophil）：是白细胞中数量最少的，细胞呈球形，只占白细胞总数的 0 ~ 1%。细胞直径为 10 ~ 12 μm。细胞核分叶或呈不规则形或 S 形，着色很浅。细胞质内特殊颗粒大小不等、分布不均，染为深紫色，并具有异染性。颗粒常遮盖细胞核（图 4-21）。嗜碱性颗粒属于分泌颗粒，内含有肝素、组胺、白三烯等。电镜下，嗜碱性颗粒呈大小不等、分布不均的特点（图 4-23c）。功能活跃的嗜碱性颗粒内含有细小微粒，呈均匀状、点阵状或指纹状，同肥大细胞颗粒（图 4-5）。

嗜碱性粒细胞与肥大细胞功能相近。

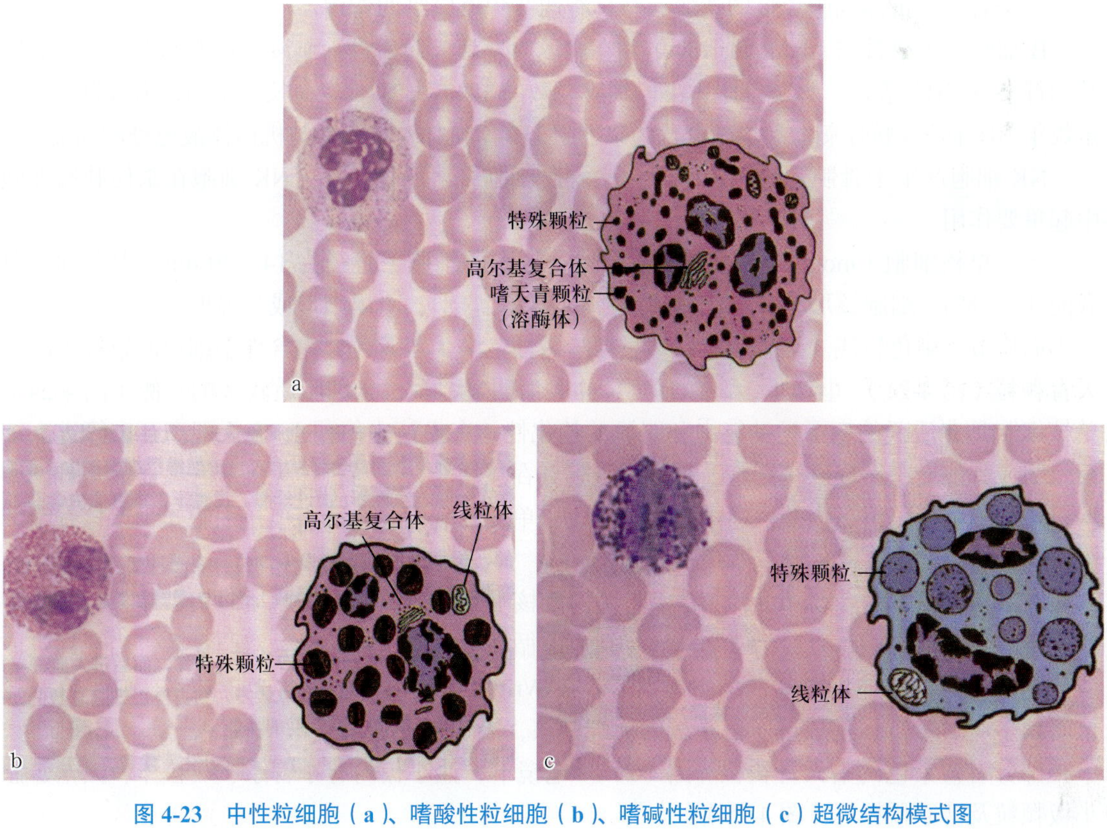

图 4-23 中性粒细胞（a）、嗜酸性粒细胞（b）、嗜碱性粒细胞（c）超微结构模式图

（4）淋巴细胞（lymphocyte）：占白细胞总数的 20%～40%，幼儿较多。根据细胞的形态大小分为大、中、小 3 型。直径 14～16 μm 为大淋巴细胞，直径 9～14 μm 为中淋巴细胞，直径 6～9 μm 为小淋巴细胞。血液中小淋巴细胞数量最多。细胞核呈圆形，一侧常有浅凹，染色质浓密呈块状，染色深。细胞质很少，只在细胞周边成一窄缘，嗜碱性，染为蔚蓝色，常含少量嗜天青颗粒（图 4-21）。大、中淋巴细胞较少。细胞核呈椭圆形，染色质较疏松，着色较浅，细胞质较丰富，内含较大的嗜天青颗粒。电镜下，细胞质内含许多游离核糖体，少量线粒体、溶酶体、粗面内质网和高尔基复合体（图 4-24）。

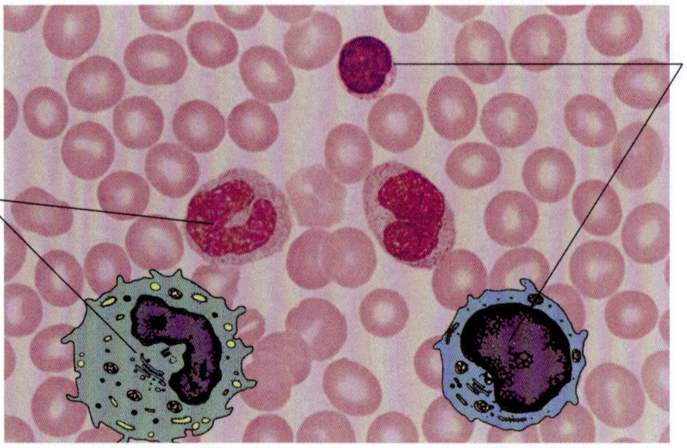

图 4-24　淋巴细胞、单核细胞超微结构模式图

淋巴细胞不仅产生于骨髓，而且产生于淋巴器官和淋巴组织。目前，根据淋巴细胞的发生部位、表面特征、寿命长短和免疫功能的不同，又分为 T 细胞、B 细胞和 NK（natural killer，自然杀伤）细胞等类（见第八章免疫系统）。

T 细胞产生于胸腺（thymus）并在胸腺内发育，而后进入血液循环或淋巴组织，故以其词首字母“T”表示。该类细胞数量最多，约占淋巴细胞总数的 75%。寿命较长，可长达数月至数年。具有参与机体细胞免疫的功能，并具有调节免疫应答的作用。

B 细胞产生于骨髓（bone marrow）并在骨髓内发育，而后进入血液循环或淋巴组织，故以其词首字母“B”表示。该类细胞占淋巴细胞总数的 10%～15%。寿命长短不同，为数日、数周至数年。B 细胞受抗原刺激后增殖分化为浆细胞，产生抗体，具有参与机体体液免疫的功能。

NK 细胞产生于骨髓，约占 10%，为中淋巴细胞，溶酶体较多。NK 细胞在杀伤肿瘤细胞中起重要作用。

（5）单核细胞（monocyte）：是血液中体积最大的细胞，直径为 14～20 μm，占白细胞总数的 3%～8%。细胞核形态多样，呈圆形、卵圆形、肾形、不规则形或马蹄形，核染色质颗粒细小而松散，染色较浅。细胞质丰富，呈弱嗜碱性，染为灰蓝色，内含许多细小的紫红色的嗜天青颗粒（图 4-21）。电镜下，高尔基复合体大而明显，多位于细胞质较多的一侧（图 4-24）。单核细胞具有活跃的变形运动能力和明显的趋化性，在血液中停留 1～2 天即离开血管进入结缔组织或其他组织形成巨噬细胞。单核细胞具有吞噬功能，参与机体免疫应答。血液与骨髓中的单核细胞和器官组织内的巨噬细胞共同构成了单核吞噬细胞系统，单核细胞属于单核吞噬细胞系统的成员之一（参见第八章免疫系统）。

3. 血小板（blood platelet） 是由骨髓内巨核细胞脱落而成的细胞质碎块，体积很小，并非严格意义上的细胞，直径为 2～4 μm。在血液循环中，血小板一般呈双凸盘状，当受到机械或化学刺激时，则伸出突起，呈不规则形。在 Wright 染色的血涂片，光镜观察，血小板一般呈星状多突形，常聚集成群。血小板内无细胞核，周边部分透明、微嗜碱性，呈均质浅蓝色，中央部分有蓝紫色的嗜天青颗粒（图 4-21）。电镜下，血小板内有小管系、线粒体、微丝、血小板颗粒及糖原颗粒等（图 4-25）。

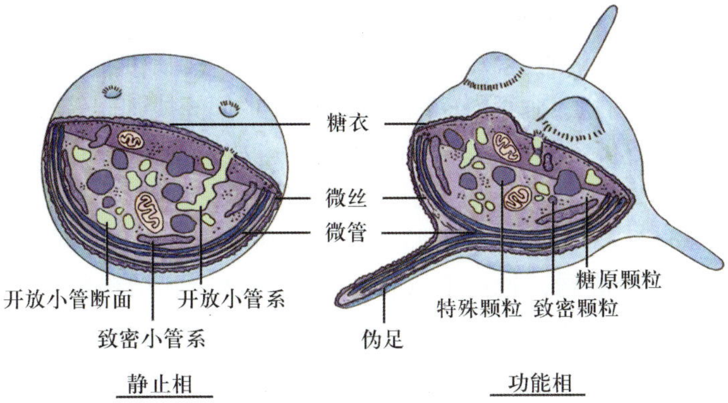

图 4-25　血小板超微结构模式图

血小板参与凝血和止血。当血管受损伤或被破坏时，血小板受到刺激，聚集粘连在损伤处与血细胞共同形成血凝块堵塞裂口、甚至小血管管腔而止血，同时释放血小板内的颗粒物质，进一步促进止血和凝血。此外，血小板还有保护血管内皮、参与内皮修复、防止动脉粥样硬化等作用。

正常成年人血小板数量为（100～300）$\times 10^9$/L，低于 100×10^9/L 为血小板减少，若低于 50×10^9/L 则有出血的危险。

（三）骨髓与血细胞的发生

机体中的血细胞总是不断地进行更新，每天都有一定数量的衰老和死亡，同时又有相同数量的生成和补充，从而保持其数量和质量的动态平衡，不断地遵循着生长、发育、衰老、死亡的自然规律。血细胞中红细胞的平均寿命为 120 天左右，血小板的平均寿命为 7～14 天，白细胞的寿命长短不等，可以几天、数月、甚至数年，但终究要衰老死亡。一旦失去血细胞正常值的动态平衡，便可能发生血液疾病，如再生障碍性贫血、白细胞减少症和白血病等。

在人体发育的不同阶段，执行造血的器官各不相同，大致分为 3 个阶段：

（1）卵黄囊造血期：最早的造血发生在胚胎时期的血岛。此期在人胚发育的第 13～15 天，由卵黄囊、体蒂和绒毛膜等处的胚外中胚层形成血岛，在此产生原始造血细胞并履行造血功能，产生血细胞。原始造血主要是向红细胞系方向分化。约胚胎第 11 周消退。

（2）肝造血期：包括肝、脾、胸腺及淋巴结造血。人胚第 6 周末，肝开始出现造血灶，第 11 周达到造血高峰，出生之前仍然残留个别造血灶。胚胎第 12 周，脾开始造血，持续到出生前。在胚胎第 4 个月（第 16 周）脾内开始出现淋巴细胞，其功能延续终生。胚胎第 4 个月时，在胸腺发育成熟的 T 细胞进入淋巴结进一步发育成更多的 T 细胞，胸腺和淋巴结可终生产生淋巴细胞。

（3）骨髓造血期：人胚在胚胎第 4 个月开始至终生，骨髓成为主要造血器官。出生后，机体造血主要由骨髓来完成。

骨髓（bone marrow）位于骨髓腔和松质骨内，是人体主要的造血器官，占体重的 4%～6%。主要产生红细胞系、粒细胞系、单核细胞系的细胞及血小板。B 细胞、NK 细胞也来自骨髓。同时，骨髓参与机体的防御和免疫应答。

胎儿及婴幼儿时期的骨髓都是红骨髓，约从 5 岁始，长骨干的骨髓腔内出现脂肪组织，并随年龄增长而增多，成为黄骨髓。

成年人骨髓可分为红骨髓（red bone marrow）和黄骨髓（yellow bone marrow）。两者比例约为 1∶1。成人红骨髓主要分布在扁骨、不规则骨和长骨骺端的松质骨中。红骨髓具有活跃的造血功能，而黄骨髓不能造血，但黄骨髓仍具有造血的潜能。

红骨髓由造血组织和血窦所构成。

（1）造血组织：造血组织由网状组织、造血细胞和基质细胞组成。网状组织（即网状细胞和网状纤维）构成网状支架，网孔中充满不同发育阶段的各种血细胞、巨噬细胞、少量造血干细胞、成纤维细胞、脂肪细胞、血管内皮细胞和未分化的间充质细胞等骨髓基质细胞。

网状组织、微血管及巨噬细胞等共同组成了造血诱导微环境（hemopoietic inductive microenvironment，HIM），调节造血细胞的增殖与分化。

（2）血窦（sinusoid）：是由进入红骨髓的动脉毛细血管分支而成的不规则窦状腔隙，呈辐射状向心走行，并连接成网，最后汇入中央纵行静脉。其结构特点为：管腔大小不一，形态不规则；窦壁衬贴有孔内皮，内皮之间有间隙；基膜不完整；基膜外有周细胞和巨噬细胞。

知识链接

造血干细胞移植

造血干细胞是多能干细胞，有很强的自我更新、多向分化及重建长期造血的潜能。此外，还具备迁移性与特异的归巢性。造血干细胞来自于自身或他人，分别称为自体造血干细胞移植和异体（又称异基因）造血干细胞移植。

造血干细胞移植是指先从骨髓、脐带血或外周血中分离出造血干细胞，再经体外扩增后，通过静脉输注给患者，重建患者的造血功能和免疫功能。造血干细胞移植的基本方法是患者先接受超大剂量放疗或化疗（通常是致死剂量的放化疗），有时联合其他免疫抑制药物，以清除体内的肿瘤细胞、异常克隆细胞，免疫功能受到抑制后，再经静脉输入预先采集的造血干细胞，这些细胞能够找到并定居在适宜的造血微环境中（归巢效应），重建患者正常造血和免疫功能。

造血干细胞移植可以治疗许多血液病如急性白血病、慢性粒细胞白血病、多发性骨髓瘤及重型再生障碍性贫血、地中海贫血等。

音频：第四章思考题解析

思考题

1. 简述血细胞的分类及正常值。
2. 结缔组织是如何分类的？

（刘艳华）

第五章 肌组织

思维导图

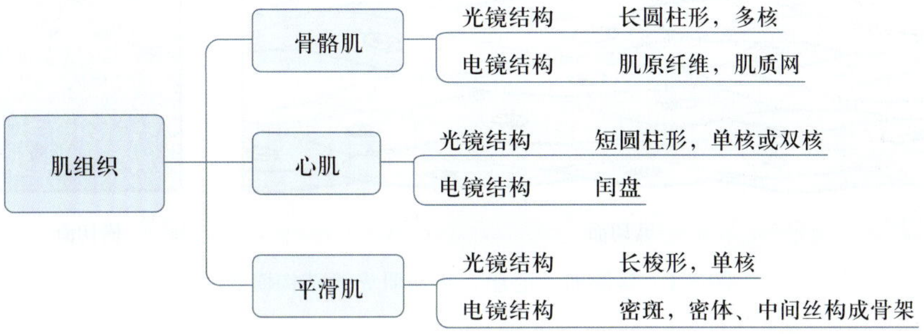

音频：
第五章思维导图简介

学习目标

1. 掌握3种肌组织的光镜结构特点和功能。
2. 熟悉骨骼肌、心肌超微结构特点。
3. 了解骨骼肌的收缩原理，即肌丝滑动学说。

肌组织（muscle tissue）主要由肌细胞构成，肌细胞间有少量的结缔组织、丰富的血管、淋巴管及神经。肌细胞呈细长纤维状，称为肌纤维（muscle fiber）。肌纤维的细胞膜称为肌膜（sarcolemma），细胞质称为肌质（sarcoplasm），其中的滑面内质网称肌质网。肌质中含有大量与细胞长轴平行排列的肌丝。肌组织的主要功能是通过收缩和舒张作用，改变器官和整个机体的形状和位置。

根据肌纤维的形态和功能特点，肌组织分为骨骼肌、心肌和平滑肌三类。大多数骨骼肌借肌腱附着在骨骼上，收缩和舒张受躯体运动神经支配控制，故称为随意肌；心肌是构成心脏的主要成分。骨骼肌和心肌肌纤维的纵切面在显微镜下可见明暗相间的横纹，都称横纹肌。平滑肌主要分布在血管壁和内脏器官壁，无横纹。平滑肌和心肌受自主神经支配，属不随意肌（图5-1）。

一、骨骼肌

整块肌肉的外面包裹一层致密结缔组织，称肌外膜，肌外膜的结缔组织伸入肌内，将其分隔和包裹成大小不等的肌束，形成肌束膜，每条肌纤维周围包有薄层结缔组织称肌内膜，肌内膜含有丰富的毛细血管和神经纤维。

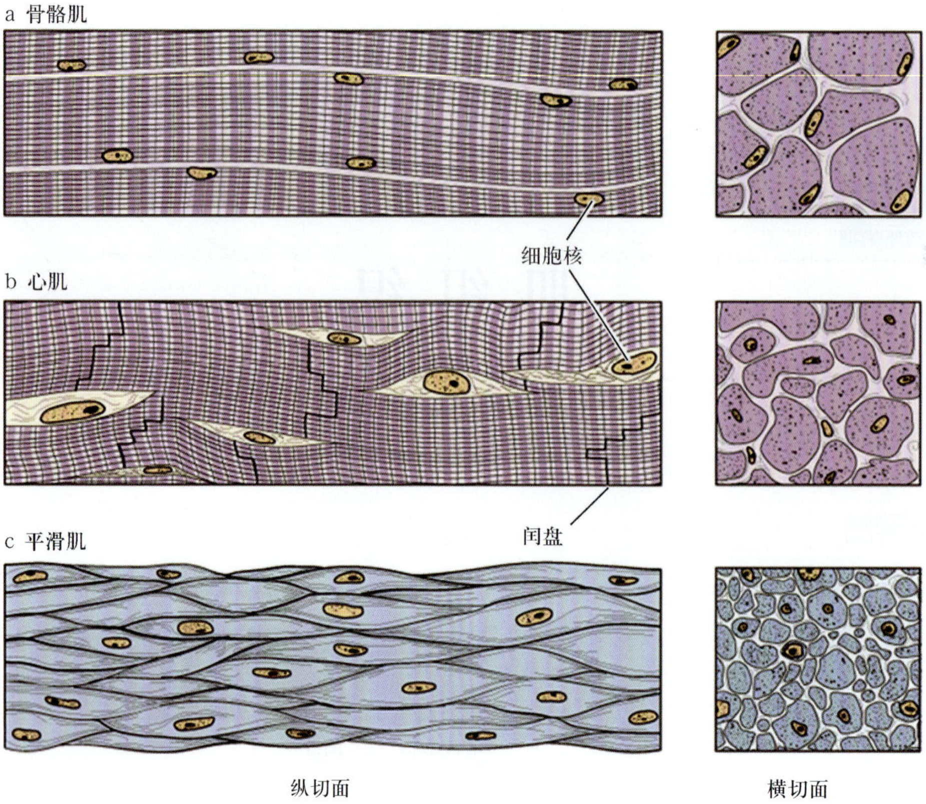

图 5-1 骨骼肌、心肌、平滑肌光镜结构模式图

（一）骨骼肌纤维的光镜结构

骨骼肌纤维呈长圆柱形，长度不等，一般为 1～40 mm，长者可达 10cm，直径 10～100 μm，是多核细胞，细胞核的数量和肌纤维的长度有关，一条骨骼肌纤维可有数十至上百个扁椭圆形的细胞核，位于肌膜下方（图 5-2）。

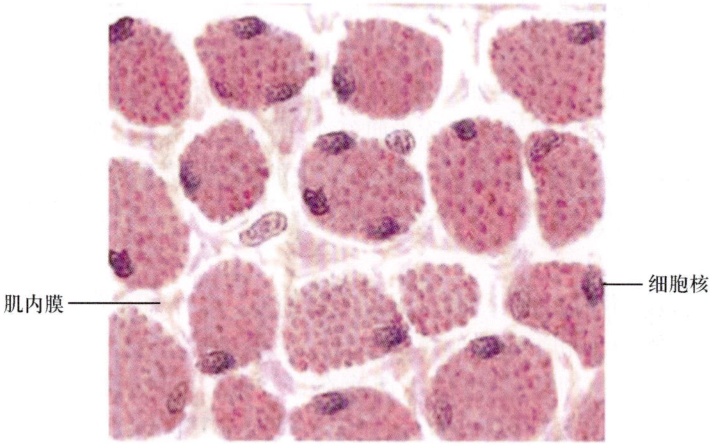

图 5-2 骨骼肌横切面光镜图（高倍）

骨骼肌纤维的肌质中含有许多与细胞长轴平行排列的肌原纤维（myofibril），肌原纤维呈细丝状，直径 1～2 μm。肌原纤维排列紧密，每条肌原纤维上都有相间排列的明带（light band）和暗带（dark band），相邻各条肌原纤维的明带和暗带排列在同一平面上，所以整条肌纤维显示出明暗相间的周期性横纹。在 HE 染色的切片上，明带着色浅，又称 I 带，每条明带中央都有一条深色的细线，称 Z 线；暗带着色深，又称 A 带，在暗带中央有一条浅色窄

带，称H带，H带中央有一条深色的细线，称M线。相邻两条Z线之间的一段肌原纤维称肌节（sarcomere），由$\frac{1}{2}$ I带 +A带 + $\frac{1}{2}$ I带组成。一条肌原纤维可由几百个肌节组成，每个肌节长度介于1.5 ~ 3.5 μm之间，肌节是骨骼肌纤维结构和功能的基本单位（图5-3）。

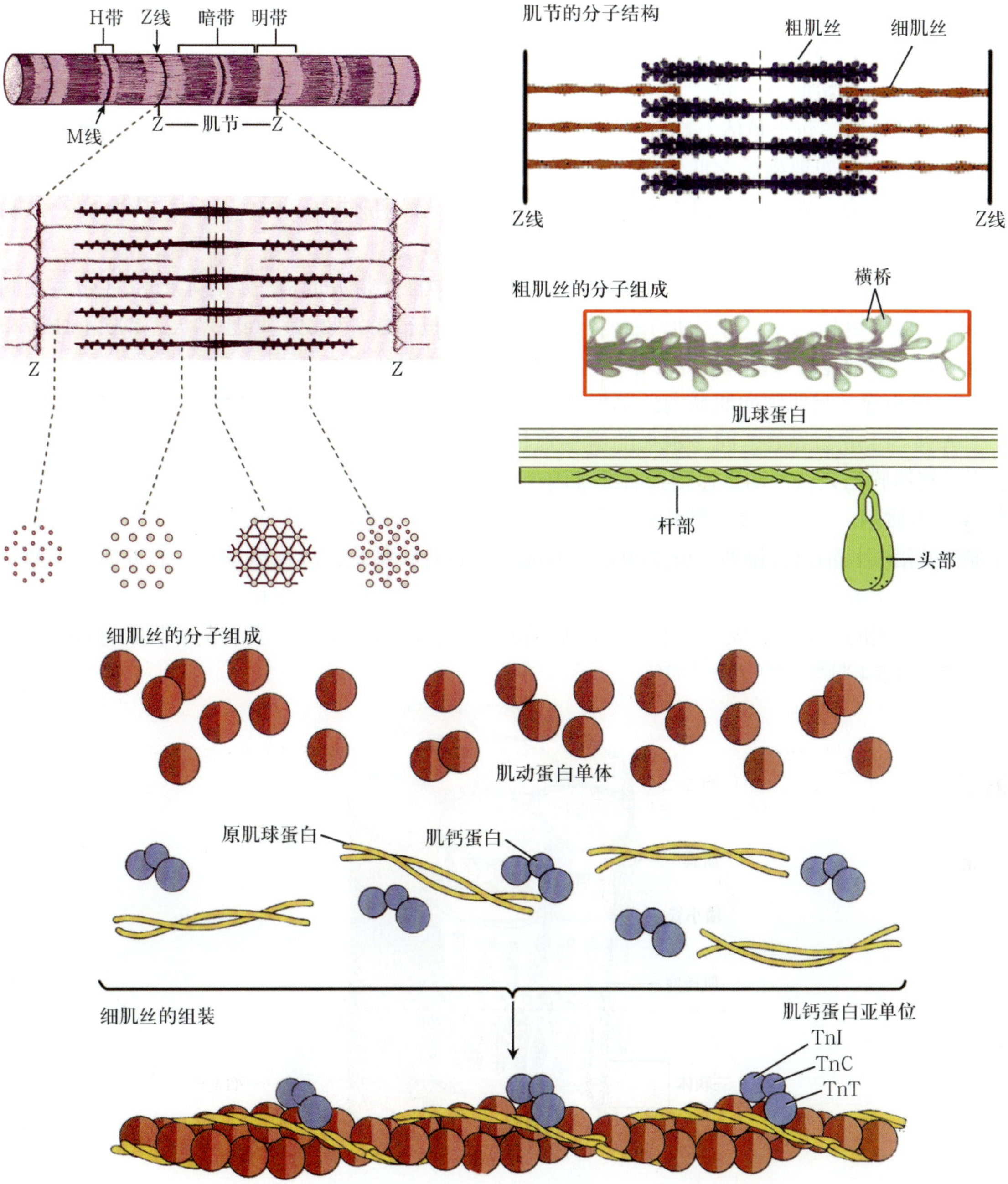

图5-3 骨骼肌粗肌丝和细肌丝超微分子结构模式图

音频：
考点：骨骼肌的光镜结构和功能及肌节的概念

➢ **考点：** 骨骼肌的光镜结构和功能及肌节的概念。

（二）骨骼肌纤维的超微结构

1. 肌原纤维 在电镜下，肌原纤维由粗肌丝（thick myofilament）和细肌丝（thin myofilament）组成。

视频：
微课：骨骼肌纤维的超微结构

粗肌丝位于A带中，中央固定于M线上，两端游离；粗肌丝长约1.5 μm，直径约15 nm，主要由肌球蛋白分子集合而成，肌球蛋白分子形如豆芽，分头和杆两部分，两者之间的部分类似关节，可以屈动，分子杆部朝向M线，头部朝向Z线，并突出于粗肌丝表面，称为横桥。肌球蛋白的头部具有ATP酶活性并能与ATP结合，当横桥与肌动蛋白上位点接触时，ATP酶被激活，水解ATP并释放能量，使横桥发生屈伸运动。细肌丝长约1 μm，直径约5 nm，主要由肌动蛋白、原肌球蛋白和肌钙蛋白3种蛋白分子组成。细肌丝一端附着于Z线，另一端游离插入粗肌丝之间，止于H带外侧。肌动蛋白由肌动蛋白单体连接成两条相互缠绕的串珠状螺旋链，每个单体上都有一个可与粗肌丝肌球蛋白头部相结合的位点。原肌球蛋白由两条相互缠绕的双股螺旋多肽链组成，首尾相连，在骨骼肌纤维静止时，嵌于肌动蛋白双股螺旋链的浅沟内。肌钙蛋白由3个球形亚单位组成，分别是TnT、TnI、TnC，其中TnC可与Ca^{2+}结合引起肌钙蛋白构型改变。

当肌纤维收缩时，粗肌丝牵拉细肌丝，向A带中的H带方向滑行，使I带和H带宽度同步缩窄，肌节也随之缩短；当肌纤维舒张时，肌节伸长，相邻两Z线间距增大，I带和H带相应地增宽，A带宽度在舒缩时均不改变（图5-3）。

2. 横小管 是肌膜向肌质内凹陷形成的小管，又称T小管。T小管与肌纤维长轴相垂直，位于A带与I带交界处，同一水平的横小管相互连通成网，并环绕每条肌原纤维的周围。横小管可将肌膜的兴奋冲动迅速传到肌纤维内。

3. 肌质网 是肌纤维中特化的滑面内质网，位于相邻横小管之间，它包绕着每一条肌原纤维，并沿其长轴纵行排列且分支吻合，形成连续的管状系统，故称纵小管。靠近横小管两端的纵小管扩大并相互融合呈囊状，称终池。终池与横小管平行并紧密相贴，但并不相通。每条横小管与两侧的终池，组成三联体。肌质网的膜上镶嵌有丰富的钙泵，具有调节肌质内Ca^{2+}浓度的功能（图5-4）。

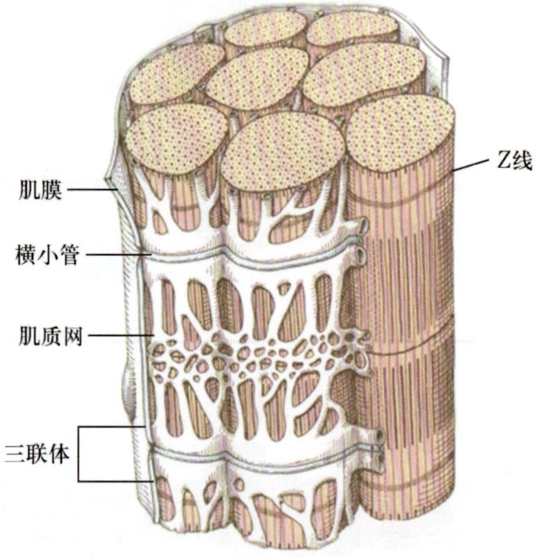

图5-4 骨骼肌纤维电镜结构立体模式图

（三）骨骼肌纤维的收缩原理

关于骨骼肌收缩机制，目前公认的是“肌丝滑动”学说。该学说认为，肌纤维收缩时，粗肌丝和细肌丝的长度不变，只是细肌丝在粗肌丝之间向M线方向滑动，细肌丝滑入A带内，导致H带和I带变窄，A带宽度不变，Z线靠近，肌节缩短而引起肌肉收缩。其主要过程大致如下：

（1）运动神经末梢传递神经冲动到肌膜，引起肌纤维兴奋。

（2）神经冲动经横小管迅速传导至两端终池，使肌质网膜上的Ca^{2+}通道开放，储存的大量Ca^{2+}释放到肌质内。

（3）Ca^{2+} 与肌钙蛋白 TnC 相结合，使其构型发生改变，牵动原肌球蛋白移位，肌动蛋白上被掩盖的位点暴露，肌球蛋白头部立即与其相结合。

（4）横桥的 ATP 酶被激活，水解 ATP 产生能量，使横桥发生屈动，牵拉细肌丝向粗肌丝的 M 线处滑行，肌节缩短，肌纤维收缩。

（5）肌纤维收缩结束后，肌质内的 Ca^{2+} 被泵回肌质网，肌钙蛋白等恢复原来构型，肌纤维舒张（图 5-5）。

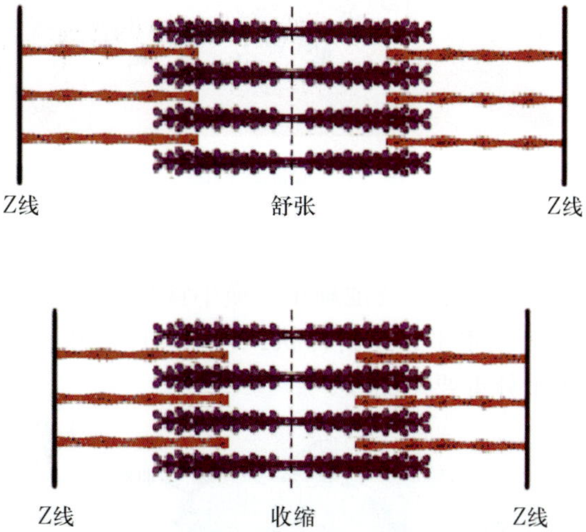

图 5-5 骨骼肌纤维舒张与收缩模式图

知识链接

肌肉拉伤

肌肉拉伤是指肌肉在运动中急剧收缩或过度牵拉引起的损伤。肌肉拉伤后，拉伤部位剧痛，用手可触及因肌肉紧张形成的硬块，触痛明显，局部肿胀或皮下出血，活动明显受限。

肌肉拉伤后，要及时进行冷处理，即用冷水冲洗或用毛巾等包裹冰块冷敷受伤部位，然后用绷带适当包扎，防止肿胀。根据伤情 24~48 小时后去除包扎，方可外用活血消肿药物、适当热敷和轻度按摩。若拉伤较重，须就医治疗。

二、心肌

心肌（cardiac muscle）分布在心脏和邻近心脏的大血管壁上，主要由心肌纤维构成，其收缩有自动节律性，缓慢持久，且不易疲劳。心肌纤维一般不再分裂，受伤后由周围的结缔组织细胞增殖修复。

（一）心肌纤维的光镜结构

心肌纤维呈不规则的短圆柱状，多数有分支，互相连接成网。心肌纤维的连接处在 HE 染色的标本中呈着色较深的横行或阶梯状的粗线，称为闰盘。心肌纤维的核呈卵圆形，多数为 1 个，少数有双核，位于细胞的中央。心肌纤维也有明暗相间的周期性横纹，但肌原纤维和横纹都不如骨骼肌明显，核周围胞质中可见线粒体、脂滴和脂褐素等（图 5-6）。

（二）心肌纤维的超微结构

心肌纤维的超微结构与骨骼肌纤维相似，其结构有下列特点：

（1）肌丝束粗细不等，肌原纤维排列不如骨骼肌的规则，横纹不明显。

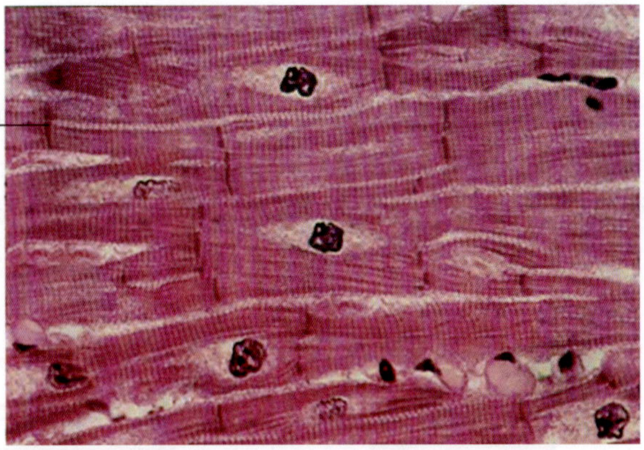

图 5-6　心肌光镜图

（2）横小管较粗短，位于 Z 线水平。

（3）肌质网稀疏，纵小管不发达，终池扁小，横小管与一侧的终池相贴形成二联体。

（4）闰盘横位部分位于 Z 线水平，呈阶梯状，有中间连接和桥粒；纵位部分有缝隙连接，这对心肌纤维功能的同步化十分重要（图 5-7）。

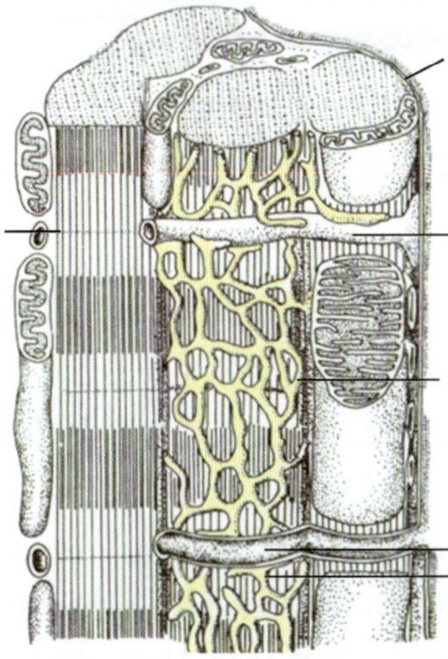

图 5-7　心肌电镜结构立体模式图

骨骼肌纤维与心肌纤维的比较见表 5-1。

表 5-1　骨骼肌纤维与心肌纤维的比较

	骨骼肌纤维	心肌纤维
细胞形态	圆柱或棱柱状，不分支，长 3 ~ 40 mm，直径 10 ~ 100 μm，肌纤维嵌合连接，无闰盘，横纹清楚，多核，核居于细胞周边	短柱状，有分支，长约 70 μm，直径为 15 μm，肌纤维相互连接处形成闰盘，横纹可见，1 ~ 2 个细胞核，居于细胞中央
横小管	位于明、暗带交界处，每一肌节有两个横小管	位于 Z 线处，每一肌节只有一个横小管
肌质网	丰富，终池多与横小管相贴形成三联体，贮钙能力强	稀疏，终池不发达，常与横小管形成二联体，贮钙能力弱
肌原纤维	较多，在肌质中均匀分布，明显	不明显，肌丝多被分隔成束
线粒体	较少	较多
肌质	较少	较多

➢ **考点**：心肌与骨骼肌的比较。

音频：
考点：心肌与骨骼肌的比较

三、平滑肌

平滑肌（smooth muscle）广泛分布于消化道、呼吸道、血管等中空性内脏器官的管壁内。平滑肌收缩缓慢而持久，不易疲劳。

（一）平滑肌纤维的光镜结构

平滑肌纤维呈长梭形，无横纹，细胞中央有 1 个杆状或椭圆形的核，核两端肌质丰富。平滑肌纤维一般长 200 μm，直径 8 μm。不同器官中平滑肌长短不一，小血管壁的平滑肌纤维短至 20 μm，而妊娠子宫平滑肌纤维可长达 500 μm（图 5-8）。

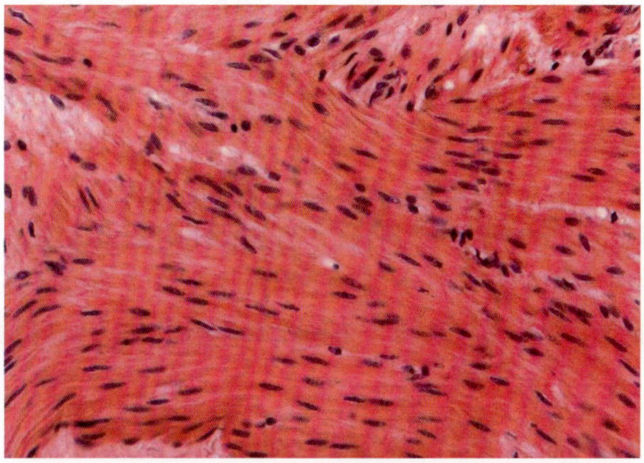

图 5-8　平滑肌光镜图（小肠）

（二）平滑肌的超微结构

平滑肌纤维的肌膜向肌质内凹陷形成许多小凹（caveola），相当于横纹肌的横小管。肌质内细胞骨架系统较发达，充满密斑、密体、中间丝。密斑与密体的电子密度较高，密斑位于肌膜下，呈扁平斑块状，密体位于肌质中，为梭形小体；中间丝连于相邻密体之间，它们在维持平滑肌纤维的收缩及细胞骨架的完整性、稳定性和传导张力上有重要意义。肌质中含有较多的线粒体、高尔基复合体、脂滴等（图 5-9）。

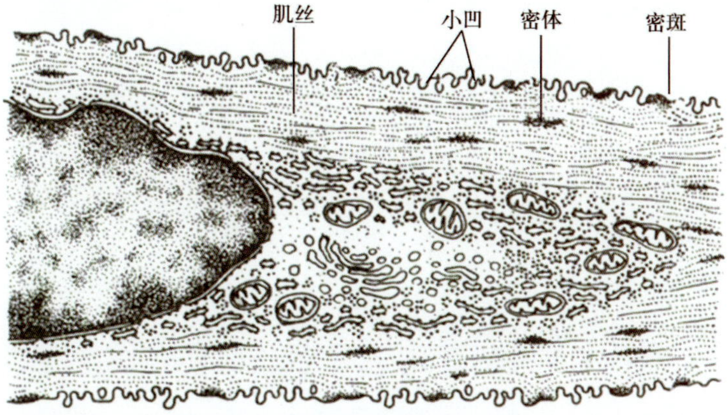

图 5-9　平滑肌电镜结构模式图

平滑肌纤维内也有粗、细肌丝，但不形成肌原纤维及明显的肌节，若干条粗肌丝和细肌丝聚集形成肌丝单位，又称收缩单位。细胞内有少量的肌质网，呈稀疏小管状。相邻平滑肌纤维间有较发达的缝隙连接，平滑肌兴奋时，神经冲动可迅速从一个细胞扩散到另一个细胞，便于肌纤维间神经冲动和化学信息的传导，使众多平滑肌同步收缩。

知识链接

急性心肌梗死

急性心肌梗死是指持久而严重的心肌缺血所致的部分心肌急性坏死。临床上常表现为胸痛、急性循环功能障碍以及反映心肌缺血、损伤和坏死的一系列特征性的心电图改变。临床表现常有持久的胸骨后剧烈疼痛、急性循环功能障碍、心律失常、心力衰竭、发热、白细胞计数和血清心肌损伤标志酶的升高以及心肌急性损伤与坏死的心电图进行性演变。常见症状：

（1）疼痛最先出现，多发生于清晨，疼痛部位和性质与心绞痛相同，但程度更重，持续时间更长，休息或含服硝酸甘油无效，可伴濒死感。少数人一开始就发生休克或急性心力衰竭。

（2）全身症状有发热、心动过速、白细胞增多和红细胞沉降率增快等。发热多在疼痛发生 24～48 小时后出现，体温多在 38℃左右。

（3）胃肠道症状有恶心、呕吐和上腹胀痛，重症者有呃逆。

（4）心律失常多发生在起病 1～2 周内，而以 24 小时内最多见。

（5）低血压和休克多在起病后数小时至 1 周内发生，多为心源性。

（6）心力衰竭主要是急性左心衰竭，为梗死后心肌收缩力减弱或收缩不协调所致。

音频：第五章思考题解析

思考题

1. 试述骨骼肌纤维粗、细肌丝的分子结构。
2. 比较骨骼肌、心肌和平滑肌形态结构的异同点。

（吴　琪）

第六章

神经组织

思维导图

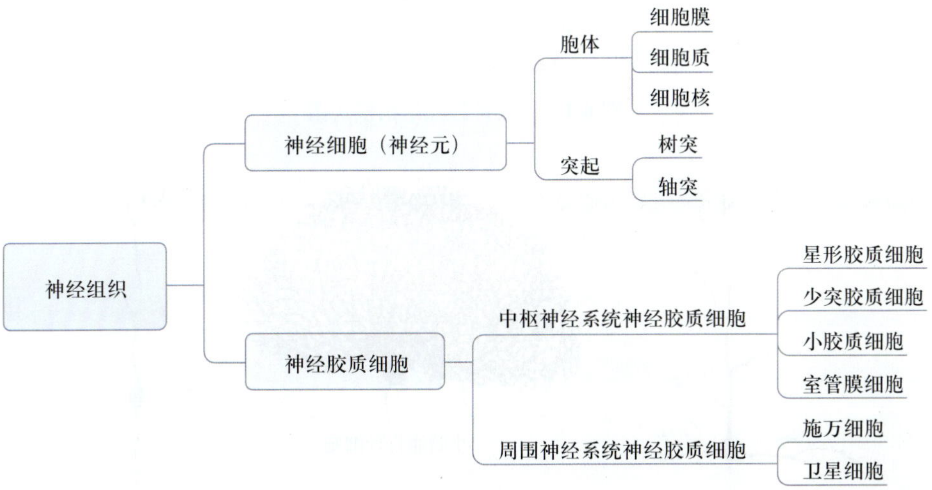

音频：
第六章思维导图简介

学习目标

1. 掌握神经元的形态结构特点和功能；血－脑屏障的组成和功能。
2. 熟悉神经纤维的结构、类型和功能。
3. 了解神经末梢的分类、结构和功能。

神经组织（nervous tissue）主要由神经细胞（nerve cell）与神经胶质细胞（neuroglial cell）组成。神经细胞通常称作神经元（neuron），人的神经系统约含有 10^{12} 个神经元，它感受体内外环境的刺激、整合信息、产生和传导神经冲动，是神经系统和神经组织结构与功能的基本单位。神经胶质细胞简称神经胶质（neuroglia），它没有感受刺激及传导神经冲动的功能，但数量却是神经元的 10 ~ 50 倍。神经胶质主要对神经元起营养、支持、保护和绝缘的作用。近年来的研究发现，在成年人神经系统中还存在少量的神经干细胞（neural stem cell），神经干细胞具有增殖以及向神经元和神经胶质细胞分化的潜能。

视频：
微课：神经元（神经细胞）

一、神经元

神经元是一种有突起的细胞，突起又可以分为树突和轴突（图 6-1）。不同部位的神经元，其形态和大小有着较大的差异（图 6-2）。

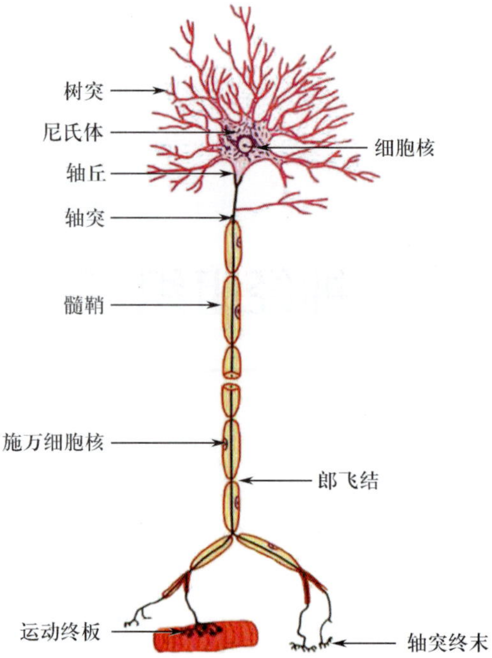

图 6-1　运动神经元结构模式图

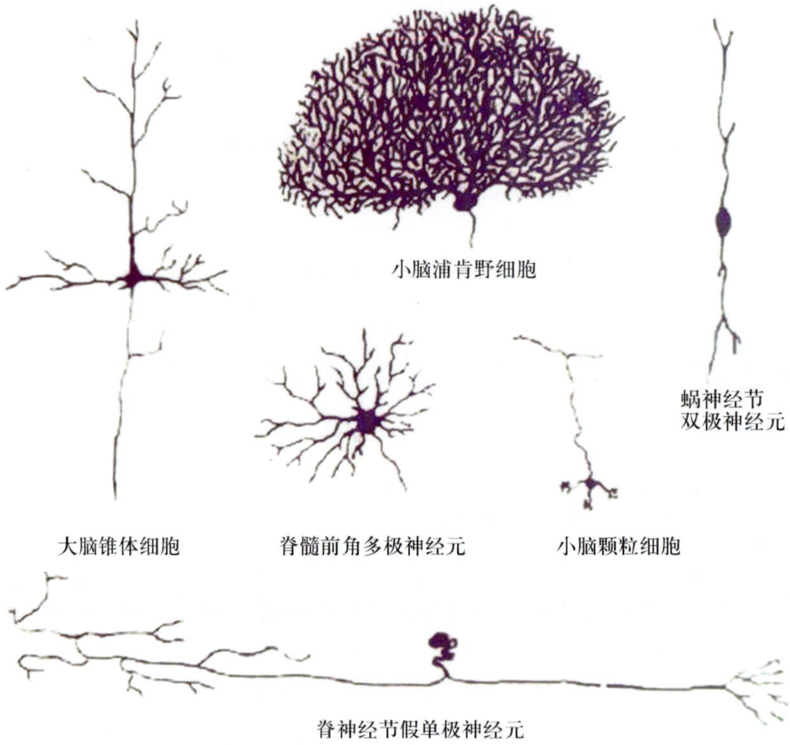

图 6-2　几种神经元的形态模式图

（一）神经元的结构

1. 胞体　神经元的胞体是细胞代谢和营养的中心，主要分布在中枢神经系统的灰质和周围神经系统的神经节内。不同部位的神经元胞体的大小和形态不一，形态有多边形、锥体形、梭形或圆形等，直径可从数微米到 100 微米以上。与其他细胞一样，神经元胞体也是由细胞膜、细胞质和细胞核三部分组成（图 6-3）。

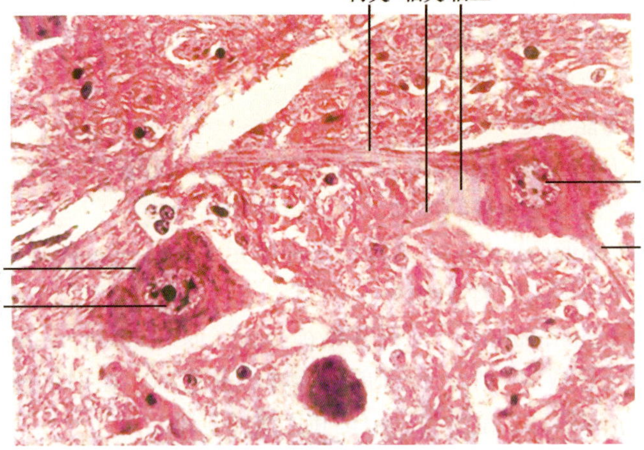

图 6-3　脊髓运动神经元的光镜图

（1）细胞膜：属于可兴奋膜，能接受体内外刺激，产生并传导神经冲动。

（2）细胞核：位于胞体的中央，浅染，大而圆，核膜明显，核仁大而圆。

（3）细胞质：光镜下，其特征性的两种结构为尼氏体和神经原纤维。

1）尼氏体（Nissl body）：光镜下观察，呈嗜碱性斑块或细颗粒状，分散在细胞质及树突内，轴突内无尼氏体。电镜下观察，尼氏体是由发达的粗面内质网和游离核糖体构成，使神经元具有活跃的蛋白质合成功能，主要合成物为结构蛋白、神经递质及神经调质等。

2）神经原纤维（neurofibril）：HE 染色切片不易分辨。在镀银染色切片中，为棕黑色细丝，交错成网状排列，并伸入树突和轴突。电镜下观察，是由神经元特有的一种中间丝（神经丝）和微管聚集形成。神经原纤维除了构成神经元的细胞骨架外，还参与物质运输。

胞质中还含有线粒体、高尔基复合体、溶酶体等细胞器，此外还含有脂褐素，为一种溶酶体的残余体，其含量随年龄增长而增多。

2. 突起　神经元的突起可分为树突和轴突两种。

（1）树突（dendrite）：每个神经元有一至多个树突，呈树枝状分支。有些树突的分支上还有许多棘状小突起，称树突棘。树突内的结构与胞体基本一致。树突和树突棘的主要功能是接受刺激。

（2）轴突（axon）：每个神经元只有一个轴突，直径均匀，细长，最长的轴突可达 1m。胞体发出轴突的部位呈圆锥状，无尼氏体，此区称轴丘。轴突末端分支较多，形成轴突终末，而主干仅有少量侧支呈直角发出。轴突的细胞膜习惯上称轴膜，轴突内的细胞质称轴浆或轴质，内有大量神经原纤维，还有线粒体、滑面内质网和小泡等。轴突的主要功能是将胞体发出的神经冲动传向轴突终末，然后传递给下一级神经元或效应器。

音频：
考点：神经元的形态结构特点和功能

➤ **考点：** 神经元的形态结构特点和功能。

（二）神经元的分类（图 6-2）

1. 根据神经元的突起数量分类

（1）多极神经元（multipolar neuron）：有一个轴突和多个树突，这类神经元数量最多，主要分布于脑和脊髓内。

（2）双极神经元（bipolar neuron）：有一个树突和一个轴突，数量很少，主要分布于前庭神经节、螺旋神经节及视网膜等处。

（3）假单极神经元（pseudounipolar neuron）：从胞体发出一个突起，然后呈“T”形分为2支，一支分布到周围器官，接受刺激，称周围突；另一支进入中枢神经系统，称中枢突。假单极神经元主要分布于脑神经节和脊神经节内。

2. 根据神经元的功能分类

（1）感觉神经元（sensory neuron）：又称传入神经元（afferent neuron），多为假单极神经元。可接受体内外刺激并转化为神经冲动，然后将冲动传至中枢。

（2）运动神经元（motor neuron）：又称传出神经元（efferent neuron），一般为多极神经元。可将中枢发出的神经冲动传向肌肉或腺体。

（3）中间神经元（interneuron）：又称联络神经元（association neuron），主要为多极神经元，在人类约占神经元总数的99%，位于前两种神经元之间。在中枢神经系统内构成复杂的神经网络，能加工和传递信息，是学习、记忆和思维的基础。

3. 根据神经元释放的神经递质的化学性质分类

（1）胆碱能神经元：释放乙酰胆碱。

（2）去甲肾上腺素能神经元：释放去甲肾上腺素。

（3）胺能神经元：释放多巴胺和5-羟色胺等。

（4）氨基酸能神经元：释放γ-氨基丁酸、甘氨酸和谷氨酸等。

（5）肽能神经元：释放脑啡肽、P物质和神经降压素等。

二、突触

视频：
微课：突触

突触（synapse）是神经元与神经元之间或神经元与效应细胞（肌纤维或腺细胞）之间一种特化的细胞连接，是完成细胞间信息传递的功能部位。最常见的是一个神经元的轴突终末与另一个神经元的树突、树突棘或胞体连接，分别形成轴-树突触、轴-棘突触或轴-体突触。根据信息传递的方式不同，突触可分为电突触和化学突触两类。电突触是相邻神经元的细胞膜之间的缝隙连接，可通过生物电流传递电信号。电突触在低等动物比较发达，而在人类神经系统极少出现。化学突触以神经递质为媒介，在神经元与神经元之间或神经元与效应细胞之间传递信息，通常所说的突触均指化学突触。

电镜下化学突触可分为突触前成分、突触间隙和突触后成分。突触前、后成分彼此相对的细胞膜称突触前膜和突触后膜，两者之间的间隙即为突触间隙（图6-4）。

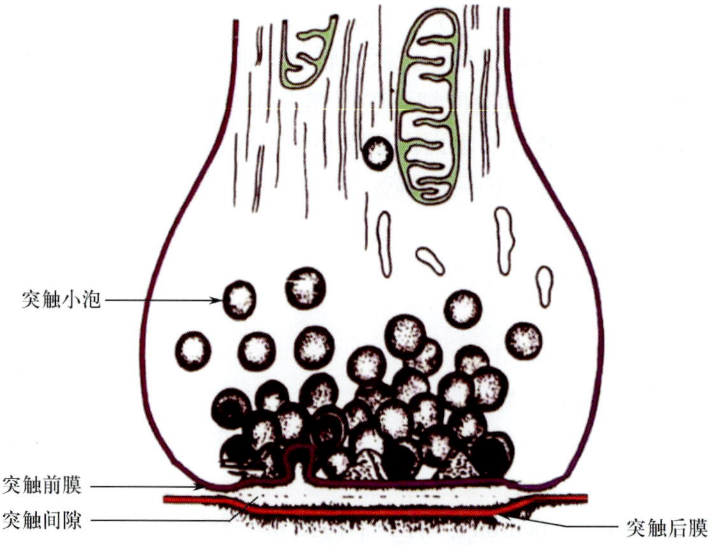

图6-4　突触超微结构模式图

（一）突触前成分

突触前成分（presynaptic element）是神经元的轴突终末，呈球状膨大，光镜下观察银染标本中呈棕黑色的环扣状，称突触扣结。与突触后成分相对的部分，轴膜增厚形成突触前膜，其内面（轴质面）有排列规则的致密突起附着，可引导突触小泡与突触前膜接触，以便释放神经递质。

突触前成分的胞质（轴质）内除了有少量线粒体、滑面内质网、微丝和微管等一般细胞器外，最主要的结构是有很多含神经递质或调质的突触小泡。突触小泡表面附着有一种突触小泡相关蛋白，称突触素，它把突触小泡与细胞骨架连接在一起。当神经冲动到达轴突终末时，突触素将发生变化，致使突触小泡脱离细胞骨架而转移到突触前膜。突触小泡与突触前膜融合后通过胞吐作用将其中的神经递质释放到突触间隙。

（二）突触间隙

突触间隙（synaptic cleft）宽 15 ~ 30 nm，间隙内的涎酸蛋白和涎酸糖脂可使神经递质迅速从突触前膜向突触后膜移动，而不向周围扩散。突触间隙还有可以分解神经递质的酶。神经递质一旦与突触后膜上的受体结合，就会很快被酶灭活，否则作用时间过长会影响神经传导的精确控制。神经递质被酶分解后的产物可以被轴突终末重新吸收，作为合成新的神经递质分子的原料。

（三）突触后成分

突触后成分（postsynaptic element）是神经元或效应细胞与突触前膜相对的一部分。突触后膜也有致密物质附着。突触后膜上含神经递质和调质的受体，不同的突触其突触后膜上存在不同的受体。由突触前成分释放的神经递质可与突触后膜上相应的受体结合，将神经冲动传递到突触后成分，引起突触后神经元（或效应细胞）发生兴奋或抑制。

音频：
考点：突触的结构

➤ **考点：**突触的结构。

三、神经胶质细胞

神经胶质细胞是神经系统中数量最多的一类细胞，它们都有突起，广泛分布于中枢神经系统和周围神经系统。在神经元与神经元之间、神经元与非神经元之间，除了突触部位外，一般都被神经胶质细胞分隔并绝缘。在神经系统的不同部位，分布有形态与功能不同的神经胶质细胞，其中在中枢神经系统有星形胶质细胞、少突胶质细胞、小胶质细胞和室管膜细胞；周围神经系统有施万细胞和卫星细胞。

视频：
微课：神经胶质细胞

（一）中枢神经系统的神经胶质细胞（图 6-5、图 6-6）

1. 星形胶质细胞（astrocyte） 是体积最大的一种神经胶质细胞，胞体呈星形，胞核呈圆形或卵圆形，突起较多，有些突起的末端膨大形成脚板，脚板常附着在毛细血管壁上或脑和脊髓表面，参与血 - 脑屏障的组成。星形胶质细胞分为两种：

（1）纤维性星形胶质细胞：突起长，分支少，表面光滑，主要分布于脑和脊髓的白质。

（2）原浆性星形胶质细胞：突起较粗短，分支多，表面粗糙，主要分布于脑和脊髓的灰质。

2. 少突胶质细胞（oligodendrocyte） 分布于中枢神经系统内的神经元胞体和轴突周围，胞体比星形胶质细胞小，核卵圆形、染色质致密。镀银染色可见突起较少。电镜下可见多数细胞突起的末端扩展成扁平薄膜，包卷神经元的轴突形成髓鞘，是中枢神经系统的髓鞘形成细胞。

3. 小胶质细胞（microglia） 是神经胶质细胞中体积最小的一种，胞体细长或卵圆形，核小，呈扁平或三角形，染色深。突起细长，有分支。小胶质细胞不是由神经干细胞分化而来，而是胚胎发育早期单核细胞进入到中枢神经系统后分化所形成的，细胞质内含有大量溶酶体，具有吞噬中枢神经系统内细胞碎片和退变髓鞘的功能。

4. 室管膜细胞（ependymal cell） 分布于脑室和脊髓中央管腔面，为单层立方形或柱状

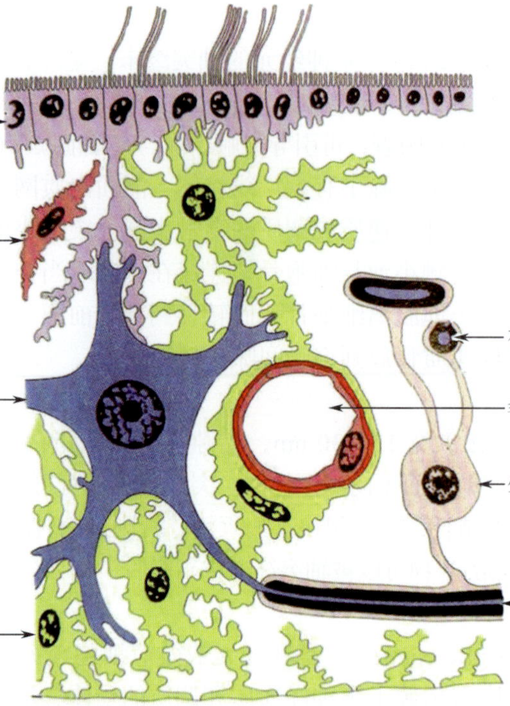

图 6-5　中枢神经系统胶质细胞与神经元和毛细血管的关系示意图

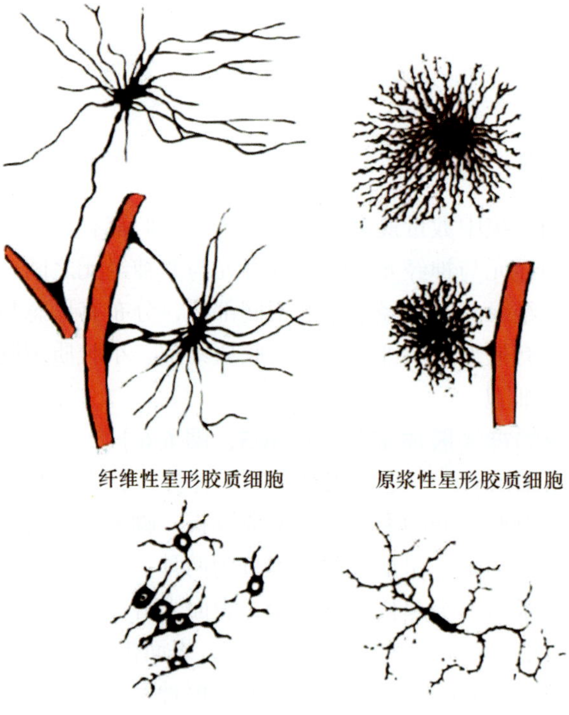

图 6-6　中枢神经系统的几种神经胶质细胞模式图

细胞，游离面有微绒毛，少数细胞游离面有纤毛，部分细胞基底面有细长突起伸向深部。

（二）周围神经系统的神经胶质细胞

1. 施万细胞（Schwann cell） 又称神经膜细胞（nenrolemmal cell），外覆有基膜。大部分施万细胞呈扁平膜状，一个接一个地包裹在有髓神经纤维周围，形成髓鞘。一个施万细胞只能包卷一条有髓神经纤维的一段。少部分施万细胞呈长柱状，与其长轴平行的无髓神经纤维可嵌入其中。施万细胞能分泌神经营养因子，对神经再生起到支持和诱导作用（图 6-7、图 6-8）。

2. 卫星细胞（satellite cell） 又称被囊细胞，分布在神经节内的神经元胞体周围，呈扁平状或立方形。

四、神经纤维和神经

（一）神经纤维

神经纤维（nerve fiber）是由神经元的长轴突（统称轴索）及包绕它的神经胶质细胞所构成。根据有无髓鞘形成，神经纤维可分为有髓神经纤维和无髓神经纤维。有髓神经纤维的外表有施万细胞（周围神经系统）或少突胶质细胞（中枢神经系统）呈长卷筒状包裹，形成很厚的髓鞘。髓鞘可以对轴突起营养、支持、绝缘和保护等作用。

1. 有髓神经纤维

（1）周围神经系统的有髓神经纤维：是施万细胞同心圆包绕轴突，形成髓鞘。一个施万细胞呈长卷筒状包卷一段轴突（索），相邻施万细胞间具有小段狭窄，没有髓鞘，轴膜裸露，此处称郎飞结（Ranvier node）。相邻两个郎飞结间的一段神经纤维称结间体（internode），一个结间体的外围部分即为一个施万细胞。施万细胞的细胞膜与其外周的一层基膜共同构成神经膜，这对周围神经再生具有重要作用（图 6-7、图 6-8）。

（2）中枢神经系统的有髓神经纤维：其结构与周围神经系统有髓神经纤维相似，但是形成髓鞘的是少突胶质细胞，神经纤维外表面无基膜。少突胶质细胞的多个突起末端形成扁平薄膜，可包卷多个轴突，其胞体位于神经纤维之间（图 6-9）。

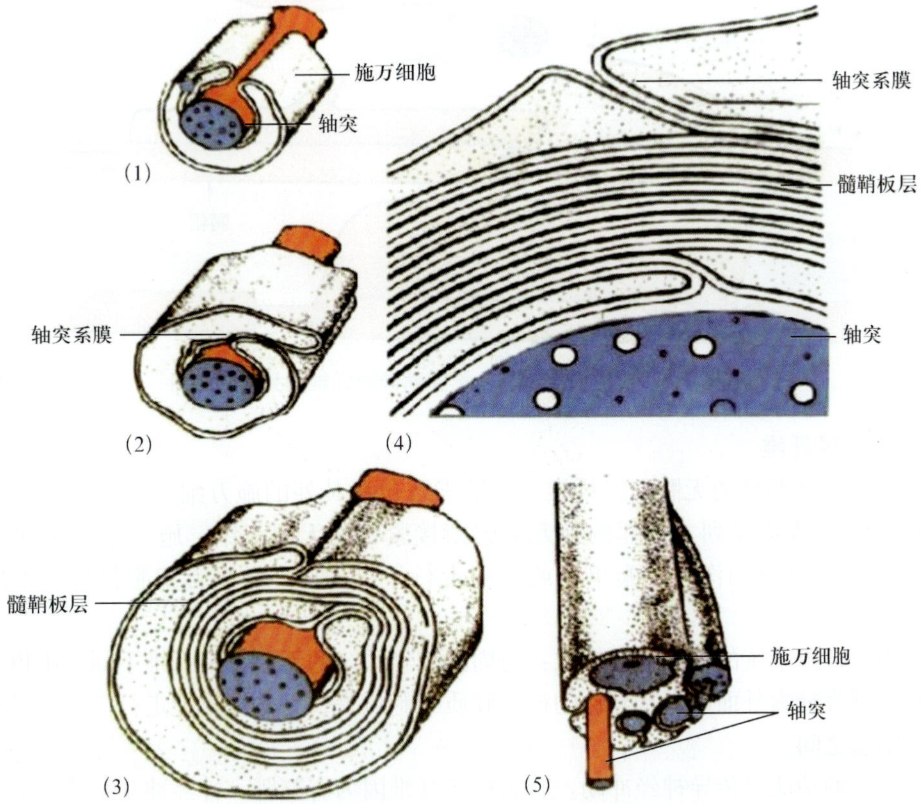

图 6-7　周围神经系统的有髓神经纤维形成示意图

（1）-（3）：髓鞘发生过程；（4）：有髓神经纤维的超微结构；（5）：无髓神经纤维的超微结构

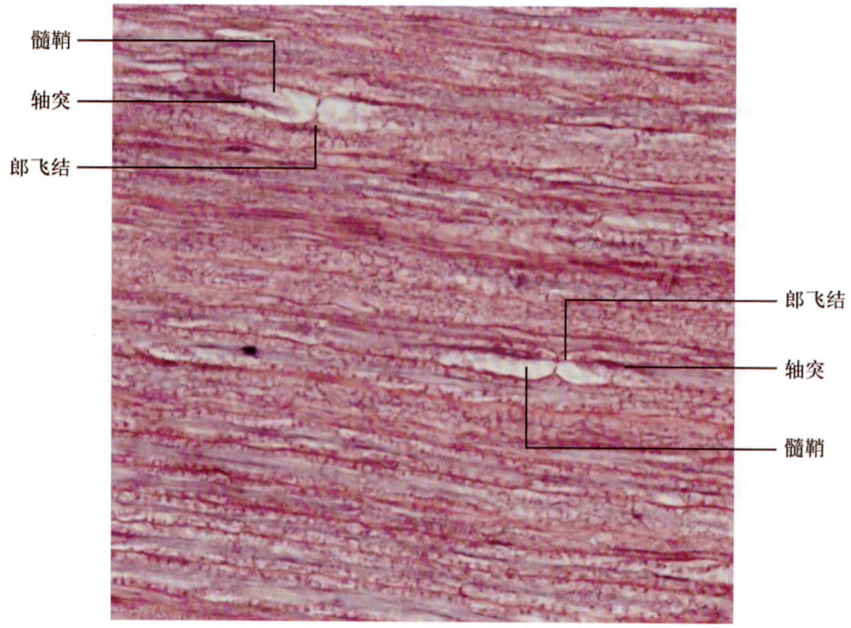

图 6-8　周围神经纤维（纵切面）光镜图

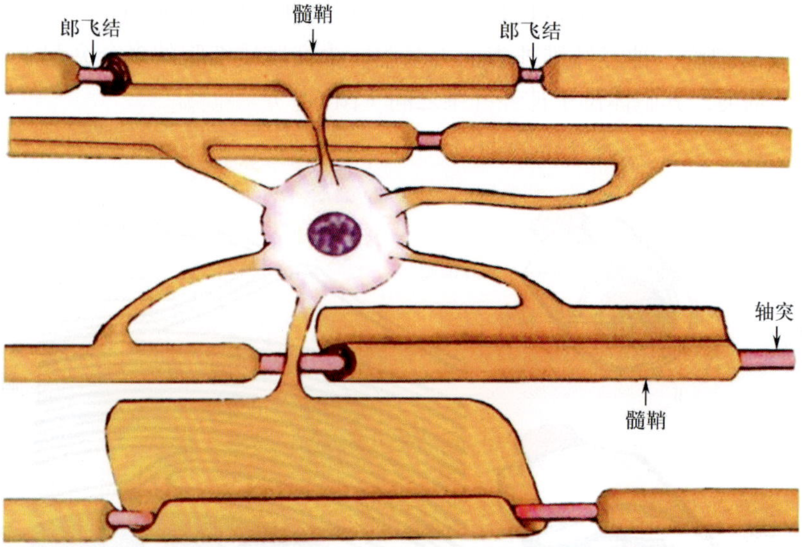

图 6-9　少突胶质细胞与中枢有髓神经纤维的关系模式图

2. 无髓神经纤维

（1）周围神经系统的无髓神经纤维：由轴索及包裹其外的施万细胞组成。施万细胞为不规则的长柱状，成串排列，相邻的施万细胞衔接紧密，无郎飞结。施万细胞表面有数量不等、深浅不同的纵行凹沟。轴索单独或成束走行于纵沟内，被施万细胞包裹但不形成髓鞘（图 6-7）。

（2）中枢神经系统的无髓神经纤维：与周围神经系统的无髓神经纤维不同，中枢神经系统的无髓神经纤维轴索外面没有特异性的神经胶质细胞包裹，而是裸露地走行于有髓神经纤维或神经胶质细胞之间。

神经纤维的功能是传导神经冲动。有髓神经纤维因为有髓鞘，神经冲动是从一个郎飞结跳跃式传导到下一个郎飞结，故神经冲动传导的速度较快。无髓神经纤维因无髓鞘和郎飞结，神经冲动是沿着轴膜连续传导，故神经冲动传导的速度较慢。

➢ **考点：** 周围神经系统有髓神经纤维与无髓神经纤维的区别。

音频：
考点：周围神经系统有髓神经纤维与无髓神经纤维的区别

（二）神经

周围神经系统的神经纤维聚集成束状称神经束，若干神经束被结缔组织包裹，构成神经，分布到全身各处。大部分神经内同时含有运动神经纤维和感觉神经纤维，称混合神经。也有一些神经只含有运动神经纤维或感觉神经纤维，分别称运动神经或感觉神经。

包裹在每一条神经表面的结缔组织称神经外膜，神经束表面的结缔组织称神经束膜，每条神经纤维的外面也有薄层结缔组织包裹，称神经内膜。在结缔组织内有小血管和淋巴管（图 6-10）。

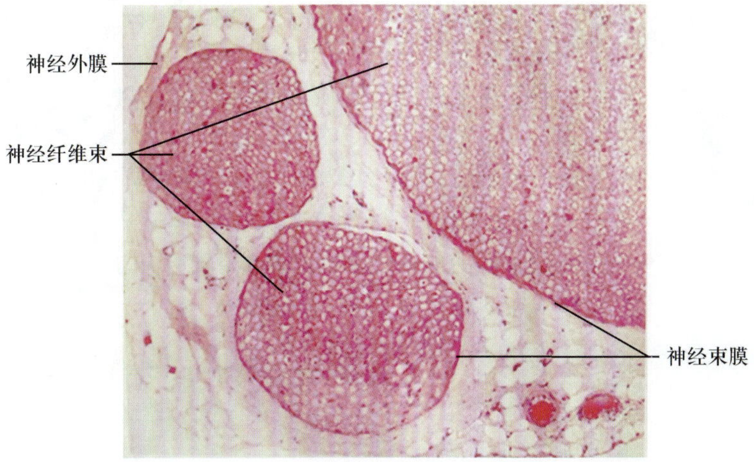

图 6-10　坐骨神经（横切面）光镜图

五、神经末梢

周围神经纤维的终末部分称神经末梢（nerve ending），终止于全身各种组织和器官内，感受体内、外环境的各种刺激或调节器官和细胞的活动。根据功能不同可将其分为感觉神经末梢和运动神经末梢两大类。

（一）感觉神经末梢

感觉神经末梢是感觉神经元（假单极神经元）周围突的末端，分布到皮肤、肌肉、内脏器官与血管等处，能感受体内外环境变化所产生的刺激，并将刺激转化为神经冲动。感觉神经末梢与其所终止的周围组织或器官共同构成的结构称感受器。根据形态结构及生理功能的不同，感觉神经末梢可分为游离神经末梢、触觉小体、环层小体和肌梭。

1. 游离神经末梢（free nerve ending） 为较细的有髓或无髓感觉神经纤维终末反复分支而成，在接近末梢处，其髓鞘消失，裸露的细支广泛分布于表皮、角膜和毛囊的上皮细胞之间或结缔组织内，能参与冷、热、轻触觉和痛觉等感觉的产生（图 6-11）。

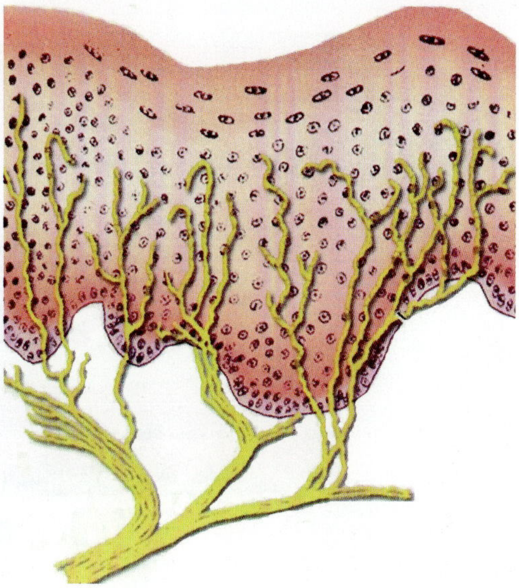

图 6-11　游离神经末梢

2. 触觉小体（tactile corpuscle） 分布于皮肤的真皮乳头，以手指掌侧的皮肤内最多。触觉小体呈卵圆形，长轴与皮肤表面垂直。小体外包结缔组织被囊，被囊与神经末梢之间有许多横列的扁平细胞。神经末梢进入到被囊前失去髓鞘，然后盘绕在扁平细胞间。触觉小体能接受轻微的压力刺激，产生触觉（图 6-12）。

3. 环层小体（lamellar corpuscle） 广泛分布于皮下组织、腹膜、骨膜、韧带、关节囊、外生殖器和乳头等处。环层小体呈圆形或卵圆形，体积较大，中央有一均质状圆柱体，内含失去髓鞘的直行神经纤维末梢，周围为数十层呈同心圆排列的扁平细胞和结缔组织纤维构成的被囊。环层小体参与压觉和振动觉的产生（图 6-13）。

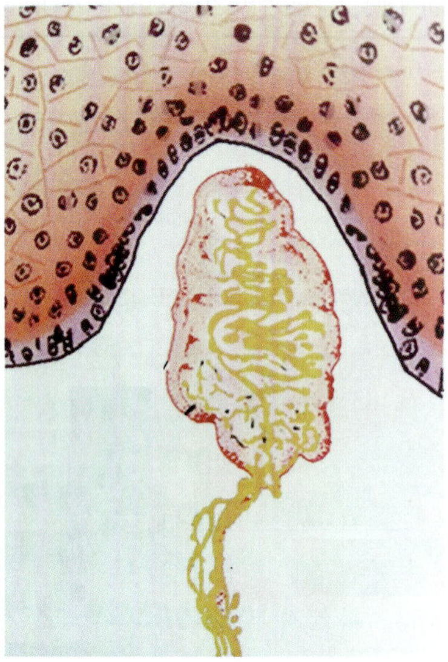
图 6-12　触觉小体

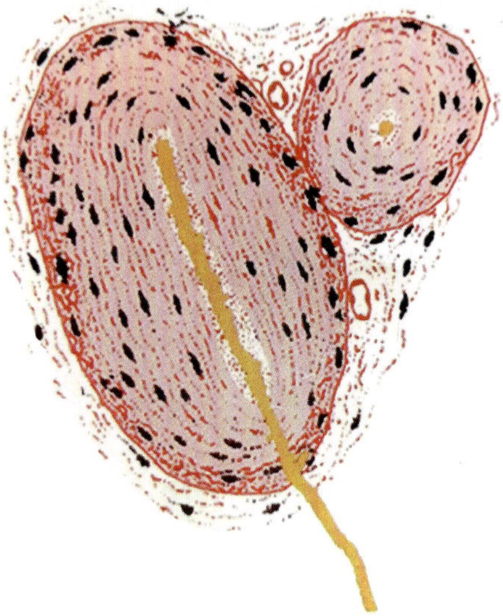
图 6-13　环层小体

4. 肌梭（muscle spindle） 仅分布于骨骼肌，呈梭形，表面有结缔组织被囊，内含数条细小的骨骼肌纤维，称梭内肌纤维。感觉神经纤维失去髓鞘后进入肌梭，末梢分成多支，以环状包绕梭内肌纤维中段含细胞核的部分，或呈花枝样附着在接近中段处。另外，在肌梭内还有运动神经末梢，分布在梭内肌纤维两端。肌梭为本体感受器，感受骨骼肌的舒缩状态，参与调节骨骼肌活动（图 6-14）。

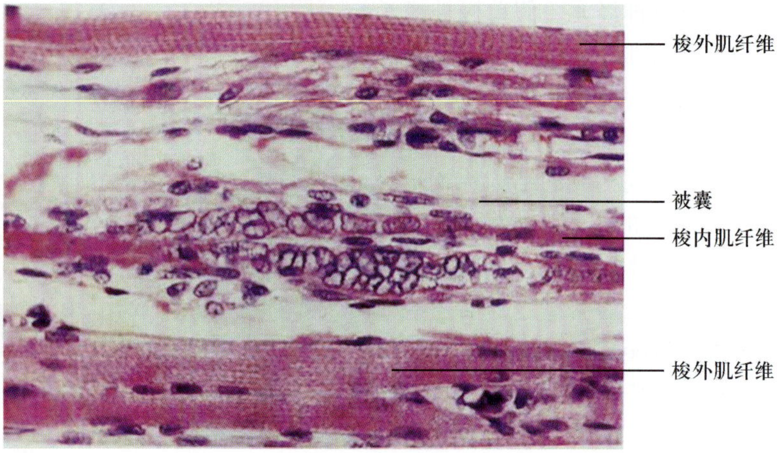

图 6-14　肌梭

（二）运动神经末梢

运动神经末梢（motor nerve ending）是运动神经元的轴突在肌组织或腺体的终末结构，又称效应器，支配肌纤维的收缩或腺体的分泌。运动神经末梢可分为躯体运动神经末梢和内脏运动神经末梢两类。

1. 躯体运动神经末梢（somatic motor nerve ending） 也称运动终板，是分布到骨骼肌的运动神经末梢。运动神经纤维到达骨骼肌纤维的肌膜处，失去髓鞘，纤维末端呈爪状分支，每一分支的终末形成纽扣状膨大，嵌入骨骼肌肌膜的凹沟内，与骨骼肌纤维形成突触（图 6-15、图 6-16）。轴突终末内有许多含乙酰胆碱的突触小泡。当运动神经冲动传导到轴突末端，突触小泡释放的乙酰胆碱与骨骼肌肌膜上的受体结合，引起骨骼肌纤维的收缩。

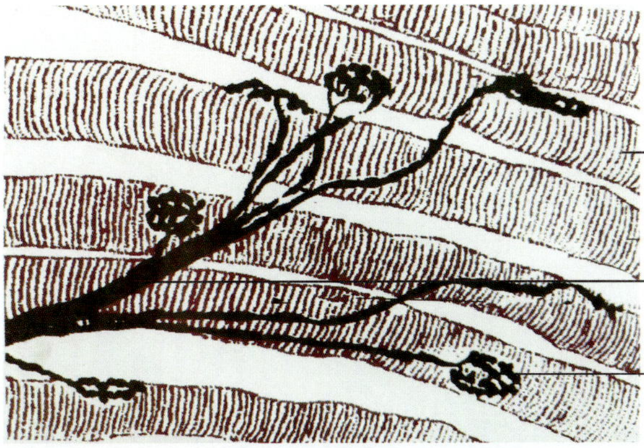

图 6-15 运动终板模式图

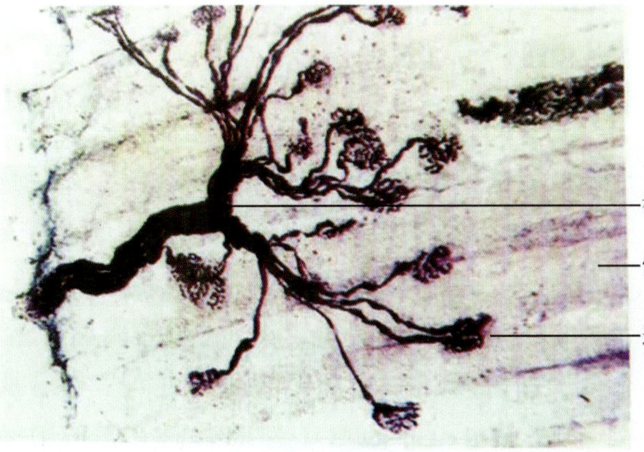

图 6-16 运动终板光镜图

知识链接

重症肌无力

重症肌无力（myasthenia gravis，MG）是主要累及神经－肌突触后膜上乙酰胆碱受体，致神经－肌突触传递障碍的一种自身免疫性疾病。临床主要表现为部分或全身骨骼肌无力和极易疲劳，活动后加重，经休息和胆碱酯酶抑制剂治疗后症状减轻。

重症肌无力主要有两大类：一类为遗传性，有家族史，极少见；另一类为自身免疫性，最常见，其发病原因不明确，普遍认为与感染、药物、环境因素有关。

重症肌无力发病隐匿，整个病程有波动，缓解与复发交替。晚期患者休息后不能完全恢复。多数病例迁延数年至数十年，靠药物维持。少数病例可自行缓解。

音频：
考点：神经末梢的分类、分布和功能

2. 内脏运动神经末梢（visceral motor nerve ending） 也称自主神经末梢，分布于心肌、平滑肌和腺体等处。内脏运动神经纤维的末梢分支呈串珠样膨大，贴附于肌纤维表面或穿行于腺细胞之间，与细胞建立突触。其功能是控制或调节肌细胞收缩或腺体分泌。

➢ **考点：** 神经末梢的分类、分布和功能。

思考题

音频：
第六章思考题解析

1. 简述神经元的光镜、电镜结构。
2. 简述化学性突触的组织结构。

（范淑玲）

第七章 循环系统

思维导图

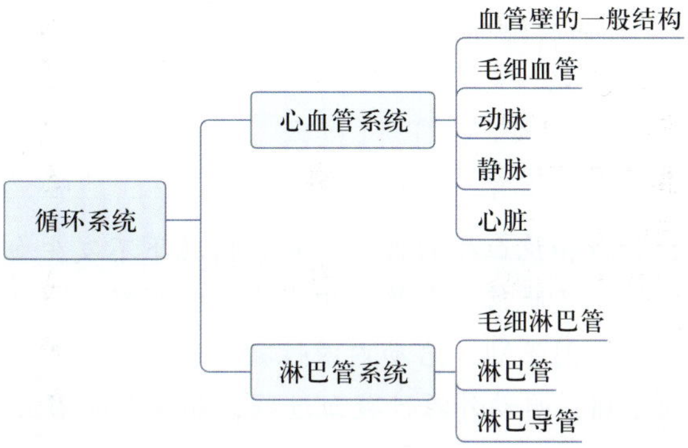

音频：
第七章思维导图简介

学习目标

1. 掌握中动脉的管壁结构特点和功能；毛细血管的电镜下分类、结构特点及分布；心壁的结构和功能。
2. 熟悉大、小动脉的管壁结构特点和功能；静脉的基本结构与功能。
3. 了解心传导系统与心脏收缩的关系。

循环系统（circulatory system）是一个连续而封闭的管道系统，包括心血管系统和淋巴管系统。心血管系统是由心脏、动脉、毛细血管和静脉组成。心脏是心血管系统的动力器官，推动血液在血管中环流不息。动脉是运送心搏出的血液到全身组织、器官毛细血管的管道系统。毛细血管是心血管系统中极为重要的组成部分，连接在微动脉与微静脉之间，是实现血液与组织间物质交换的重要结构。静脉是输送血液回心的血管，起端连于毛细血管，管径逐渐增粗，末端止于心房。淋巴管系统是心血管系统的一个辅助结构，包括毛细淋巴管、淋巴管和淋巴导管，淋巴导管与大静脉相通，其主要功能是回收部分组织液。

一、血管壁的一般结构

心血管系统除毛细血管以外，其管壁结构一般可分为内膜、中膜和外膜 3 层（图 7-1）。

（一）内膜

内膜（tunica intima）是 3 层膜中最薄的一层，位于管壁的最内层，一般又分为 3 层，即内皮、内皮下层和内弹性膜。内皮为单层扁平上皮，衬贴于管腔面，其游离面较光滑，直接与

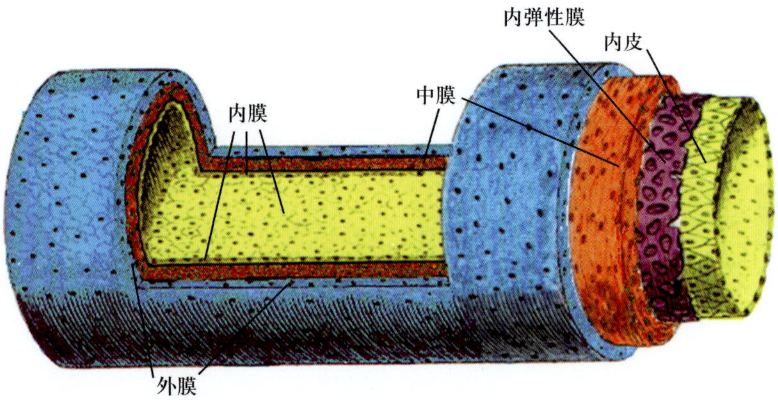

图 7-1　血管壁一般结构模式图

血液接触，可减少血液流动阻力。内皮下层由薄层结缔组织构成，位于内皮与内弹性膜之间，内含少量胶原纤维、弹性纤维。当内皮细胞损伤时，内皮下层有修复作用。内弹性膜由弹性蛋白构成，膜上有许多小孔。在血管横切面上，因血管壁收缩，内弹性膜常呈波浪状。内弹性膜常作为血管内膜与中膜的分界。

知识链接

完整的内皮具有抗凝血和抗血栓的特性，正常情况下不发生血栓。但心血管内膜损伤导致内皮细胞变性、坏死及脱落，会暴露出内皮下胶原纤维，从而引发血小板的原发性黏附，激活血小板和凝血因子Ⅻ，启动内源性凝血过程。同时，损伤的内皮细胞释放组织因子，激活凝血因子Ⅶ，启动外源性凝血过程，导致血栓形成。

（二）中膜

中膜（tunica media）介于内膜与外膜之间，由平滑肌或弹性膜和结缔组织构成，其厚度和组成成分因血管种类而异。中膜的弹性纤维使扩张的血管具有回缩作用，胶原纤维起维持张力的作用。

（三）外膜

外膜（tunica adventitia）主要由疏松结缔组织构成。血管壁的结缔组织细胞主要以成纤维细胞为主，当血管受损时，成纤维细胞具有修复外膜的作用。在较大血管的外膜中含有营养血管、淋巴管和神经。营养血管有供给外膜和中膜营养的作用。有的血管外膜与中膜交界处，可见由弹性纤维组成的外弹性膜。

循环管道的3层结构中，变化最大的是中膜和外膜，其次是内膜的内皮下层和内弹性膜。但无论怎样变化，内皮始终存在。

音频：
考点：血管壁的一般结构

➢ **考点：**血管壁的一般结构。

二、毛细血管

毛细血管（capillary）是体内管径最细、管壁最薄、数量最多、分布最广的血管。其分支多，相互吻合成网，血流缓慢，行程迂曲，是血液与周围组织进行物质交换的部位。各器官和组织内毛细血管网的疏密程度差别很大，代谢旺盛的组织和器官如骨骼肌、心肌、肝、肾、肺和许多腺体，毛细血管网很密；代谢较弱的组织如骨、肌腱、韧带等，毛细血管网则较稀疏。

（一）毛细血管的结构

毛细血管管径一般为 6～8 μm，其管壁仅由一层内皮细胞和基膜构成。较小的毛细血管横切面观察仅由一个内皮细胞围成，较大的毛细血管由 2～3 个内皮细胞围成。内皮细胞呈扁平梭形，其长轴与血管长轴平行，相邻细胞互相嵌合。内皮细胞无核的部分较薄，利于物质交换。内皮附着于基膜上。在内皮细胞与基膜之间有时可见一种扁平多突起的细胞，称周细胞（pericyte），其外表面也有一层基膜。当毛细血管受损时，它能增殖、分化为内皮细胞、平滑肌细胞和成纤维细胞。

视频：
微课：毛细血管的组织结构

（二）毛细血管的分类

光镜下观察，各种组织和器官中毛细血管的结构都很相似，但在电镜下，根据内皮等结构的不同，可将毛细血管分为 3 类（图 7-2）。

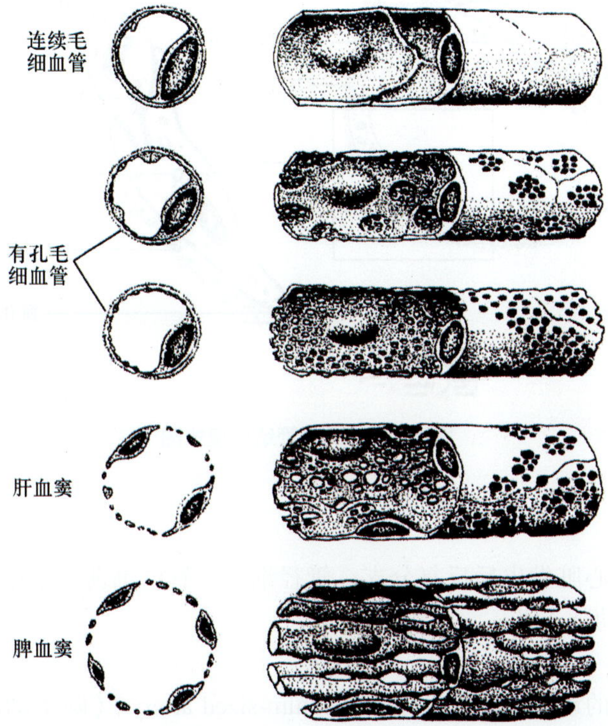

图 7-2　3 类毛细血管结构模式图

1. 连续毛细血管（continuous capillary） 连续毛细血管较为多见，其特点是内皮细胞连续排列，细胞间有紧密连接，基膜完整，胞质内有许多吞饮小泡（图 7-3），是连续毛细血管物质交换的主要方式。主要分布于结缔组织、肌组织、肺和中枢神经系统等。

2. 有孔毛细血管（fenestrated capillary） 其特点是内皮细胞不含核部分较薄，有许多贯穿胞质的小孔，直径 60～80 nm，孔上有或无隔膜封闭，但基膜完整（图 7-3）。因此，有孔毛细血管的物质交换主要通过内皮细胞的窗孔来完成。主要存在于胃肠黏膜，肾血管球及某些内分泌腺等处。

3. 血窦（sinusoid） 又称窦状毛细血管，其特点是管腔大，形态不规则。电镜下可见内皮细胞间有较大间隙，内皮细胞有窗孔，基膜不连续，甚至缺如。血窦的物质交换是通过内皮细胞的窗孔及细胞间的间隙进行的。血窦主要存在于肝、脾、骨髓和一些内分泌腺等处。

音频：
考点：毛细血管的基本结构及分类

➢ **考点：**毛细血管的基本结构及分类。

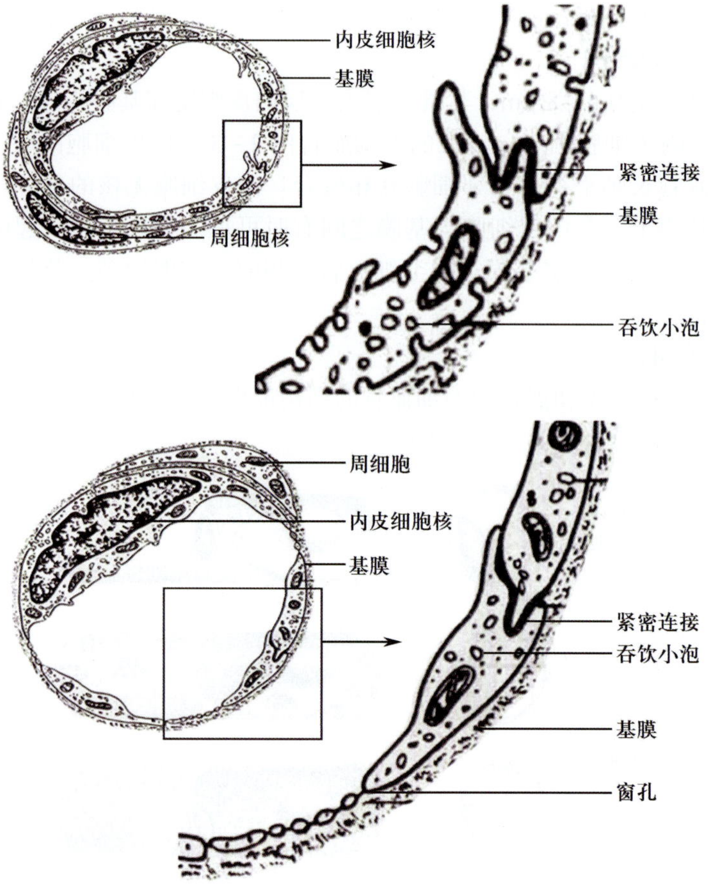

图 7-3　毛细血管结构模式图

三、动脉

动脉（artery）从心脏发出后反复分支，管径渐细，管壁渐薄。根据动脉管径的粗细，可分为大、中、小和微动脉 4 级。

（一）中动脉

视频：
微课：中动脉的组织结构

解剖学中有名称的动脉多属中动脉（medium-sized artery）（除主动脉、肺动脉、无名动脉等大动脉外），一般管径在 1 ~ 10 mm 之间。中动脉管壁中有大量平滑肌，故有肌性动脉（muscular artery）之称。中动脉具有动脉管壁的典型结构（图 7-4）。

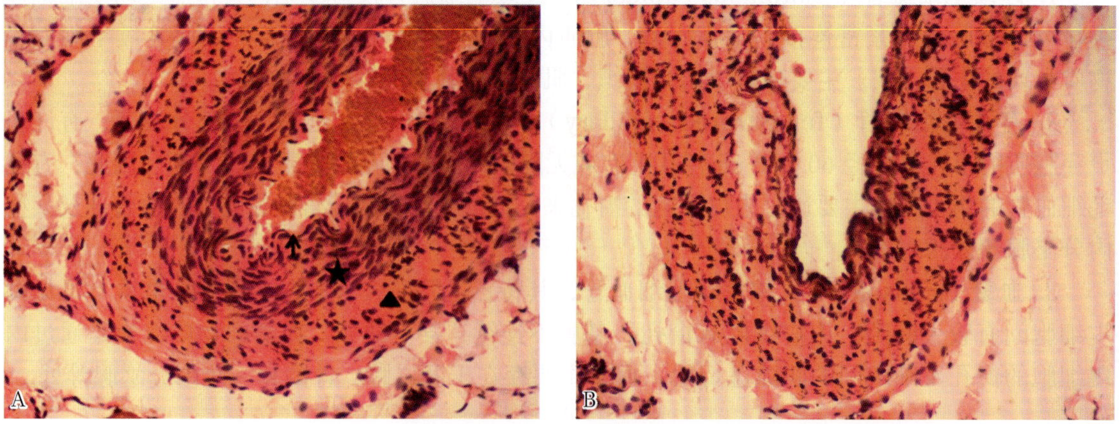

图 7-4　中动脉（A）和中静脉（B）横切面光镜图 HE 染色，低倍
↑内弹性膜　★中膜　▲外膜

1. 内膜　内皮下层较薄，内弹性膜（internal elastic membrane）明显。在血管横切面上，由于血管壁收缩，内弹性膜常呈波纹状。

2. 中膜　较厚，由 10～40 层环行平滑肌纤维构成，其间有少量弹性纤维和胶原纤维。平滑肌的舒缩可控制管径的大小，以调节体内各器官的血流量。

3. 外膜　其厚度与中膜相近，由结缔组织构成，在中膜与外膜相交界处有明显的外弹性膜。

（二）大动脉

大动脉（large artery）包括主动脉、肺动脉、无名动脉、颈总动脉、锁骨下动脉等。大动脉的管壁中有许多弹性纤维，平滑肌纤维较少，故又称弹性动脉（elastic artery），大动脉管壁结构特点如下（图 7-5）。

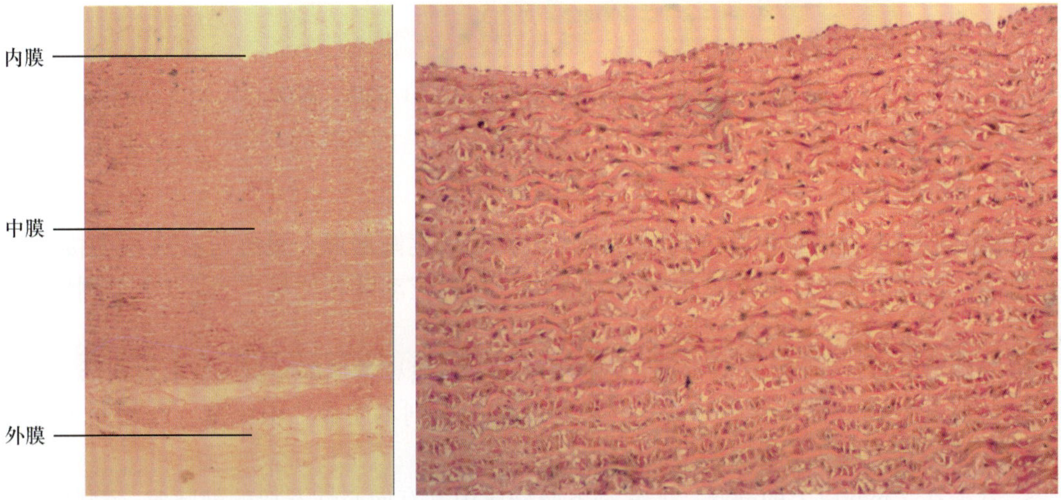

图 7-5　大动脉横切面光镜图 HE 染色，低倍（左），高倍（右）

1. 内膜　内皮下层较厚，含纵行的胶原纤维和少量平滑肌纤维。内弹性膜与中膜的弹性膜相连续，故内膜与中膜分界不清。

2. 中膜　很厚，主要由 40～70 层弹性膜构成。每层弹性膜由弹性纤维相连，其间有环形平滑肌纤维和少量胶原纤维及弹性纤维。大动脉具有很强的弹性，它作为一个辅助泵，能承受心室收缩时强大的压力，又能在心室舒张时借其管壁的弹性回缩以推动血液继续流动，对维持血液连续均匀流动起重要作用。

3. 外膜　较薄，由结缔组织构成，无明显外弹性膜，内含营养血管、淋巴管和神经。

（三）小动脉和微动脉

1. 小动脉（small artery）　管径在 0.3～1 mm 之间的动脉称小动脉。结构与中动脉相似，3 层结构较完整，中膜内仅数层环行平滑肌，也属于肌性动脉。较大的小动脉内弹性膜较明显，但无外弹性膜。外膜厚度与中膜相近。管壁平滑肌收缩时，管径变小，增加血流阻力，对血流量及血压的调节起重要作用，故又称外周阻力血管（图 7-6）。

2. 微动脉（arteriole）　管径在 0.3 mm 以下，管壁仅由内皮及 1～2 层平滑肌纤维构成，外膜结缔组织较薄。

➤ **考点：**大、中、小动脉的结构特点。

音频：
考点：大、中、小动脉的结构特点

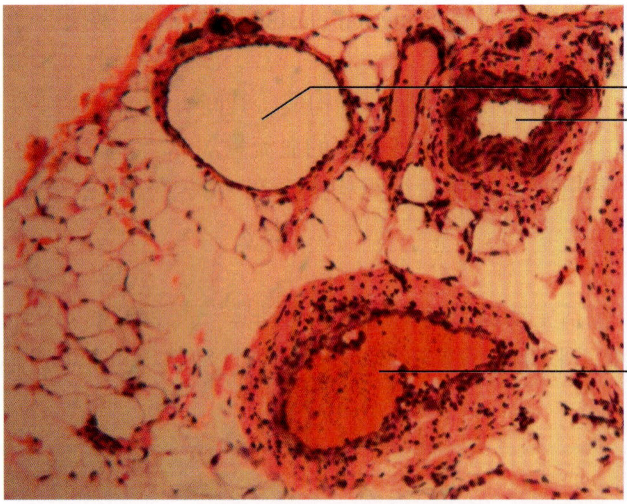

图 7-6　小动、静脉横切面光镜图，HE 染色，高倍

四、静脉

静脉由小到大，逐级汇合，管径逐渐增粗，管壁逐渐增厚，最终与心脏相衔接。根据管径粗细，也可分为大、中、小和微静脉 4 级。与相应动脉相比较（表 7-1），静脉有以下特点：

1. 静脉数量多，管腔大，管壁薄，弹性小，故静脉管壁常塌陷变扁或呈不规则形。

2. 静脉管壁内、外弹性膜不发达，故 3 层结构区别不明显。中膜薄，外膜厚（图 7-4、图 7-6）。

3. 管径在 2 mm 以上的静脉，尤其是下肢静脉内常有向心性开放的静脉瓣，静脉瓣是由内膜向管腔突出而形成的，游离缘朝向血流方向（图 7-7），有防止血液逆流的作用。

表 7-1　动脉、静脉结构比较

名称		动脉			静脉
		大动脉	中动脉	小动脉和微动脉	
内膜	内皮	均衬有一层内皮			
	内皮下层	较厚，有纵行平滑肌纤维	较薄	不明显	不明显
	内弹性膜	不明显，与中膜的弹性膜相连续	明显，切片中呈波纹状	有或无，不明显	不明显
中膜		厚，40～70 层弹性膜	较厚，10～40 层环行平滑肌	较薄，2～4 层环行平滑肌	薄，平滑肌少
外膜	相同点	均由疏松结缔组织构成			
	不同点	较中膜薄，外弹性膜不明显	厚度与中膜相近，外弹性膜明显	外弹性膜一般不易见到	较中膜厚
3 层膜分界		不明显	明显	不明显	不明显
别名		弹性动脉	肌性动脉	外周阻力血管	无

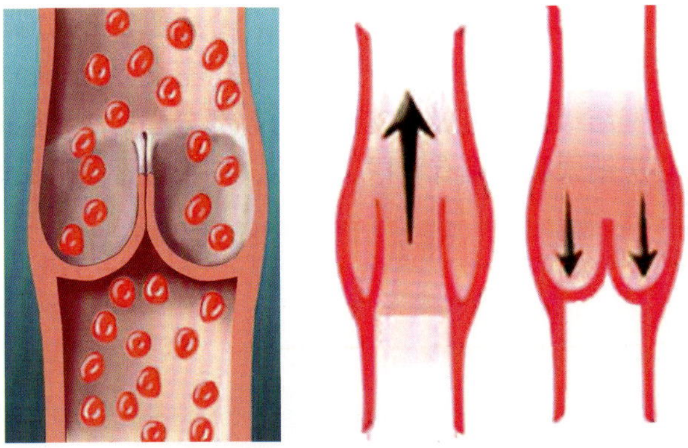

图 7-7 静脉瓣模式图

五、微循环

微循环（microcirculation）是指微动脉与微静脉之间的血液循环。它是血液循环的基本功能单位，一般由微动脉、毛细血管前微动脉、中间微动脉、真毛细血管网、直捷通路、动–静脉吻合和微静脉组成（图 7-8）。微循环能根据组织代谢的需要调节血流量，以实现物质交换，对组织和细胞的营养供应和代谢产物的排出起着重要作用。

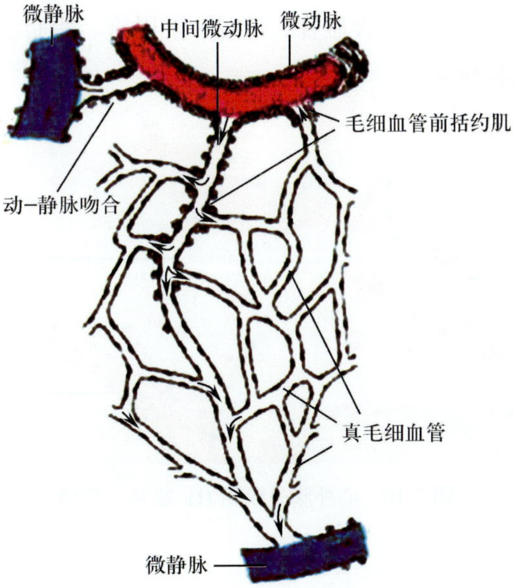

图 7-8 微循环血管模式图

六、心脏

（一）心壁的结构特点

心壁很厚，由内向外依次为心内膜、心肌膜和心外膜。

1. 心内膜（endocardium） 为贴于心壁内表面的薄膜，由内皮、内皮下层和心内膜下层组成（图 7-9）。内皮与出入心的大血管的内皮相延续，内皮下层由一薄层细密的结缔组织构成，心内膜下层由疏松结缔组织构成，内含血管、神经及心传导系统的分支浦肯野纤维（Purkinje fiber）。

2. 心肌膜（myocardium） 是 3 层中最厚的一层，主要由心肌纤维构成，其间夹杂少量疏松结缔组织和丰富的毛细血管（图 7-9）。心肌纤维多集合成束，呈螺旋状排列，大致可分为内纵、中环和外斜 3 层。心肌分为心房肌和心室肌，心室肌较心房肌厚，左心室肌厚于右心室肌，心房肌纤维与心室肌纤维互不连续，分别附着在房室交界处的心骨骼上。心骨骼是在心房肌和心室肌之间，由致密结缔组织组成的支架结构。部分心房肌细胞除有收缩功能外，还有内分泌功能，可以分泌心房钠尿肽，具有利尿、排钠、扩张血管和降低血压等作用。

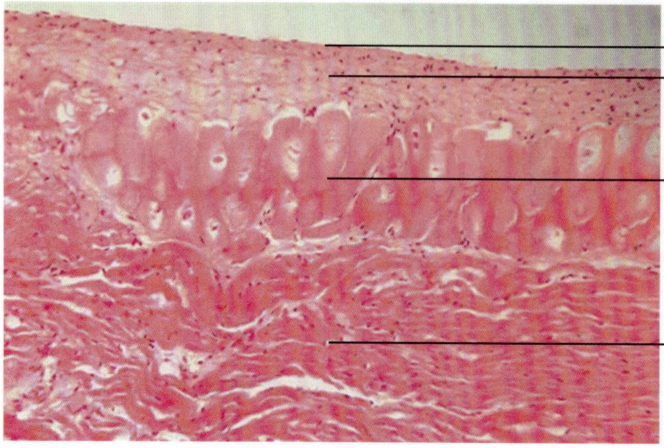

图 7-9　心内膜和心肌膜光镜图 HE 染色，低倍

3. **心外膜（epicardium）**：为心包的脏层，被覆于心外面，其结构为浆膜，表面被覆一层间皮，深面为薄层疏松结缔组织，内含血管、神经、淋巴管、脂肪组织等（图 7-10）。

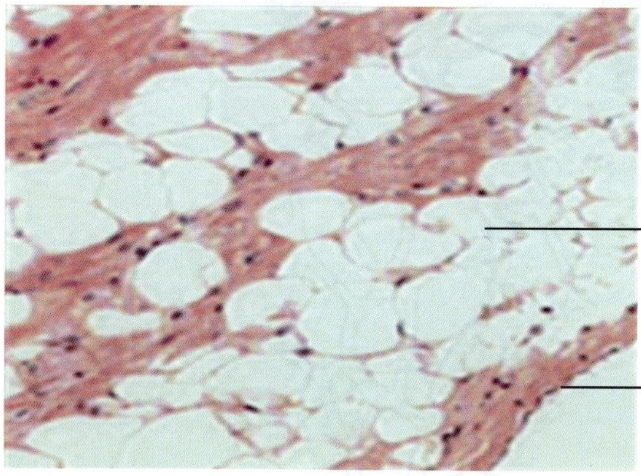

图 7-10　心外膜光镜图 HE 染色，高倍

音频：
考点：心壁的结构特点

➢ **考点：**心壁的结构特点。

（二）心瓣膜（cardiac valve）

心瓣膜是心内膜折叠所形成的薄片，突向心腔，附着于心纤维环上。包括房室瓣、主动脉瓣和肺动脉瓣。心瓣膜的功能是阻止血液逆流。

（三）心脏传导系统

心脏传导系统由特殊分化的心肌纤维构成，聚集成结或束，位于心壁内。具有产生兴奋和传导冲动，维持心脏正常搏动的功能。包括窦房结、房室结、房室束及其分支（图 7-11）。

窦房结位于右心房的心外膜深部，其余部分均分布在心内膜下层，由结缔组织将它们与心肌组织隔开。组成心脏传导系统的心肌纤维有以下 3 型细胞。

1. **起搏细胞（pacemaker cell）**　又称 P 细胞，主要分布于窦房结，房室结内也有少量，包埋在富有毛细血管的结缔组织中。P 细胞较小，呈梭形或多边形。P 细胞无闰盘，细胞器较

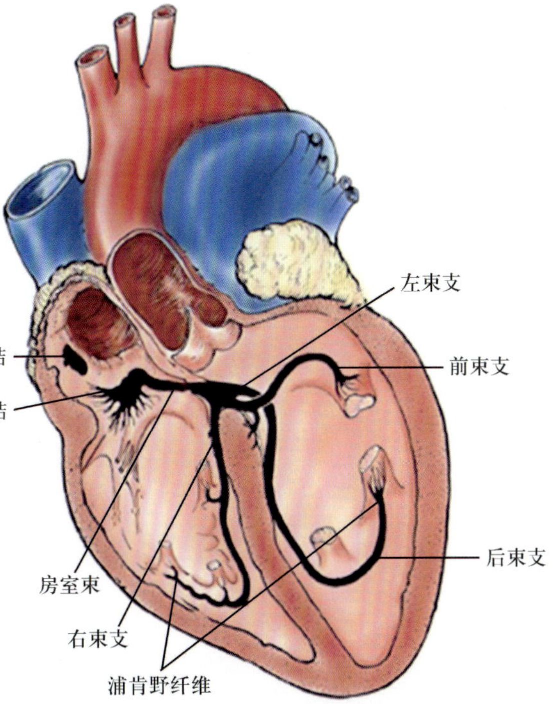

图 7-11　心脏传导系统分布模式图

少，但含糖原较多。生理学研究证明，P 细胞是心肌兴奋的起搏点，可使心肌产生自动节律性收缩。

2. 移行细胞（transitional cell） 主要存在于窦房结和房室结的周边及房室束，起传导冲动的作用。结细胞的特点介于起搏细胞和心肌纤维之间，细胞呈细长形，比心肌纤维细而短，胞质内含的肌原纤维较 P 细胞略多。

3. 浦肯野纤维（Purkinje fiber） 又称束细胞，它们组成房室束及其分支。这种细胞比心肌纤维短而宽，细胞中央有 1～2 个核，胞质中有丰富的线粒体和糖原，肌原纤维较少，位于细胞周边。细胞彼此间有较发达的闰盘相连。房室束分支的末端与心肌纤维相连，将冲动传到心室各处，产生同步收缩。

七、淋巴管系统

淋巴管系统由毛细淋巴管、淋巴管和淋巴导管组成。

（一）毛细淋巴管

毛细淋巴管（lymphatic capillary）是以盲端起始于组织内，互相吻合成网，然后汇入淋巴管。管壁的特点是管腔大，不规则，管壁很薄，只由一层内皮细胞和极薄的结缔组织组成。内皮细胞间隙大，无周细胞和基膜，通透性强，大分子物质易进入。

（二）淋巴管和淋巴导管

淋巴管（lymphatic vessel）和淋巴导管（lymphatic duct）的管壁结构与静脉相似，管腔大而不规则，管壁较薄。内皮外有少量平滑肌纤维和结缔组织（图 7-6）。淋巴管瓣膜较多，其结构与静脉相似。

音频：
第七章思考题解析

思考题

1. 试述 3 类毛细血管的分布和管壁结构特点。
2. 试述中动脉管壁的结构。
3. 简述心壁的结构。

（薛　媛）

第八章

免疫系统

思维导图

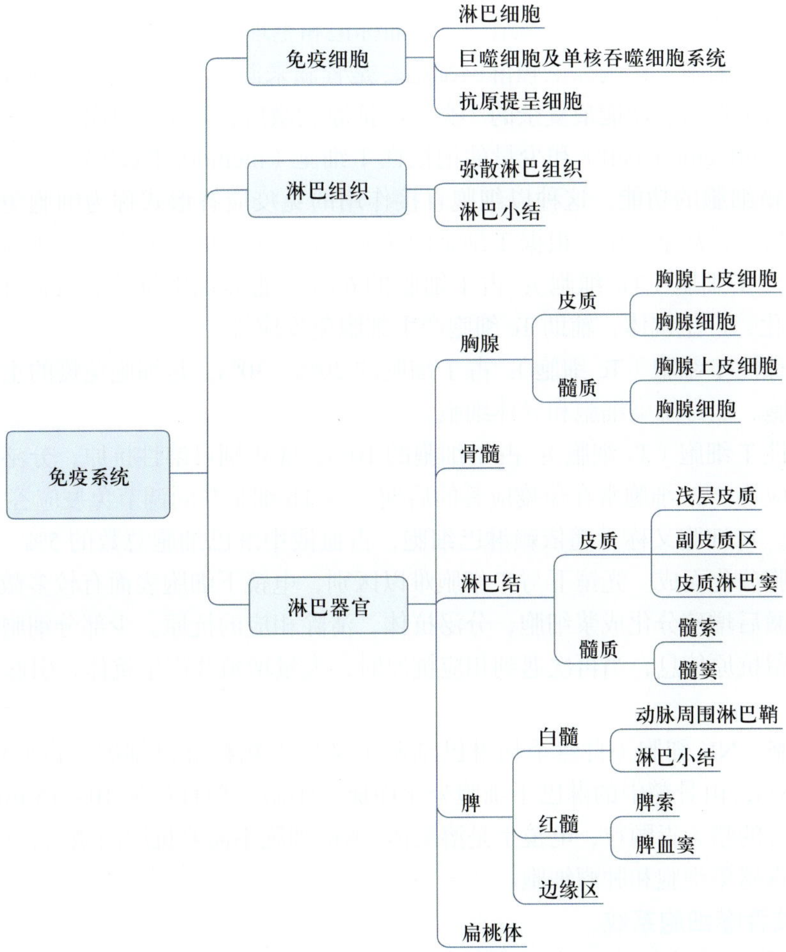

音频：
第八章思维导图简介

学习目标

1. 掌握胸腺、淋巴结和脾的组织结构和功能。
2. 熟悉淋巴细胞、淋巴组织的分类以及结构和功能。
3. 了解单核吞噬细胞系统及抗原提呈细胞。

免疫系统（immune system）由淋巴器官、淋巴组织和免疫细胞构成。淋巴器官包括中枢淋巴器官（胸腺和骨髓）和周围淋巴器官（淋巴结、脾和扁桃体等）；淋巴组织既是构成周围淋巴器官的主要成分，也广泛分布于消化管和呼吸道等非淋巴器官内；免疫细胞包括淋巴细胞、巨噬细胞、浆细胞、抗原提呈细胞和肥大细胞等。免疫系统的各个组成部分分散于全身各处，通过血液和淋巴循环相互联系，形成一个整体。在免疫应答中起中心作用的主要是淋巴细胞。

机体免疫系统通过识别“自我”和“非我”抗原物质，产生免疫应答，以承担3方面的基本功能：①免疫防御：识别和清除进入机体的抗原，包括病原生物、异体细胞和异体大分子；②免疫监视：识别和清除体内表面抗原发生变异的细胞，包括肿瘤细胞和病毒感染细胞；③免疫稳定：识别和清除体内衰老死亡的细胞。

一、免疫细胞

（一）淋巴细胞

淋巴细胞（lymphocyte）是构成免疫系统的主要细胞群体，也是执行免疫功能的主要成员。根据淋巴细胞的发生来源、形态结构、表面标记和生理功能，可分为3类。

1. T细胞 T细胞又称胸腺依赖淋巴细胞，是骨髓来源的淋巴干细胞在胸腺内分化而成，是淋巴细胞中数量最多、功能最复杂的一类。经抗原刺激后，T细胞再次分裂、分化形成大量的效应T细胞（effector T cell）和少量的记忆性T细胞（memory T cell）。效应T细胞寿命较短，具有杀伤靶细胞的功能，这种以细胞直接作用的免疫应答形式称为细胞免疫。记忆性T细胞寿命可达数年，甚至终生。根据T细胞的功能，T细胞一般可分为3个亚群。

（1）辅助性T细胞（Th细胞）：占T细胞的65%，能够识别抗原、分泌多种淋巴因子，辅助B细胞活化，产生抗体，辅助Tc细胞产生细胞免疫应答。

（2）细胞毒性T细胞（Tc细胞）：占T细胞的20%～30%，是细胞免疫的主要细胞，能直接攻击肿瘤细胞、病毒感染细胞和异体细胞。

（3）抑制性T细胞（Ts细胞）：占T细胞的10%，能识别可溶性抗原，分泌抑制因子，减弱或抑制免疫应答。Ts细胞常在免疫应答的后期，与Th细胞共同调节免疫应答。

2. B细胞 B细胞又称骨髓依赖淋巴细胞，占血液中淋巴细胞总数的5%～10%，由骨髓中的淋巴干细胞分化而成。光镜下与T细胞难以区别，电镜下细胞表面有较多微绒毛。初始B细胞受抗原刺激后增殖分化成浆细胞，分泌抗体，清除相应的抗原。少部分细胞成为记忆性B细胞，长期保留抗原信息，当再次遇到相应抗原时，大量增殖并产生抗体，引起更大范围的体液免疫反应。

3. NK细胞 NK细胞（自然杀伤淋巴细胞）又称大颗粒淋巴细胞，占血中淋巴细胞总数的10%～15%，由骨髓中的淋巴干细胞分化而成。细胞平均直径为10～15 μm，胞质较多，有许多大小不等的嗜天青颗粒，电镜下是溶酶体。NK细胞不需要抗原的激活，也不依赖抗体，可直接杀伤病毒感染细胞和肿瘤细胞。

（二）单核吞噬细胞系统

单核细胞及由单核细胞分化而来的具有吞噬功能的细胞，统称为单核吞噬细胞系统（monouclear phagocytic system）。包括单核细胞、疏松结缔组织和淋巴组织中的巨噬细胞、骨组织的破骨细胞、神经组织的小胶质细胞、肝巨噬细胞和肺巨噬细胞等。

（三）抗原提呈细胞

抗原提呈细胞是指体内能捕获和处理抗原，并将抗原提呈给T细胞，并激发后者活化、增殖的一类免疫细胞，主要有树突状细胞、巨噬细胞、交错突细胞等。

➤ **考点：**单核吞噬细胞系统的概念。

音频：
考点：单核吞噬细胞系统的概念

二、淋巴组织

淋巴组织以网状组织为支架，网眼中充满大量的淋巴细胞及其他免疫细胞。淋巴组织可分为弥散淋巴组织和淋巴小结。

（一）弥散淋巴组织

弥散淋巴组织（diffuse lymphoid tissue）与周围组织无明显边界，含有大量T细胞，少量其他免疫细胞。弥散淋巴组织中常见毛细血管后微静脉（postcapillary venule），其内皮为立方或柱状，故又称高内皮微静脉，是淋巴细胞从血液进入淋巴组织的重要通道。抗原刺激可使弥散淋巴组织扩大，并出现淋巴小结。

（二）淋巴小结

淋巴小结（lymphoid nodule）又称淋巴滤泡，是球形小体，直径1～2 mm，边界清楚，含有大量B细胞，还有巨噬细胞、滤泡树突状细胞和Th细胞。淋巴小结在抗原刺激下体积增大，形成生发中心（germinal center）。无生发中心的淋巴小结，称初级淋巴小结；有生发中心的淋巴小结，称次级淋巴小结（图8-1）。生发中心分为暗区和明区。暗区较小，着色深，位于淋巴小结的深部；明区较大，着色浅，位于淋巴小结中心。生发中心的周边有一层密集的小淋巴细胞，以与暗区相对的顶部最厚，形似新月，称小结帽。淋巴小结是B细胞在抗原刺激下增殖分化的场所，故在抗原刺激下，淋巴小结增大增多，是体液免疫应答的重要标志，抗原被清除后，淋巴小结又逐渐消失。

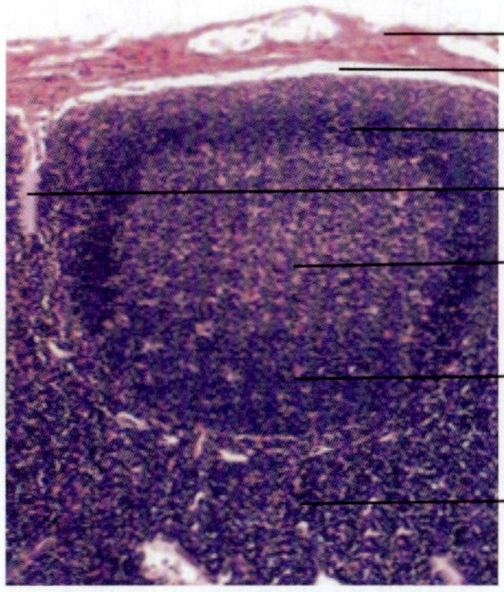

图8-1　淋巴小结和弥散淋巴组织光镜图

➤ **考点：**淋巴组织、淋巴小结的概念。两种淋巴组织中主要淋巴细胞类型。

音频：
考点：淋巴组织、淋巴小结的概念。两种淋巴组织中主要淋巴细胞类型

三、淋巴器官

淋巴器官是以淋巴组织为主构成的器官，分为中枢淋巴器官和周围淋巴器官。中枢淋巴器官包括胸腺和骨髓，淋巴干细胞在此分裂分化，在胸腺形成初始T细胞，在骨髓形成初始B细胞。出生前数周，这两类细胞已源源不断地向周围淋巴器官输送，促进周围淋巴器官的发育。中枢淋巴器官发生较早，出生时已发育完善，其发生与功能不受抗原刺激的影响，一般不直接参与免疫功能。周围淋巴器官包括淋巴结、脾、扁桃体等，是免疫应答的场所。周围淋巴

器官发生较晚，出生数月后才发育完善，无抗原刺激时这些淋巴器官较小，受抗原刺激后则迅速增大，结构成分也发生变化，免疫应答过后又逐渐复原。

（一）胸腺

胸腺（thymus）位于胸骨后方，前纵隔内，分左右两叶，其大小、重量和结构随年龄的增长有明显改变。在胚胎期至2岁内发育最快，至青春期仍继续增大，但速度减慢，青春期后逐渐退变萎缩，大部分被脂肪组织替代。

1. 胸腺的结构　胸腺表面有薄层结缔组织被膜。结缔组织伸入实质形成小叶间隔，将胸腺分隔成许多不完整的胸腺小叶。每个小叶可分为周边着色深的皮质和中央着色浅的髓质，相邻小叶的髓质相通（图8-2）。

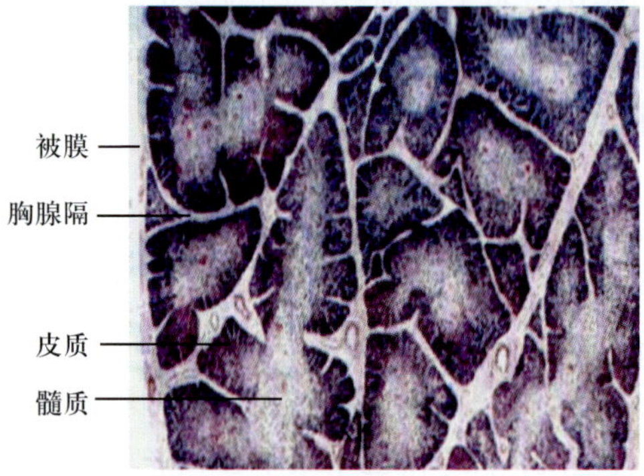

图 8-2　胸腺光镜图（低倍）

视频：
微课：胸腺皮质

（1）皮质：皮质（cortex）以胸腺上皮细胞为支架，间隙内含有大量胸腺细胞和少量巨噬细胞。

1）胸腺上皮细胞（thymic epithelial cell）：有3种：①被膜下上皮细胞：分布在被膜下方和小叶间隔表面，呈星形，有突起，能分泌胸腺素和胸腺生成素，为胸腺细胞发育所必需。②星形上皮细胞：呈扁平形、多边形或星形，核较大，圆形，着色较浅，胞质内含许多张力丝。相邻细胞的突起以桥粒相连，形成海绵状结构，孔隙间充满淋巴细胞和巨噬细胞。③胸腺哺育细胞：呈球形，常嵌合着数个胸腺细胞。

2）胸腺细胞：淋巴干细胞迁入胸腺后分化成的各期T细胞，称胸腺细胞（thymocyte）。皮质浅层的胸腺细胞大而幼稚，常见分裂像；皮质深层的胸腺细胞小而成熟，无分裂能力。在发育中的胸腺细胞，凡能与机体自身抗原发生反应的（约占95%），将被淘汰而凋亡；若这些细胞离开胸腺，将会认自身抗原为外来抗原，引发自身免疫性疾病，如多发性硬化症。仅5%的胸腺细胞能分化成为初始T细胞，具有正常的免疫应答潜能，经毛细血管后微静脉迁移到周围淋巴器官的特定区域。

（2）髓质（medulla）：髓质内含较多的胸腺上皮细胞和少量成熟的胸腺细胞、巨噬细胞和交错突细胞。髓质的胸腺上皮细胞分为髓质上皮细胞和胸腺小体上皮细胞两种。髓质上皮细胞呈球形或多边形，细胞间以桥粒相连，能分泌胸腺激素。

胸腺小体（thymic corpuscle）是胸腺髓质的特征性结构，直径30～150 μm，散在分布于髓质内。由胸腺上皮细胞同心圆状排列而成。小体外周上皮细胞较幼稚，细胞核明显；近中心的细胞细胞核渐固缩，胞质中含有较多的角蛋白；小体中心的细胞完全角质化，呈嗜酸性，有的已破碎呈均质透明状。中心还可见巨噬细胞或嗜酸性粒细胞。胸腺小体的功能目前尚不清楚，但缺乏胸腺小体的胸腺，培育不出T细胞（图8-3）。髓质内的胸腺细胞数量虽少，但均已成熟，并具有免疫应答的能力。成熟的胸腺细胞由髓质迁出，进入外周淋巴器官执行免疫功能。

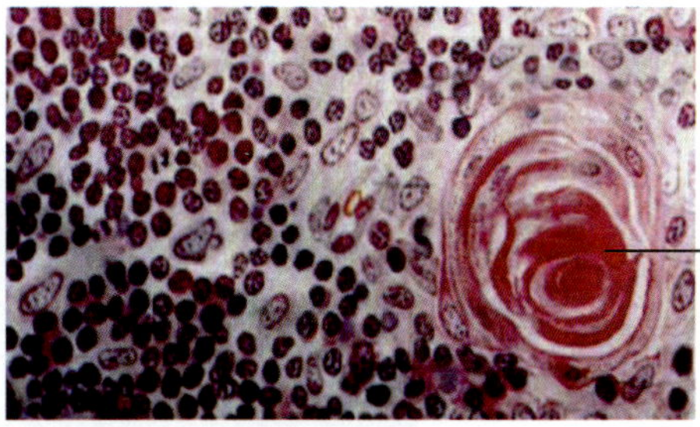

图 8-3 胸腺小体（高倍）

（3）血－胸腺屏障：胸腺皮质的毛细血管及其周围结构具有屏障作用，称为血－胸腺屏障（blood-thymus barrier）。由下列数层构成：①连续性毛细血管的内皮；②内皮基膜；③血管周隙，内含巨噬细胞；④胸腺上皮的基膜；⑤连续的胸腺上皮细胞（图 8-4）。血液内的抗原物质不易透过此屏障，这对维持胸腺内环境的稳定、保证胸腺细胞的正常发育起着极其重要的作用。

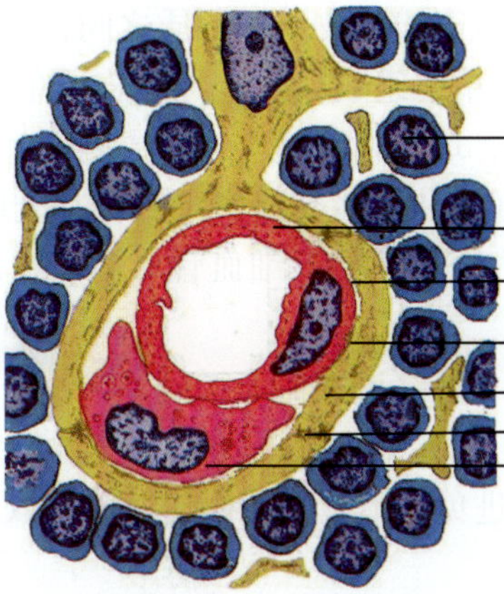

图 8-4 血－胸腺屏障结构模式图

2. 胸腺的功能 胸腺的功能是培育 T 细胞，并向周围淋巴器官输送初始型 T 细胞。实验证明，若切除新生小鼠的胸腺，该动物即缺乏 T 细胞而细胞免疫功能低下，外周淋巴器官及淋巴组织中无次级淋巴小结出现，机体产生抗体的能力也明显下降。若在动物出生后数周再切除胸腺，此时已有大量初始 T 细胞迁至外周淋巴器官和淋巴组织内，已能行使一定的免疫功能，故短期内看不出影响，但机体的免疫力仍会逐渐下降。若给切除胸腺的新生动物移植胸腺，则能明显改善该动物的免疫缺陷状态。另外胸腺上皮细胞分泌的胸腺素、胸腺生成素和胸腺体液因子等，均能促进胸腺细胞的增殖和分化。

（二）淋巴结

人体的淋巴结（lymph node）约 450 个，豆状，成群分布在淋巴回流的通路上，是滤过淋巴液和进行免疫应答的重要器官，其大小和结构与机体的免疫功能状态密切相关。

1. 淋巴结的结构 淋巴结表面覆以薄层致密结缔组织构成的被膜，有数条输入淋巴管穿越。淋巴结的一侧凹陷成门部，有血管、神经和 2～3 条输出淋巴管出入。被膜和门部的结缔组织伸入实质形成相互连接的小梁。淋巴结的实质分为皮质和髓质两部分，二者之间无明显界限。

（1）皮质：皮质（cortex）位于被膜下方，由浅层皮质、副皮质区和皮质淋巴窦构成（图 8-5）。

1）浅层皮质（superficial cortex）：由淋巴小结和小结之间的薄层弥散淋巴组织构成，主要含 B 细胞。受到抗原刺激增厚，淋巴小结增多、增大，多为次级淋巴小结，小结帽朝向被膜侧（图 8-6）。

视频：
微课：淋巴结皮质

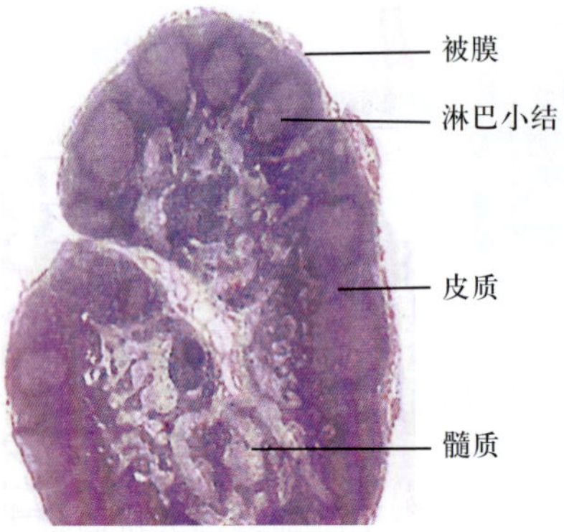

图 8-5　淋巴结光镜图（低倍）

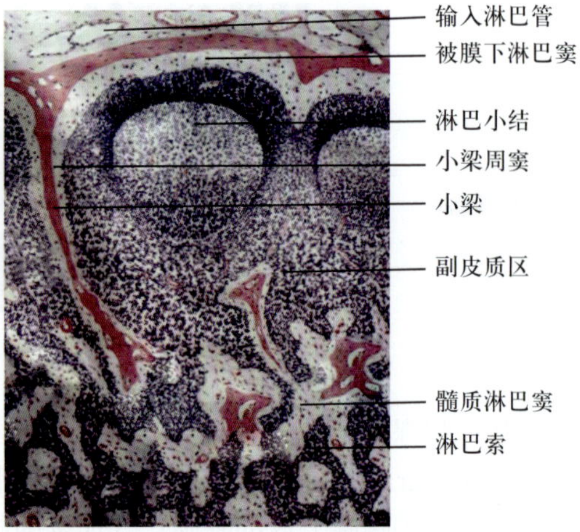

图 8-6　淋巴结光镜结构模式图

2）副皮质区（paracortical zone）：位于浅层皮质和髓质之间，为弥散淋巴组织，主要由 T 细胞构成。副皮质区由若干个深层皮质单位组成。每个深层皮质单位与一条输入淋巴管相对应，呈半球形，平面朝向浅层淋巴小结，球面朝向髓质。深层皮质单位分中央区及周围区。中央区内的细胞排列较紧密，主要为 T 细胞和一些交错突细胞，是胸腺依赖区。周围区为一薄层淋巴组织，兼含 T 细胞和 B 细胞，内含较多的毛细血管后微静脉，是血液内淋巴细胞进入淋巴组织的重要通道。

淋巴细胞由输出淋巴管离开淋巴结，最终进入血液循环。在流经毛细血管后微静脉时，部分淋巴细胞穿越内皮，再进入淋巴组织内，如此不断循环，称淋巴细胞再循环（recirculation of lymphocytes），有利于识别抗原，促进免疫细胞间的协作，使分散于全身的免疫细胞成为一个相互关联的统一体。

3）皮质淋巴窦（cortical sinus）：包括被膜下淋巴窦和小梁周窦。被膜下淋巴窦是被膜下方的扁囊，包绕整个淋巴结实质。窦壁的内皮很薄，内皮外有薄层基板、少量网状纤维和一层网状细胞。窦腔内有网状结缔组织支撑，还有一些巨噬细胞和淋巴细胞等。淋巴液在窦内缓慢流动，利于病原微生物、异物和抗原的清除。

（2）髓质：髓质（medulla）由髓索及髓窦构成。髓索（medullary cord）是相互连接的索状淋巴组织，主要含有 B 细胞、浆细胞、肥大细胞和巨噬细胞等。髓窦（medullary sinus）位于髓索之间，与皮质淋巴窦的结构相同，但较宽大，腔内的巨噬细胞较多，故有较强的滤过功能。

2. 淋巴结的功能

（1）滤过淋巴液：进入淋巴结的淋巴常带有抗原物质，如细菌、病毒、毒素等，在缓慢地流过淋巴结时，被巨噬细胞清除。

（2）参与免疫应答：抗原进入淋巴结后，巨噬细胞和交错突细胞可捕获和处理抗原，并提呈给具有相应抗原受体的初始 T 细胞或记忆性 T 细胞，后者于副皮质区增殖，副皮质区明显扩大，效应 T 细胞输出增多，引发细胞免疫。B 细胞在接触抗原后，在 Th 细胞的辅助下于浅层皮质增殖分化，该部位淋巴小结增多增大，髓索中浆细胞增多，输出淋巴管内含的抗体量明显上升。淋巴结内细胞免疫应答和体液免疫应答常同时发生。

（3）产生 T、B 细胞。

音频：
考点：淋巴结实质的结构特点及各组成部分所含有的主要淋巴细胞类型

➤ **考点：**淋巴结实质的结构特点及各组成部分所含有的主要淋巴细胞类型。

知识链接

淋巴结肿大往往是因内部细胞增生或肿瘤细胞浸润而引起，为临床常见的体征。表现为下颌下、颈部、锁骨上窝、腋窝以及腹股沟等部位淋巴结肿大，但纵隔、肺门和肠系膜等体内较深部位肿大的淋巴结则要通过X线、B超等辅助检查才能发现。淋巴结肿大常见有三种情况：①因各种感染、结缔组织病和变态反应等引起的良性肿大，临床表现常呈良性经过，随着病因去除可以完全恢复。②原发于淋巴结和从其他器官转移来的恶性肿瘤引起的恶性肿大，如淋巴瘤、乳腺癌淋巴转移等。临床表现呈恶性经过，淋巴结持续进行性肿大，如不及时治疗，常会进一步恶化以致死亡。③介于良性与恶性之间的肿大，开始常表现为良性，逐渐变成恶性。一般来讲，局部淋巴结肿大并伴有明显疼痛者常提示有感染；进行性无痛性肿大者常提示有恶性肿瘤性疾病。通过骨髓穿刺特别是淋巴结活检可以帮助确诊其原因和性质。

（三）脾

脾（spleen）是人体最大的免疫器官，位于血液循环通路上，有滤过血液和产生免疫应答功能。

1. 脾的结构 脾的表面覆以较厚的被膜，由富含弹性纤维和平滑肌的致密结缔组织构成，有间皮覆盖。被膜伸入脾内形成许多小梁，它们相互连接构成脾的支架。脾的一侧凹陷成脾门，有血管和神经出入。脾的实质由白髓、红髓和边缘区三部分构成（图8-7）。

视频：
微课：脾的白髓和红髓

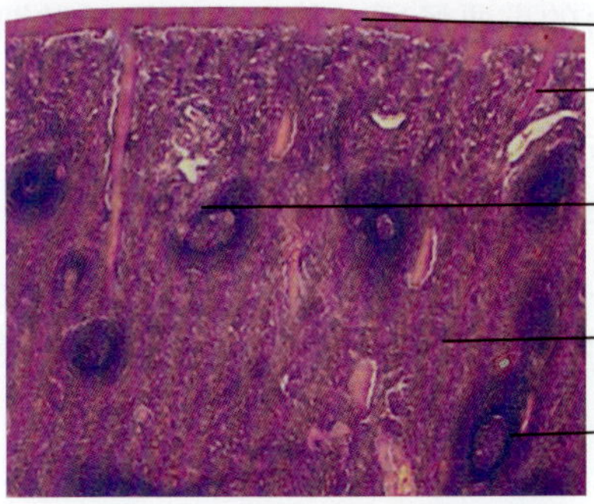

图8-7 脾光镜图（低倍）

（1）白髓（white pulp）：在新鲜脾的切面上呈散在的灰白色小点状，故称白髓，包括动脉周围淋巴鞘和淋巴小结。

1）动脉周围淋巴鞘（periarterial lymph-atic sheath）：是围绕在中央动脉周围的弥散淋巴组织形成的鞘样结构，主要由T细胞构成，还有一些巨噬细胞和交错突细胞。

2）淋巴小结：又称脾小体，结构与淋巴结的淋巴小结相同，位于动脉周围淋巴鞘的一侧，主要由B细胞构成。

（2）红髓（red pulp）：分布于被膜下、小梁周围及白髓之间，占实质的2/3。因含大量血细胞，在新鲜脾的切面上呈红色。红髓可分为脾索与脾血窦（图8-8）。

1）脾索（splenic cord）：由不规则的索状淋巴组织构成。脾索相互连接成网，网孔即为脾血窦。脾索富含血细胞、B细胞、巨噬细胞和浆细胞。

2）脾血窦（splenic sinusoid）：是脾索间的窦状毛细血管，腔大而不规则，相互吻合成网。窦壁由一层长杆状的内皮细胞平行排列而成，细胞间常有较宽的间隙，基膜不完整。内皮外有环行围绕的网状纤维，使血窦壁呈栅栏状结构（图8-9）。

（3）边缘区（marginal zone）：位于白髓与红髓交界处，该区的淋巴细胞较白髓稀疏，较红髓密集，含T细胞和B细胞，并有较多的巨噬细胞及一些血细胞。

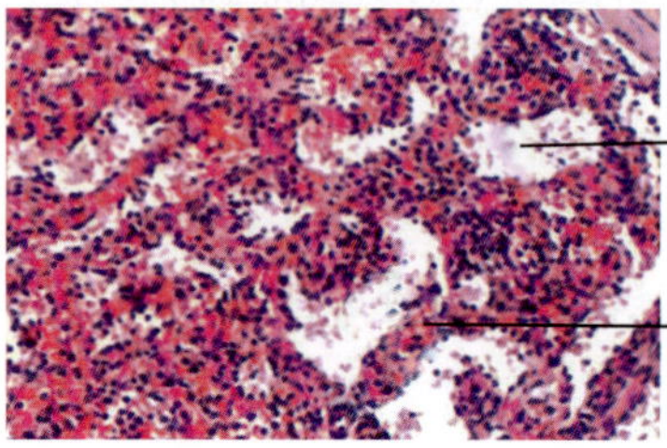

图 8-8　脾红髓光镜结构模式图

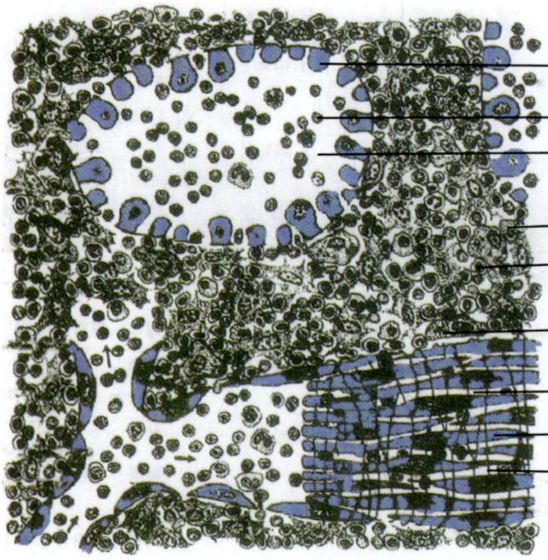

图 8-9　脾血窦结构模式图

2. 脾的功能

（1）造血：胚胎早期可造血。成年人有少量造血干细胞，在机体严重贫血或某种病理状态下可恢复造血功能。

（2）储血：人脾可储血 40ml，当机体需要时，平滑肌收缩可将储存血液排入血循环，补充血量。

（3）滤血：边缘区和脾索是滤血的重要场所，其中的大量巨噬细胞可以及时清除衰老或异常的血细胞和血内病原体。

（4）免疫：脾在滤血的同时，巨噬细胞、树突状细胞可以捕获、处理和提呈抗原，对病原体（细菌、疟原虫、血吸虫等）产生免疫应答。

音频：
考点：脾实质的结构特点及各组成部分所含有的主要淋巴细胞类型

➢ **考点：**脾实质的结构特点及各组成部分所含有的主要淋巴细胞类型。

胸腺、淋巴结和脾的比较见表 8-1。

表 8-1　胸腺、淋巴结和脾的比较

名称	胸腺	淋巴结	脾
被膜	薄层结缔组织，伸入实质形成小叶间隔	薄层结缔组织，伸入实质形成小梁	较厚的致密结缔组织，内含平滑肌，表面有间皮，伸入实质形成小梁
实质	胸腺小叶，分皮质和髓质	皮质和髓质	白髓、边缘区和红髓
胸腺小体	有，髓质内	无	无
淋巴小结	无	有（B 细胞）	有（B 细胞）
胸腺依赖区		副皮质区（T 细胞）	动脉周围淋巴鞘（T 细胞）
边缘区	无	无	有
淋巴索	无	髓索（B 细胞）	脾索（B 细胞）
淋巴窦	无	皮质、髓质淋巴窦	无
血窦	无	无	脾血窦
窦内容物	无	淋巴液、网状组织、巨噬细胞	血液
功能	分泌多种激素培育 T 细胞	免疫应答、过滤淋巴液	滤血、造血、储血、免疫

（四）扁桃体

扁桃体包括腭扁桃体、舌扁桃体和咽扁桃体，其中以腭扁桃体最大。它们在结构上基本相同，都是在固有层内含有大量的淋巴组织。我们通常所说的扁桃体一般是指腭扁桃体，其上皮往往向扁桃体深部凹陷形成数十个隐窝；隐窝周围的上皮固有层内含有大量的弥散淋巴组织和淋巴小结；淋巴小结中央可见生发中心，其内的细胞主要是 B 细胞；在弥散淋巴组织中则有大量的 T 细胞，还常见毛细血管后微静脉，它是淋巴细胞进出扁桃体的重要途径（图 8-10）。

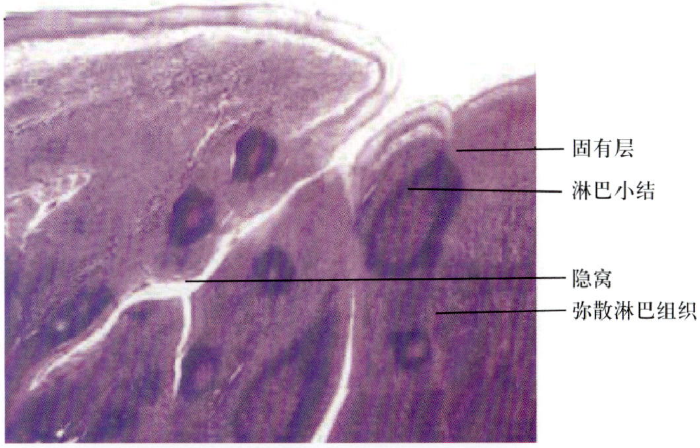

图 8-10　腭扁桃体光镜结构模式图

扁桃体是一个易受到抗原刺激的周围淋巴器官，可引起局部或全身的免疫应答，对机体有重要的防御、保护作用。同时也容易受到病菌侵袭而引起炎症。

思考题

1. 胸腺皮质、髓质的结构特点。
2. 淋巴结浅层皮质的结构。
3. 脾白髓的结构特点。

音频：
第八章思考题解析

（陈金绪）

第九章

消化系统

思维导图

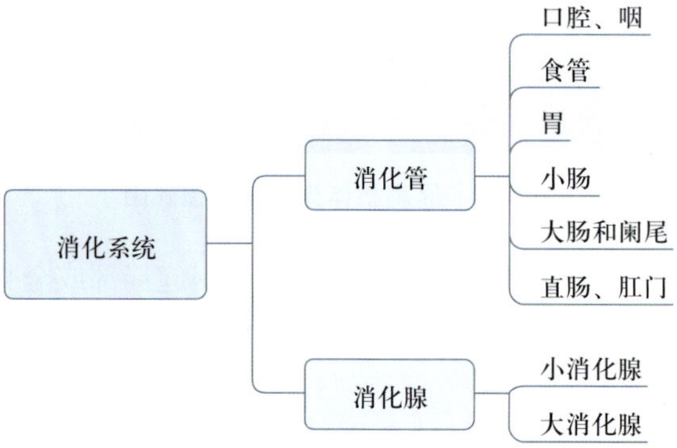

音频：
第九章思维导图简介

学习目标

1. 掌握消化管壁的一般结构；胃和小肠的组织结构和功能；胰腺和肝的结构和功能。
2. 熟悉食管的组织结构特点；消化管的结构与消化功能之间的关系。
3. 了解消化管各段对食物消化的作用；消化腺分泌的消化液对食物成分的作用。

消化系统由消化管和消化腺组成，主要对食物进行物理性和化学性消化，并吸收营养物质供机体生长和代谢。

第一节 消 化 管

消化管是从口腔至肛门的连续性管道，依次分为口腔、咽、食管、胃、小肠、大肠和肛门。这些器官的管壁结构具有某些共同的分层规律，又各具特点。

一、消化管的一般结构

消化管（除口腔与咽外）自内向外依次分为黏膜、黏膜下层、肌层与外膜4层（图9-1，图9-2）。

（一）黏膜

黏膜（tunica mucosa）由上皮、固有层和黏膜肌层组成，是消化管各段结构差异最大、功能最重要的部分。

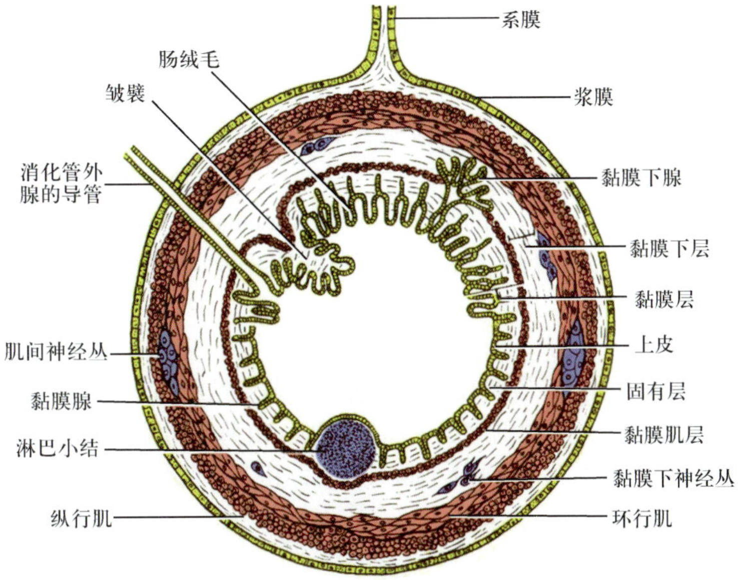

图 9-1　消化管一般结构模式图（横切面）

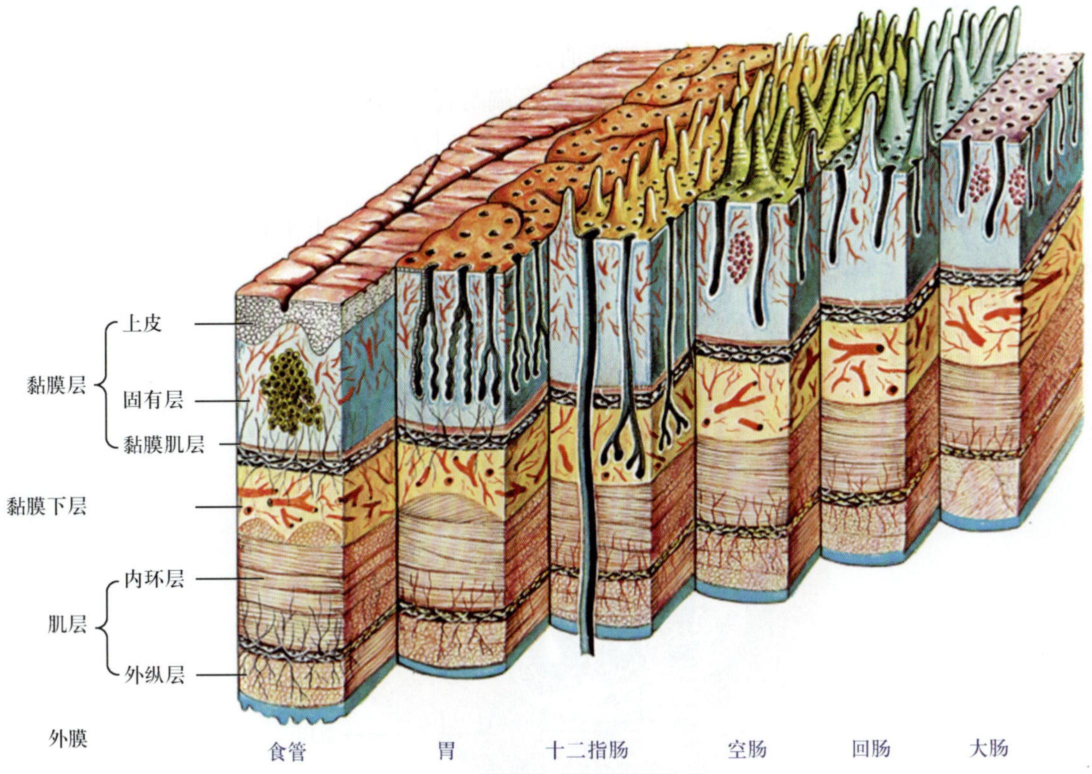

图 9-2　消化管的一般结构（纵切面）

1. 上皮　上皮的类型依部位而异。消化管的两端（口腔、咽、食管及肛门）为复层扁平上皮，以保护功能为主；其余部分均为单层柱状上皮，以消化吸收功能为主。上皮与管壁内的腺体相连。

2. 固有层（lamina propria）　为疏松结缔组织，含细胞和纤维较多，并有丰富的血管和淋巴管。胃肠固有层内还富含腺体和淋巴组织。

3. 黏膜肌层（muscularis mucosa）　为薄层平滑肌，其收缩可使黏膜活动，促进固有层内的腺体分泌物排出和血液运行，利于物质吸收。

（二）黏膜下层

黏膜下层（submucosa）由较致密结缔组织组成，内含较多的小血管、淋巴管和黏膜下神经丛。在食管及十二指肠的黏膜下层内分别有食管腺与十二指肠腺。在食管、胃和小肠等部位的黏膜与黏膜下层共同向管腔内突起，形成皱襞（plica）。

（三）肌层

除口腔、咽、食管上段与肛门处的肌层（tunica muscularis）为骨骼肌外，其余部分为平滑肌。肌层一般分为内环行、外纵行两层，其间有肌间神经丛，结构与黏膜下神经丛相似，可调节肌层的运动。

（四）外膜

外膜（tunica adventitia）分纤维膜和浆膜两种。由薄层结缔组织构成者称纤维膜（fibrosa），主要分布于食管和大肠末段，与周围组织无明显界限。由薄层结缔组织与间皮共同构成者称浆膜（serosa），见于腹膜内位的胃、大部分小肠与大肠，其表面光滑，利于胃肠活动。

音频：
考点：消化管的一般结构

➢ **考点：**消化管的一般结构。

二、食管

食管腔面有纵行皱襞，食物通过时皱襞消失，管腔扩大（图 9-3）。

1. 黏膜 表面为未角化的复层扁平上皮，下端与胃贲门部的单层柱状上皮相接，是食管癌易发部位。固有层为细密的结缔组织，形成乳头突向上皮。黏膜肌层由纵行平滑肌束组成。

2. 黏膜下层 为疏松结缔组织，含有黏液性的食管腺。

3. 肌层 分内环行、外纵行两层。食管上 1/3 段为骨骼肌，下 1/3 段为平滑肌，中 1/3 段则二者兼具。食管两端的内环行肌稍增厚，分别形成上、下括约肌。

4. 外膜 为纤维膜。

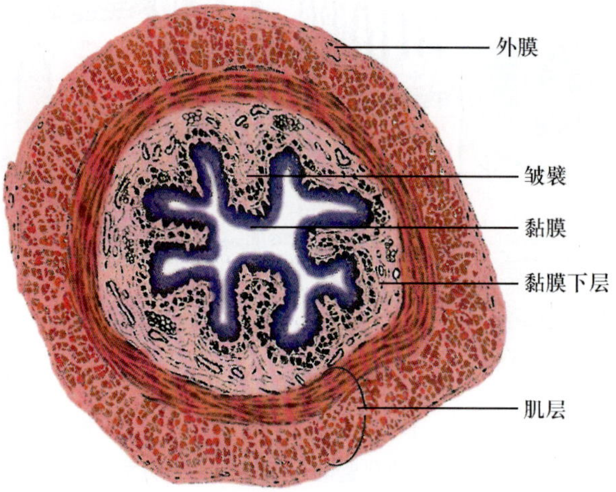

图 9-3 食管横切面光镜结构模式图

视频：
微课：胃黏膜的组织结构

三、胃

胃具有容纳食物，初步消化食物，吸收少量水分、无机盐和醇类的功能。

（一）黏膜

胃收缩时腔面可见许多纵行皱襞，充盈时皱襞几乎消失。黏膜表面的上皮下陷形成胃小凹（gastric pit）。每个胃小凹底部与 3～5 条胃腺通连（图 9-4，图 9-5）。

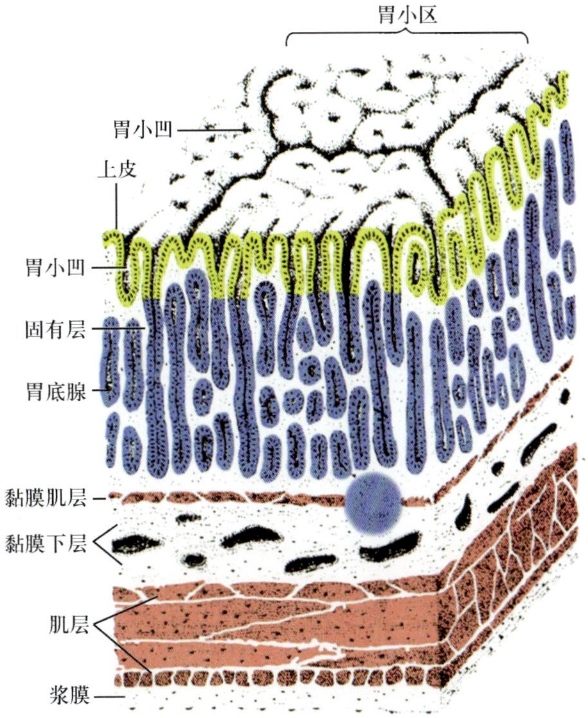

图 9-4 胃壁组织结构模式图

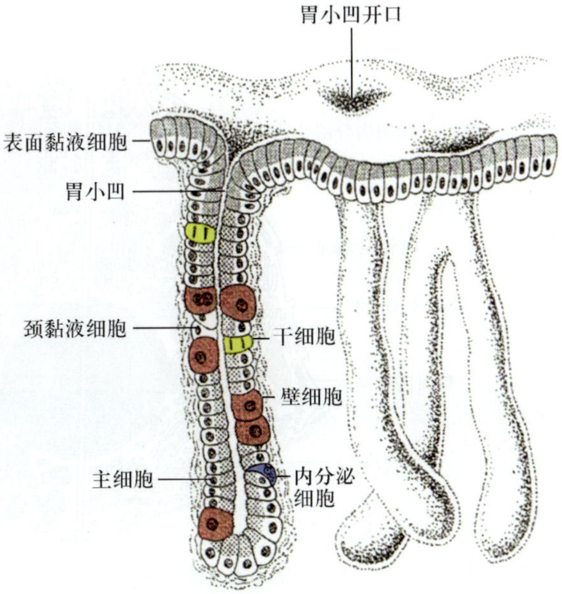

图 9-5 胃底腺立体结构模式图

1. 上皮 为单层柱状上皮，主要由表面黏液细胞（surface mucous cell）组成，椭圆形核位于细胞基部，顶部胞质内充满黏原颗粒，在 HE 染色切片上着色浅淡以至透明。此细胞分泌的黏液覆盖在胃黏膜表面，形成一层 0.25 ~ 0.5 mm 厚的黏液层，其内含黏膜分泌的大量 HCO_3^-，黏液和 HCO_3^- 共同构成黏液 – 碳酸氢盐屏障。黏液层将上皮与胃蛋白酶隔离，HCO_3^- 可中和 H^+，因此可防止胃酸和胃蛋白酶对胃黏膜的侵蚀，起重要的保护作用。

2. 固有层 内含大量紧密排列的胃腺。根据其所在部位与结构的不同，分为胃底腺、贲门腺和幽门腺。分布于胃底和胃体部的为胃底腺（fundic gland），约有 1500 万个，是数量最多、功能最重要的胃腺。分布于近贲门部和幽门部的分别为贲门腺和幽门腺。

（1）胃底腺（fundic gland）：为分支管状腺，可分为颈、体与底部。开口于胃小凹，胃底腺由壁细胞、主细胞、颈黏液细胞及干细胞和内分泌细胞组成（图 9-4 ~ 图 9-6）。

1）壁细胞（parietal cell）：又称泌酸细胞，主要分布于腺的颈、体部。细胞体积较大，多呈圆锥形，核圆而深染，居中，可有双核；胞质呈均质而明显的嗜酸性。电镜下，壁细胞胞质中有迂曲分支的细胞内分泌小管，管壁与细胞顶面质膜相连，并都有微绒毛（图 9-7）。分泌小管周围有表面光滑的小管和小泡，称微管泡系统，其结构与细胞顶面及分泌小管相同。壁细胞还有大量线粒体，其他细胞器则较少。壁细胞能形成和分泌盐酸，盐酸能激活胃蛋白酶原，使之成为胃蛋白酶，对蛋白质进行初步分解；盐酸还有杀菌作用。壁细胞还能分泌内因子，可促进食物中的维生素 B_{12} 吸收，供红细胞生成所用。如内因子缺乏，维生素 B_{12} 吸收障碍，可导致巨幼红细胞性贫血。

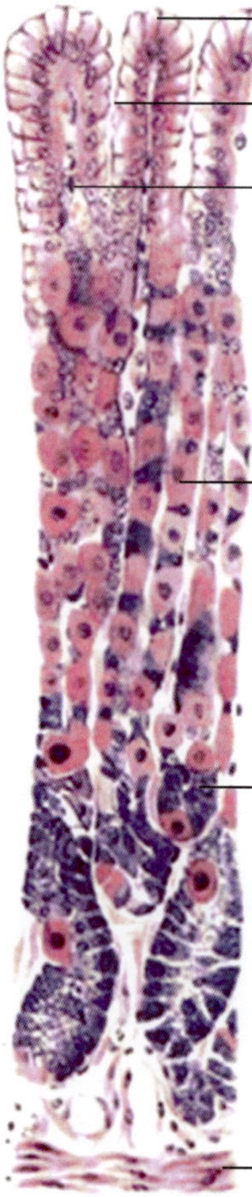

图 9-6　胃底腺光镜结构模式图

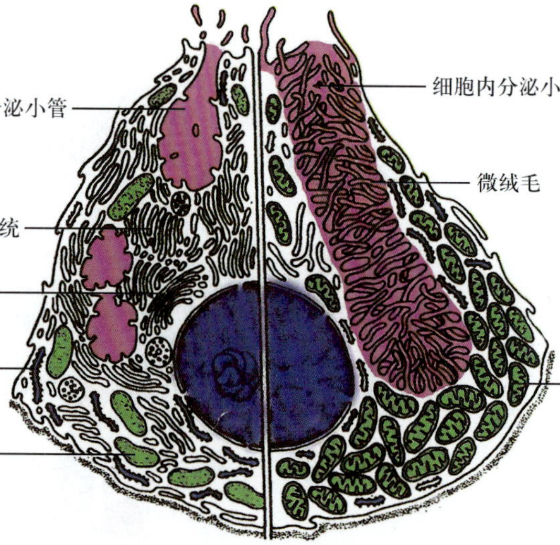

图 9-7　胃底腺壁细胞电镜结构模式图

2）主细胞（chief cell）：又称胃酶细胞，数量最多，主要分布于腺的体、底部。细胞呈柱状，核圆形，位于基部；胞质基部呈强嗜碱性，顶部充满酶原颗粒，但在制作切片的过程中，此颗粒多溶解而消失，使该部位着色浅淡。电镜下，核周有大量粗面内质网与发达的高尔基复合体，顶部有许多圆形酶原颗粒（图 9-8）。主细胞分泌胃蛋白酶原（pepsinogen），经盐酸激活成为胃蛋白酶。

3）颈黏液细胞（neck mucous cell）：数量很少，位于腺颈部，多呈楔形夹于其他细胞间。核多呈扁圆形，居细胞基底，核上方有很多黏原颗粒，HE 染色浅淡，故常不易与主细胞相区分，其分泌物为可溶性黏液（图 9-5）。

4）干细胞：普通制备标本中不易辨认。通过放射性核素标记及放射自显影技术可以观察。

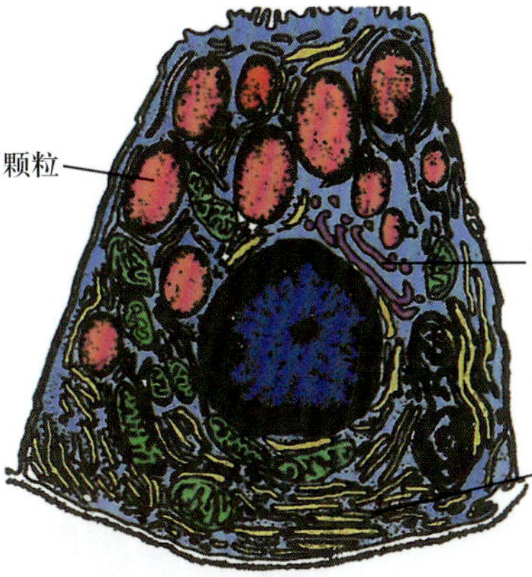

图 9-8　主细胞电镜结构模式图

5）内分泌细胞：见后文。

（2）贲门腺：分布于胃贲门处的分支管状腺，为黏液性腺。

（3）幽门腺：分布于胃幽门处，此处胃小凹很深，幽门腺为分支多而弯曲的管状黏液腺，腺中有很多 G 细胞，产生促胃液素（gastrin），可刺激壁细胞分泌盐酸。

3. 黏膜肌层　由内环行与外纵行两层平滑肌组成。内环肌的部分细胞伸入固有层腺体之间，其收缩有助于腺分泌物的排出。

➢ **考点：**胃黏膜的结构特点；胃底腺主要细胞的结构特点及功能。

音频：
考点：胃黏膜的结构特点；胃底腺主要细胞的结构特点及功能

（二）其他各层结构

黏膜下层为较致密结缔组织，内含较粗的血管、淋巴管和神经，尚可见成群的脂肪细胞。肌层较厚，一般由内斜行、中环行及外纵行 3 层平滑肌构成。环行肌在贲门和幽门部增厚，分别形成贲门括约肌和幽门括约肌。外膜为浆膜。

四、小肠

小肠是消化和吸收的主要部位，分为十二指肠、空肠和回肠，各具某些结构特点。

（一）黏膜

小肠的黏膜和黏膜下层向肠腔突出形成许多环行皱襞（图 9-9，图 9-10），环行皱襞和肠绒毛使小肠表面积扩大 20～30 倍。在黏膜的表面，上皮和固有层向肠腔突出形成许多指状突起，称为肠绒毛（intestinal villus），形状不一，以十二指肠和空肠头段最发达。肠绒毛根部的上皮下陷至固有层形成管状的小肠腺（small intestinal gland）（图 9-10），故小肠腺与绒毛的上皮是连续的，小肠腺直接开口于肠腔。

视频：
微课：小肠绒毛和小肠腺

1. 上皮　为单层柱状上皮。绒毛部上皮由吸收细胞、杯状细胞和少量内分泌细胞组成；小肠腺上皮除上述细胞外，还有潘氏细胞和未分化细胞（图 9-11，图 9-12）。

（1）吸收细胞（absorptive cell）：数量最多，呈高柱状，核椭圆形，位于细胞基部。绒毛表面的吸收细胞游离面在光镜下可见明显的纹状缘，电镜下是由密集而规则排列的微绒毛构成。微绒毛使细胞游离面面积扩大约 30 倍。小肠腺的吸收细胞的微绒毛较少而短，故纹状缘薄。微绒毛表面还有一层细胞衣，它是吸收细胞产生的糖蛋白，内有参与消化碳水化合物和蛋白质的双糖酶和肽酶，并吸附有胰蛋白酶、胰淀粉酶等，细胞衣是消化吸收的重要部位。

（2）杯状细胞（goblet cell）：散在于吸收细胞间，分泌黏液，有润滑和保护作用，从十二指肠至回肠末端，杯状细胞逐渐增多。

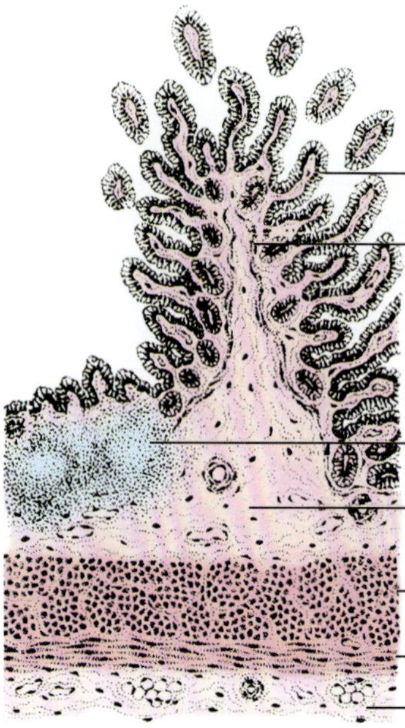

图 9-9　小肠皱襞模式图

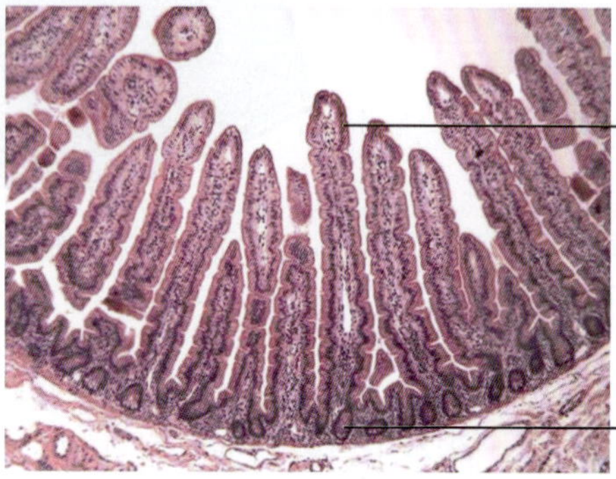

图 9-10　小肠绒毛和小肠腺结构图

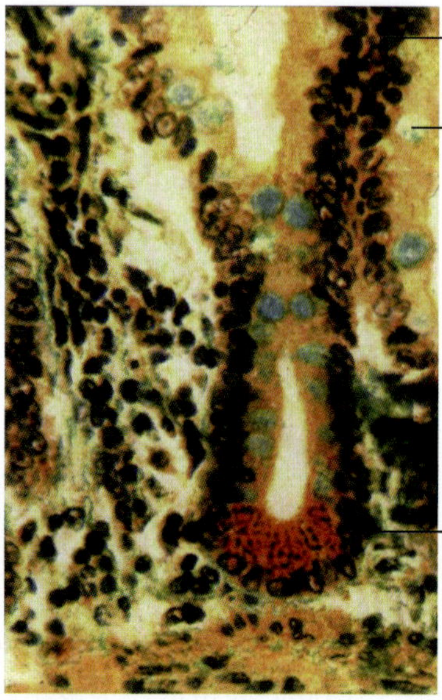

图 9-11　小肠绒毛各种细胞光镜结构图

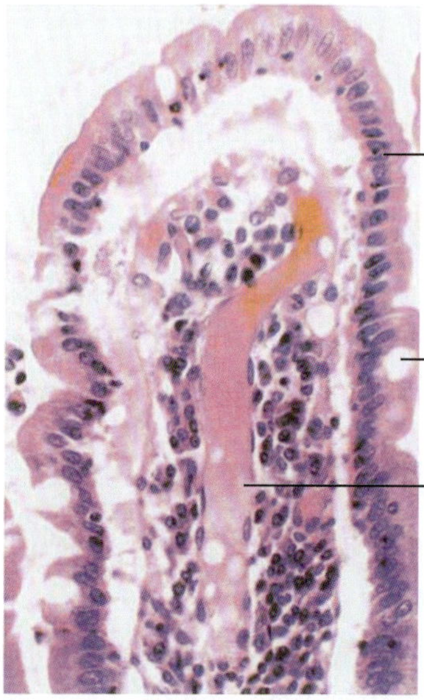

图 9-12　中央乳糜管

（3）内分泌细胞（见后文）。

（4）潘氏细胞（Paneth cell）：是小肠腺的特征性细胞，位于腺底部，常三五成群。细胞呈锥体形，胞质顶部充满粗大嗜酸性颗粒，内含防御素和溶菌酶等，具有一定的灭菌作用。

（5）未分化细胞（undifferentiated cell）：位于小肠腺下半部，散在于其他细胞之间。胞体较小，呈柱状，胞质嗜碱性。细胞不断增殖、分化、向上迁移，以补充绒毛顶端脱落的吸收细胞和杯状细胞。

2. 固有层　为疏松结缔组织，含有大量小肠腺和丰富的游走细胞（淋巴细胞、浆细胞、巨噬细胞、嗜酸性粒细胞等）。绒毛中轴的固有层结缔组织内有 1～2 条纵行毛细淋巴管，称中央乳糜管（central lacteal），它的起始部为盲端，向下穿过黏膜肌进入黏膜下层形成淋巴管丛（图 9-12）。中央乳糜管管腔较大，内皮细胞间隙宽，无基膜，故通透性大。吸收细胞释出的乳糜微粒入中央乳糜管输出。此管周围有丰富的有孔毛细血管网，肠上皮吸收的氨基酸、单糖等水溶性物质主要经此入血。绒毛内还有少量来自黏膜肌的平滑肌纤维，可使绒毛收缩，利于物质吸收和淋巴与血液的运行。

3. 黏膜肌层　由内环行与外纵行两层平滑肌组成。

➤ **考点：**小肠黏膜的结构特点；小肠上皮及肠腺的主要细胞结构特点及功能。

音频：
考点：小肠黏膜的结构特点；小肠上皮及肠腺的主要细胞结构特点及功能

（二）其他各层结构

黏膜下层为较致密结缔组织，含较多血管和淋巴管。十二指肠的黏膜下层内有十二指肠腺，为复管泡状的黏液腺，其导管穿过黏膜肌层开口于小肠腺底部。此腺分泌碱性黏液（pH 8.2～9.3），可保护十二指肠黏膜免受酸性胃液的侵蚀。肌层由内环行与外纵行两层平滑肌组成。外膜除十二指肠后壁为纤维膜外，小肠其余部分均为浆膜。

五、大肠和阑尾

大肠分为盲肠（附阑尾）、结肠、直肠和肛管，主要功能是吸收水分和电解质，将食物残渣形成粪便。大肠黏膜不形成环行皱襞与绒毛，故表面平滑；但在结肠袋之间的横沟处，结肠壁内面有半月形皱襞。黏膜上皮是单层柱状上皮，由柱状细胞和杯状细胞组成，后者数量明显多于小肠。固有层内有大量的大肠腺，呈长单管状，除含柱状细胞、杯状细胞外，尚有少量未分化细胞和内分泌细胞，无潘氏细胞。固有层内有散在的淋巴小结。黏膜肌层同小肠。黏膜下层在疏松结缔组织内有较大的血管和淋巴管，有成群的脂肪细胞。肌层为内环行与外纵行两层平滑肌组成。外纵行肌局部增厚形成 3 条结肠带。外膜大部分为浆膜，外膜结缔组织中常有脂肪细胞集聚构成的肠脂垂。

阑尾的管腔小而不规则，大肠腺短而少。固有层内有极丰富的淋巴组织，形成许多淋巴小结，并突入黏膜下层，致使黏膜肌很不完整。肌层很薄，外覆浆膜（图 9-13）。

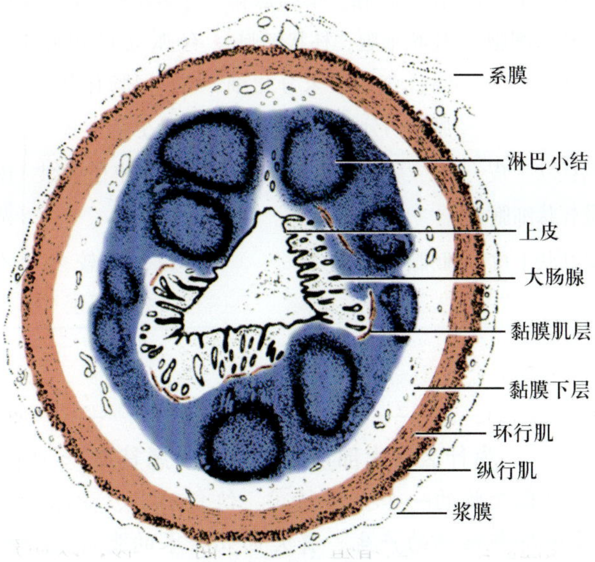

图 9-13　阑尾结构模式图

六、胃、肠的内分泌细胞

胃、肠的上皮和腺体内散布着大量内分泌细胞。这些细胞释放的激素，主要协调胃肠道自身的运动和分泌功能，也参与调节其他器官的生理活动。

光镜下，胃肠的内分泌细胞多呈圆锥形或椭圆形，基底部细胞质内充满嗜银性或嗜铬性的分泌颗粒，故又称为基底颗粒细胞，分为开放型和闭合型两种。电镜下，胃肠的内分泌细胞内含有一些粗面内质网和高尔基复合体，分泌颗粒的大小、形状及电子密度依细胞类型而异。

目前，已发现的消化管内分泌细胞有几十种之多，现主要介绍以下几种（表 9-1）。

表 9-1 胃、肠内主要的内分泌细胞

细胞名称	分布	分泌的激素
D 细胞	胃、肠	生长抑素
D1 细胞	胃、肠	血管活性肠肽
EC 细胞	胃、肠	5- 羟色胺、多种肽
G 细胞	十二指肠	促胃液素
I 细胞	十二指肠	胆囊收缩素 – 促胰酶素

消化管各段黏膜的比较见表 9-2。

表 9-2 消化管各段黏膜的比较

名称	腔面形状	上皮	固有层腺体	淋巴组织	黏膜肌	功能
食管	有 7～10 条纵行皱襞	未角化复层扁平上皮	无腺体	少量淋巴组织	一层纵行平滑肌	食物通过
胃	有不规则皱襞，有许多胃小凹	单层柱状上皮	有胃底腺、贲门腺和幽门腺。胃底腺由主细胞、壁细胞、颈黏液细胞、干细胞和内分泌细胞组成	少量淋巴组织	内环、外纵两层平滑肌	暂时储存，初步消化
小肠	有许多环形皱襞，有小肠绒毛	单层柱状上皮，夹杂杯状细胞，有纹状缘	有小肠腺，小肠腺由柱状细胞、杯状细胞、潘氏细胞、未分化细胞和内分泌细胞组成	空肠和十二指肠有孤立淋巴小结，回肠有集合淋巴小结	内环、外纵两层平滑肌	分泌吸收
大肠	半环形皱襞，无绒毛	单层柱状上皮，大量杯状细胞	有大肠腺，排列紧密	丰富的淋巴组织	内环、外纵两层平滑肌	吸收
阑尾	管腔窄而不规则	单层柱状上皮	肠腺短而少	淋巴小结较多，侵入黏膜下层	不完整	与免疫功能有关

知识链接

为什么胃大部切除术患者易患贫血

胃是容纳食物和消化食物的一个重要器官。饮食不当、受凉、情绪波动、精神紧张以及药物等因素易导致胃部疾病的产生。胃大部切除术的患者要将相当一部分体积的患病胃部切除，而切除的这部分胃有很多的胃底腺。胃底腺的构成细胞之一壁细胞可以产生内因子，而内因子可以促使回肠上皮细胞对维生素 B_{12} 的吸收，供红细胞生成使用。因为胃大部切除术的患者剩余的胃底腺减少，从而导致机体内因子匮乏，继而导致维生素 B_{12} 吸收障碍，红细胞生成作用减弱，从而导致巨幼红细胞性贫血。

第二节　消化腺

消化腺有大、小两种类型。小消化腺分布于消化管管壁内，如口腔黏膜小唾液腺、胃腺、肠腺等；大消化腺位于消化管管壁外，是独立的器官，主要包括唾液腺、胰腺和肝。消化腺的功能是分泌含各种消化酶的消化液，对食物进行消化作用；此外，有的消化腺还有内分泌或其他重要功能。

一、唾液腺

唾液腺（salivary gland）有 3 对，即腮腺、下颌下腺、舌下腺，分泌的唾液通过导管排入口腔。

（一）唾液腺的一般结构

唾液腺外包由结缔组织构成的被膜，结缔组织伸入腺体内，将腺实质分为许多大小不一的小叶，血管、淋巴管和神经等走行其间。腺实质由腺泡和分支的导管组成。

1. 腺泡　腺泡（alveoli）呈泡状或管泡状，由单层立方上皮或锥形腺细胞组成。腺细胞与基膜之间有肌上皮细胞，该细胞的收缩有助于腺泡分泌物排出。腺泡分浆液性、黏液性和混合性 3 种类型（图 9-14）。

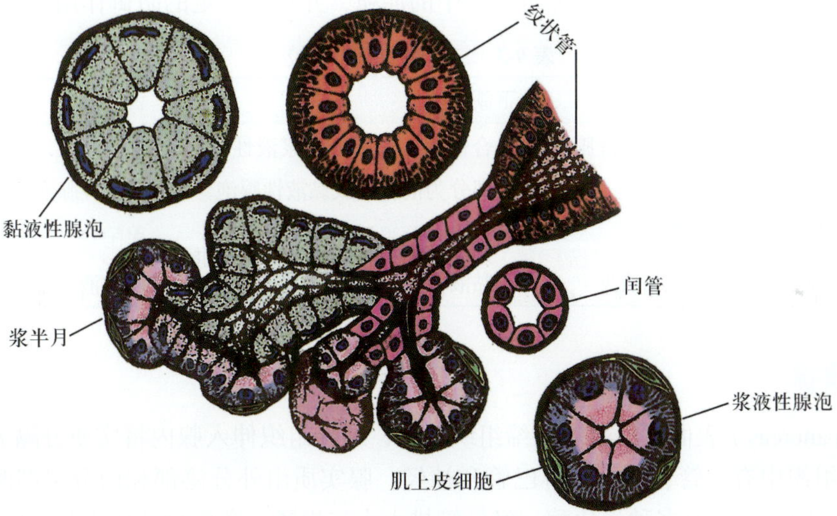

图 9-14　唾液腺腺泡与导管结构模式图

（1）浆液性腺泡（serous alveolus）：由浆液性腺细胞组成。HE 染色胞质染色较深，基部胞质嗜碱性较强，核圆形，位于基部。电镜下可见此处有较多粗面内质网和核糖体。顶部胞质内有较多嗜酸性的分泌颗粒（酶原颗粒）。浆液性腺泡分泌物较稀薄，含较多唾液淀粉酶。

（2）黏液性腺泡（mucous alveolus）：由黏液性腺细胞组成。HE 染色胞质着色较浅，分泌颗粒不能显示，细胞核扁圆形，居细胞底部。电镜下则可见顶部胞质内有粗大的黏原颗粒。黏液性腺泡的分泌物较黏稠，称黏液。

（3）混合性腺泡（mixed alveolus）：由浆液性腺细胞和黏液性腺细胞共同组成。腺泡常以黏液性腺细胞为主，少量浆液性腺细胞位于腺泡的底部或腺泡的末端，在切片中呈半月形结构，故称浆半月（图 9-14）。

2. 导管　与分泌部相通连，由单层或复层上皮构成，通常包括闰管、纹状管、小叶间导管和总导管（图 9-14）。

（1）闰管（intercalated duct）：是导管的起始段，直接与腺泡相连，管径细，管壁为单层立方或单层扁平上皮。

（2）纹状管（striated duct）：又称分泌管，与闰管相连接，管径粗，管壁为单层高柱状上皮，核位居细胞顶部，胞质嗜酸性。细胞基部可见垂直纵纹，电镜下为质膜内褶和纵行排列的线粒体，此种结构使细胞基部表面积增大，有利于细胞与组织液间进行水和电解质的转运。

音频：
考点：唾液腺的一般结构

（3）小叶间导管和总导管：纹状管汇合形成小叶间导管，行于小叶间结缔组织内。小叶间导管较粗，管壁为假复层柱状上皮。小叶间导管逐级汇合并增粗，最后形成一条或几条总导管开口于口腔，导管近口腔开口处渐为复层扁平上皮，与口腔上皮相连续。

➢ **考点：**唾液腺的一般结构。

（二）三对唾液腺的结构特点

1. 腮腺 为纯浆液性腺，闰管长，纹状管较短，分泌物含较多唾液淀粉酶。

2. 下颌下腺 为混合性腺，浆液性腺泡多，黏液性和混合性腺泡少，闰管短，纹状管发达，分泌物含唾液淀粉酶和黏液。

3. 舌下腺 为混合性腺，以黏液性腺泡为主，混合性腺泡也较多，无闰管，纹状管较短，分泌物主要为黏液。

唾液腺分泌物可以润滑口腔，分解食物中的淀粉，并具有一定的防御作用（表 9-3）。

表 9-3 三对唾液腺的比较

名称	腮腺	下颌下腺	舌下腺
腺泡	浆液性腺，全部为浆液性腺泡	混合性腺，大部分为浆液性腺泡，少部分为混合性或黏液性腺泡	混合性腺，以黏液性腺泡和混合性腺泡为主，半月多
导管	闰管长，有分泌管	闰管短，分泌管长	无闰管，分泌管短
分泌物	含唾液淀粉酶多，黏液少	含黏液多，淀粉酶少	以黏液为主

二、胰腺

胰腺（pancreas）表面覆以薄层结缔组织被膜，结缔组织伸入腺内将实质分隔为许多小叶，小叶间结缔组织中有导管、血管、淋巴管和神经。腺实质由外分泌部和内分泌部两部分组成。外分泌部分泌胰液，含有多种消化酶，经导管排入十二指肠，在食物消化中起重要作用。内分泌部是散在于外分泌部之间的细胞团，称胰岛，它分泌的激素进入血液或淋巴，主要参与调节碳水化合物的代谢（图 9-15）。

（一）外分泌部

外分泌部占腺体的大部分，为浆液性复管泡状腺，是重要的消化腺。

1. 腺泡 每个腺泡含 40 ~ 50 个腺泡细胞，具有典型的浆液性腺细胞形态特点（图 9-15）。胰腺腺泡细胞分泌多种消化酶，如胰蛋白酶原、胰糜蛋白酶原、胰淀粉酶、胰脂肪酶等，分别消化食物中各种营养成分。腺细胞还分泌一种胰蛋白酶抑制因子，可阻止胰蛋白酶原在胰腺内激活。

胰腺腺泡无肌上皮细胞。腺腔面可见一些较小的扁平或立方形细胞，称泡心细胞（centroacinar cell），细胞质染色浅，核圆形或卵圆形。泡心细胞是延伸入腺泡腔内的闰管上皮细胞（图 9-16）。

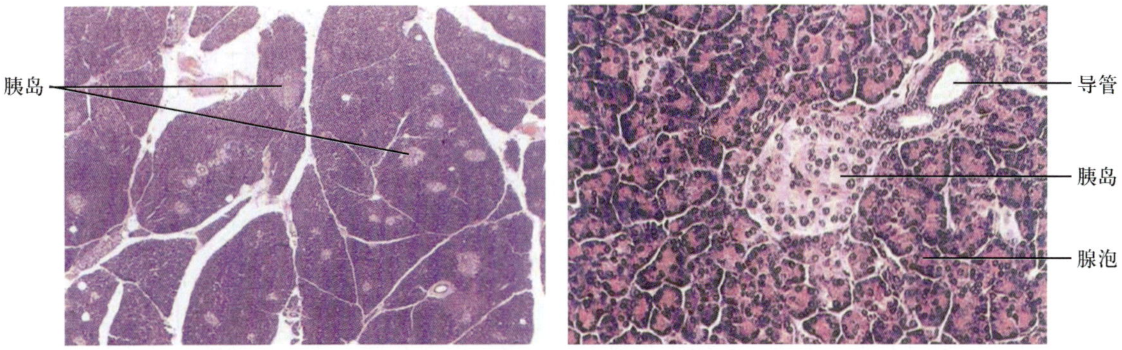

图 9-15 胰腺光镜图

2. 导管 由闰管、小叶内导管、小叶间导管和主导管组成。闰管细而长，管壁为单层扁平或立方上皮，其伸入腺腔的部分构成泡心细胞。闰管逐渐汇合形成小叶内导管，小叶内导管在小叶间结缔组织内汇合成小叶间导管，后者再汇合成一条主导管，贯穿胰腺全长，在胰头部与胆总管汇合，开口于十二指肠大乳头。从小叶内导管至主导管，管腔渐增大，单层立方上皮逐渐变为单层柱状上皮，主导管为单层高柱状上皮，上皮内可见杯状细胞。

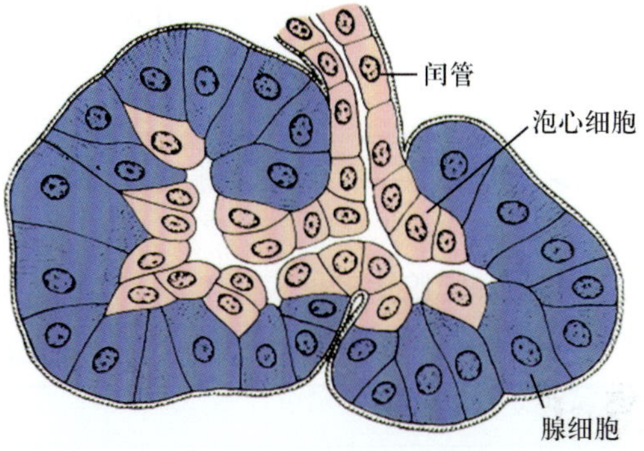

图 9-16 胰腺腺泡模式图

音频：
考点：胰腺外分泌部的结构特点及功能

➢ **考点：**胰腺外分泌部的结构特点及功能。

（二）内分泌部

胰岛（pancreas islet）是由内分泌细胞组成的球形细胞团，大小不等，分布于腺泡之间。成人胰腺约有 100 万个胰岛，胰尾部的胰岛较多。胰岛主要有 A、B、D、PP 4 种细胞，HE 染色不易区分，细胞间有丰富的有孔毛细血管。目前主要通过免疫组织化学法进行鉴别（图 9-17）。

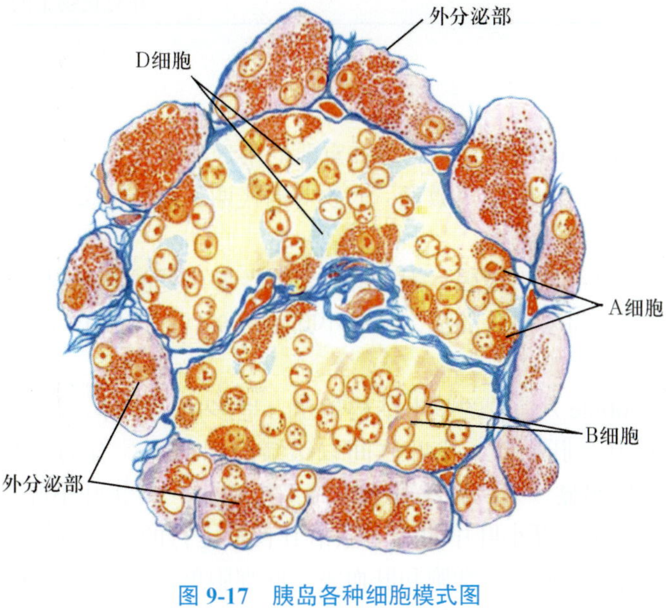

图 9-17 胰岛各种细胞模式图

1. **A 细胞**　约占胰岛细胞总数的 20%，细胞体积较大，多分布在胰岛周边部。A 细胞分泌胰高血糖素（glucagon），能促进肝细胞内的糖原分解为葡萄糖，并抑制糖原合成，使血糖升高，满足机体活动的需要。

2. **B 细胞**　数量较多，约占胰岛细胞总数的 70%，主要位于胰岛的中央部。B 细胞分泌胰岛素（insulin），能促进肝细胞、脂肪细胞等吸收血液内的葡萄糖合成糖原或转化为脂肪，使血糖降低。故胰岛素的作用与高血糖素相反，两种激素的协同作用，使血糖水平保持稳定。

3. **D 细胞**　数量少，约占胰岛细胞总数的 5%，散在于 A、B 细胞之间，并与 A、B 细胞紧密相贴，细胞间有缝隙连接。D 细胞分泌生长抑素，以旁分泌方式或经缝隙连接直接作用于邻近的 A 细胞、B 细胞或 PP 细胞，抑制这些细胞的分泌功能。

4. **PP 细胞**　数量很少，分泌胰多肽，具有抑制胃肠运动和胰液分泌以及胆囊收缩的作用。

音频：
考点：胰岛的主要细胞组成及功能

➤ **考点：**胰岛的主要细胞组成及功能。

胰腺和腮腺比较见表 9-4。

表 9-4　胰腺和腮腺比较

名称	胰腺	腮腺
腺泡	浆液性腺泡	浆液性腺泡
泡心细胞	有，细胞小，胞质染色浅，核圆形	无
肌上皮细胞	无	有
导管	闰管较长，无纹状管，闰管逐渐增粗汇合成小叶间导管	闰管长，有分泌管
脂肪细胞	无	有
胰岛	有	无
分泌物	外分泌部：分泌胰液，含多种消化酶，在食物消化中起重要的作用。内分泌部：分泌激素，参与碳水化合物的代谢调节	分泌唾液，含淀粉酶、黏液和溶菌酶等，对口腔及食物起润滑作用，并对食物中的淀粉进行初步消化

三、肝

肝（liver）是人体最大的腺体，具有多种重要的生理功能，如：肝可分泌胆汁，参与脂类物质的消化和吸收；参与糖、脂类、激素、药物等的代谢；能合成多种蛋白质、脂类等；能清除从胃肠进入的微生物等有害物质。

肝表面被覆有致密结缔组织被膜，大部分为浆膜。肝门处的结缔组织随门静脉、肝动脉和肝管的分支伸入肝实质，将实质分隔成许多肝小叶（图 9-18，图 9-19）。

（一）肝小叶

视频：
微课：肝小叶的组织结构

肝小叶（hepatic lobule）是肝的基本结构单位，呈多角棱柱体，长约 2 mm，宽约 1 mm，成人肝有 50 万 ~ 100 万个肝小叶，小叶之间以结缔组织分隔。有的动物（如猪）的肝小叶间结缔组织较多，分界明显。人的肝小叶间结缔组织很少，相邻肝小叶常连成一片，分界不清。肝小叶的基本结构是：肝小叶中央有一条沿其长轴走行的中央静脉（central vein），中央静脉周围是大致呈放射状排列的肝细胞和肝血窦。肝细胞单行排列成板状，称为肝板（hepatic plate）。在切片中，肝板的断面呈索状，又称肝索。肝板（索）之间为肝血窦，肝血窦周围有

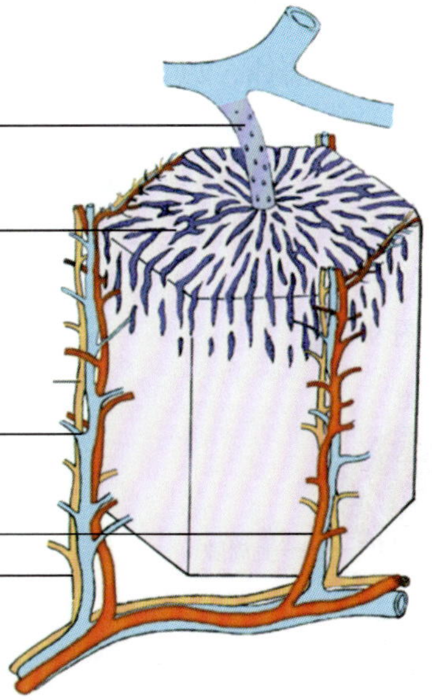

图 9-18 肝小叶立体结构模式图

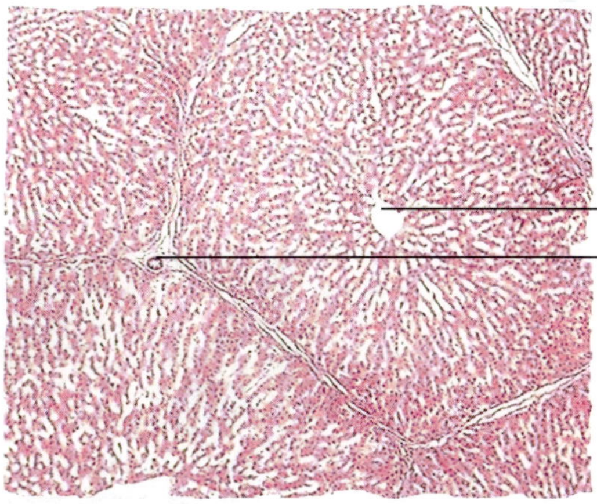

图 9-19 肝小叶光镜图

一狭窄的间隙称窦周隙。相邻肝细胞间的质膜局部凹陷，形成微细的小管，称胆小管，胆小管在肝板内也相互连接成网（图 9-18 ~ 图 9-21）。

1. 中央静脉 位于肝细胞中央，是许多肝血窦在肝小叶中轴汇成的一条静脉，故管壁不完整，管壁由内皮和少许结缔组织构成。

2. 肝细胞 肝细胞呈多面体形，肝细胞有 3 种不同的功能面：血窦面、细胞连接面和胆小管面。血窦面和胆小管面有发达的微绒毛，使细胞表面积增大，有利于进行物质交换。相邻肝细胞之间的连接面有紧密连接、桥粒和缝隙连接等结构（图 9-20）。

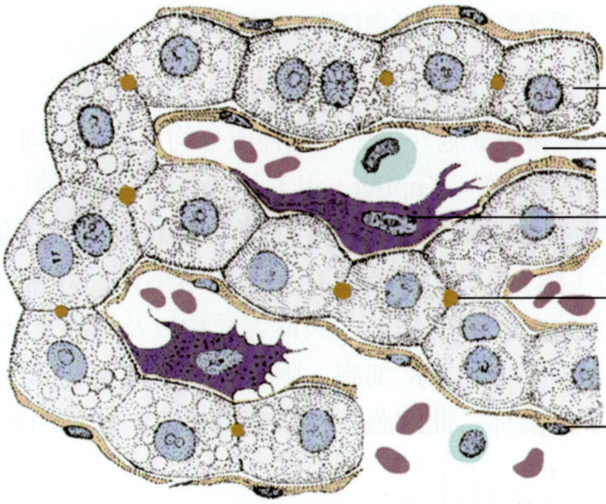

图 9-20 肝血窦模式图

肝细胞核大而圆，居于中央，常染色质丰富，染色浅，核膜清楚，核仁：1 至数个；部分肝细胞（约 25%）有双核，有的肝细胞的核体积较大，为多倍体核，与肝细胞功能活跃及潜在强大的再生能力相关。肝细胞胞质呈嗜酸性，含有弥散分布的嗜碱性团块。

电镜下胞质内各种细胞器均比较丰富。粗面内质网：板层状成群排列，可合成多种重要的血浆蛋白质；滑面内质网：为许多散在的小管和小泡，在其膜上规律分布多种酶系，如氧化还原酶、水解酶、转移酶、合成酶等，肝细胞摄取的有机物在滑面内质网进行连续的合成、分解、结合和转化等反应，包括合成胆汁、脂类代谢和激素代谢，以及对从肠道吸收的有机异物进行生物转化；高尔基复合体：对从粗面内质网合成的蛋白进行加工，形成分泌小泡排出。此外，肝细胞富含线粒体、溶酶体和过氧化物酶体，以及糖原、脂滴、色素等内含物。

3. 肝血窦 肝血窦（hepatic sinusoid）位于肝板之间，腔大而不规则，窦壁由内皮细胞围成。窦内为富含肠道吸收物的门静脉血液以及富含氧的肝固有动脉血液，通过门管区的小叶间动脉和小叶间静脉注入肝血窦。血浆与肝细胞进行充分的物质交换后，汇入中央静脉。窦腔内有定居于肝内的巨噬细胞和大颗粒淋巴细胞（图 9-20，图 9-21）。

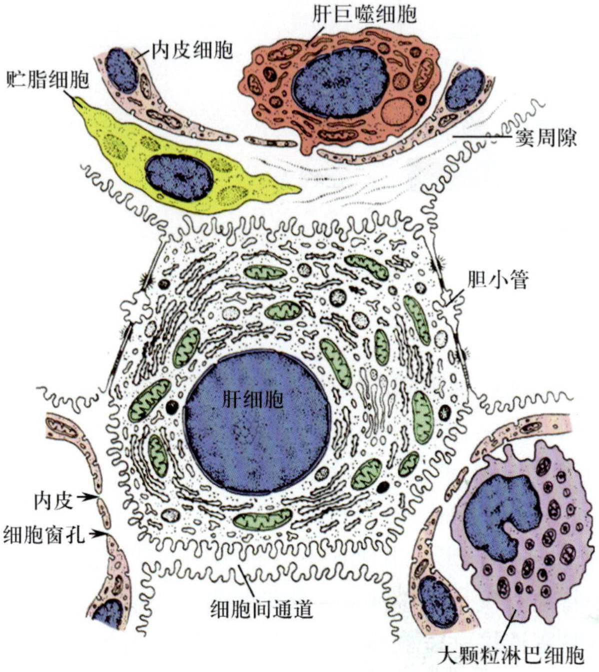

图 9-21 肝小叶内细胞关系示意图

（1）内皮细胞：内皮有大量窗孔，无隔膜，内皮间隙大，其外无基膜，仅有少量网状纤维。肝血窦内皮通透性高，除乳糜微粒和血细胞外，血浆各种成分均可进入窦周隙（图 9-21）。

（2）肝巨噬细胞：又称库普弗细胞（Kupffer cell），是定居在肝内的巨噬细胞。细胞形态不规则，胞质嗜酸性。细胞表面有大量皱褶和微绒毛，常以板状或丝状伪足附着于内皮细胞，或穿过内皮窗孔伸入窦周隙内（图 9-21）。胞质内有发达的溶酶体，并常见吞噬体和吞饮泡，肝巨噬细胞可吞噬清除从胃肠进入门静脉的细菌、病毒等异物以及清除衰老的红细胞等。

（3）大颗粒淋巴细胞：为肝血窦内的 NK 细胞，附着于内皮细胞或肝巨噬细胞上，核呈肾形，常偏于一侧，胞质内含较多溶酶体。此细胞在抵御病毒感染防止肝内肿瘤及其他肿瘤的肝转移方面发挥重要作用。

4. 窦周隙 血窦内皮细胞与肝细胞之间有宽约 0.4 μm 的狭小间隙，称窦周隙（perisinusoidal space）或 Disse 隙（图 9-21）。血窦内的血浆成分经内皮细胞窗孔进入窦周隙，故窦周隙内充满血浆，肝细胞血窦面的微绒毛伸入窦周隙，浸于血浆之中。肝小叶的窦周隙也互相通连成网状。它是肝细胞与血液之间进行物质交换的场所。窦周隙内有散在的贮脂细胞，它们形态不规则，胞质内含有许多大的脂滴。HE 染色中，该细胞不易鉴别，用氯化金或硝酸银浸染等可清楚显示。贮脂细胞有贮存维生素 A 和产生网状纤维的功能。在慢性肝炎、慢性酒精中毒等肝病中，贮脂细胞异常增殖，肝内纤维增多，可导致肝硬化。

5. 胆小管 胆小管（bile canaliculi）是相邻两个肝细胞之间局部胞膜凹陷形成的微细管道，在肝板内连接成网。在 HE 染色标本中不易观察到，用银染法或 ATP 酶组化染色法可清楚显示。电镜下观察，胆小管腔面有肝细胞形成的微绒毛突入腔内，胆小管周围的肝细胞膜形成紧密连接、桥粒等连接复合体封闭胆小管周围的细胞间隙，防止胆汁外溢至细胞间隙或窦周隙（图 9-21）。当肝细胞发生变性、坏死或胆道堵塞内压增大等情况时，胆汁可进入窦周隙，继而进入血液，导致机体出现黄疸。成人每天可分泌胆汁 600 ~ 1000 ml，胆汁从肝小叶中央流向周边，汇入小叶间胆管。

音频：
考点：肝小叶的一般结构及各部分的结构特点与功能

> **考点：**肝小叶的一般结构及各部分的结构特点与功能。

（二）门管区

相邻的肝小叶之间呈三角形或椭圆形的结缔组织小区，称为门管区（portal area）。每个肝小叶的周围一般有 3 ~ 4 个门管区，门管区内主要有小叶间静脉、小叶间动脉和小叶间胆管，此外还有淋巴管和神经纤维。小叶间静脉管腔较大而不规则，壁薄；小叶间动脉管径较细，腔较小，管壁相对较厚；小叶间胆管管壁由单层立方上皮构成（图 9-19，图 9-22，图 9-23）。

音频：
考点：门管区的主要结构

> **考点：**门管区的主要结构。

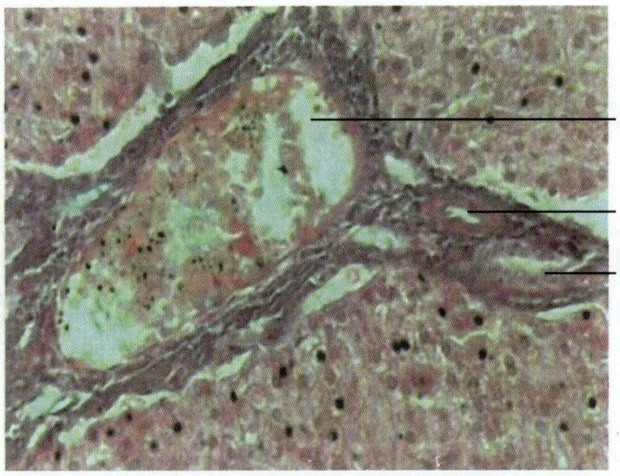

图 9-22　门管区光镜图

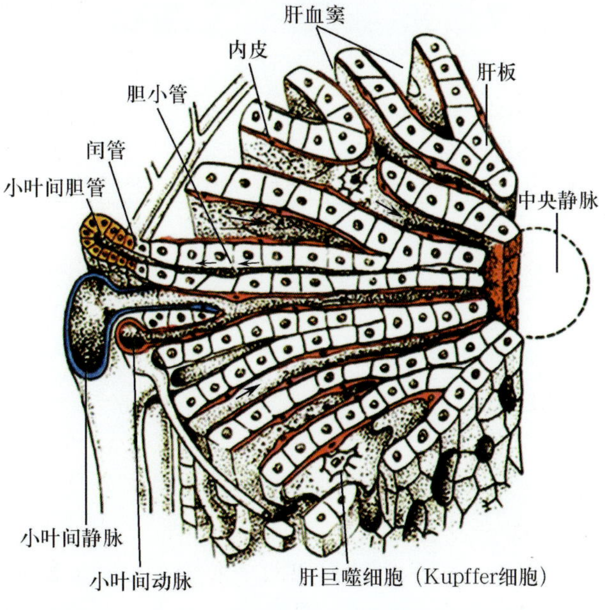

图 9-23　肝板、肝血窦和胆小管位置关系模式图

（三）肝内血液循环

有两套血管入肝，故肝内血液丰富。

1. 肝门静脉 是肝的功能性血管，收集胃肠等处含丰富营养物质的静脉血。其血量约占肝内总血量的3/4，门静脉入肝后，分支形成小叶间静脉，注入肝血窦。

2. 肝固有动脉 是肝的营养性血管，血液含氧丰富，为肝细胞代谢提供充足的氧分。肝动脉入肝后分支形成小叶间动脉，注入肝血窦。因此，肝血窦内为混合血，大部分血液透过血窦壁进入窦周隙，与肝细胞充分接触并进行物质交换，并从周边汇入中央静脉，后者注入小叶下静脉，最后汇合成肝静脉出肝。肝内血液循环途径如下：

肝门静脉→小叶间静脉
肝固有动脉→小叶间动脉 } 肝血窦→中央静脉→小叶下静脉→肝静脉→下腔静脉

（四）肝内胆汁的排出途径

肝细胞分泌胆汁→胆小管→小叶间胆管→肝左、右管→肝总管→胆总管→十二指肠大乳头
↑↓
胆囊管⇄胆囊

思考题

音频：第九章思考题解析

1. 消化管的一般组织结构。
2. 胃底腺的组成细胞和功能。
3. 胰岛的组成细胞和功能。
4. 肝小叶的组织结构。
5. 胆汁的产生及排出途径。

（蒙兆年）

第十章

呼吸系统

思维导图

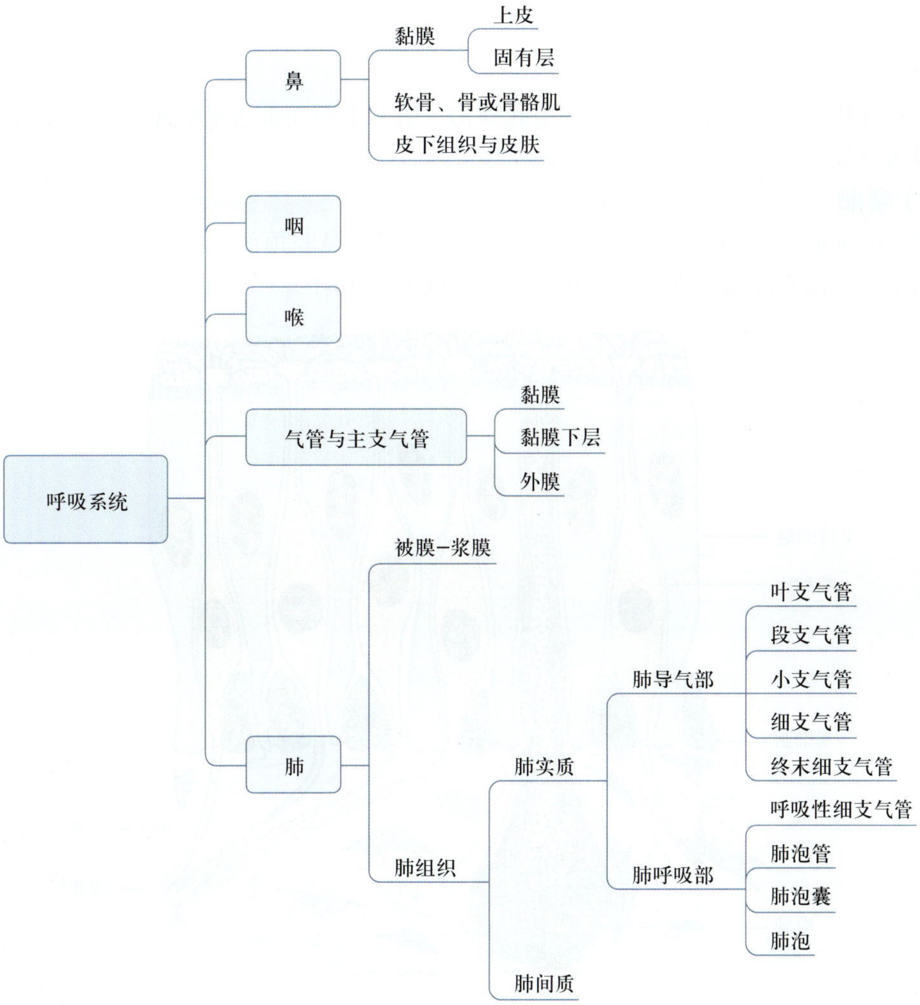

音频：
第十章思维导图简介

学习目标

1. 掌握气管和支气管的结构；肺组织的结构和功能。
2. 熟悉肺的各段结构与呼吸功能之间的关系。
3. 了解表面活性物质对呼吸的作用。

呼吸系统（respiratory system）由鼻、咽、喉、气管、主支气管和肺组成，可分为导气部和呼吸部。导气部从鼻开始至肺内的终末细支气管，具有保持气道通畅和净化空气的作用。鼻还有嗅觉功能，鼻和喉等器官又参与发音。呼吸部从肺内的呼吸性细支气管至肺泡，行使气体交换功能。此外，肺还有物质代谢和内分泌功能。

一、鼻腔

鼻是呼吸和嗅觉器官。鼻以软骨和骨为支架，表面覆以皮肤。鼻腔内表面为黏膜，由上皮和固有层构成。黏膜深部与软骨、骨或骨骼肌相连。鼻黏膜分为前庭部、呼吸部和嗅部。

（一）前庭部

前庭部（vestibular region）为邻近外鼻孔的部分。黏膜上皮是未角化的复层扁平上皮，在近外鼻孔处与皮肤的表皮移行，并有鼻毛和皮脂腺。固有层为细密的结缔组织。鼻毛能阻挡空气中的尘埃等异物。

（二）呼吸部

呼吸部（respiratory region）占鼻黏膜的大部分，因血管丰富而呈粉红色。黏膜上皮是假复层纤毛柱状上皮，杯状细胞较多，基膜较厚。固有层为疏松结缔组织，内含混合性腺，称鼻腺，以及丰富的静脉丛和淋巴组织。

鼻腺和杯状细胞的分泌物可黏着细菌和异物，由纤毛摆动推送至咽部咳出。静脉丛和淋巴组织对吸入空气有温暖、湿润及免疫防御作用。

（三）嗅部

嗅部（olfactory region）位于鼻中隔上部、上鼻甲和鼻腔顶部。黏膜呈棕黄色，上皮为假复层柱状上皮，由嗅细胞、支持细胞和基细胞构成（图 10-1）。

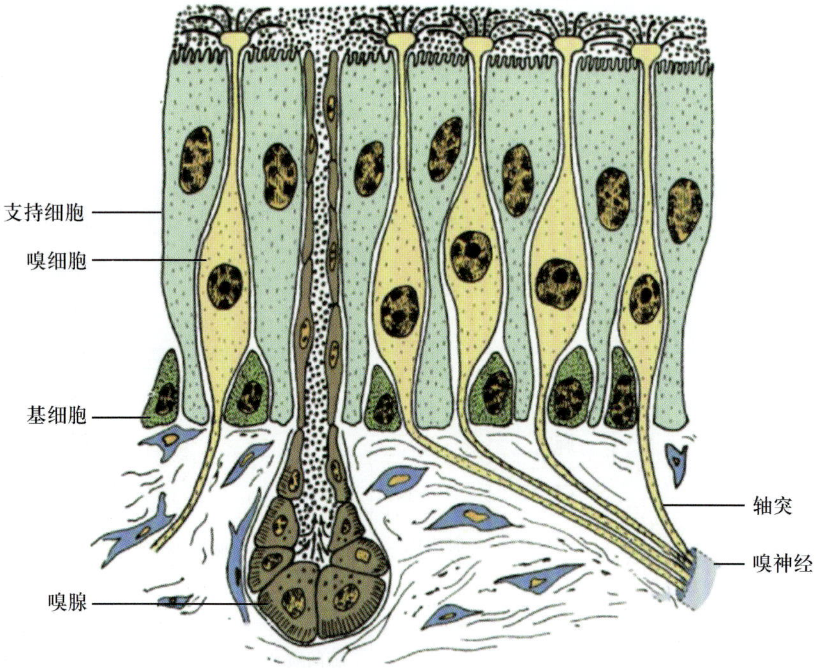

图 10-1　嗅部黏膜上皮模拟图

1. 嗅细胞　嗅细胞（olfactory cell）是一种感受嗅觉的双极神经元，位于支持细胞之间。胞体呈梭形，核居中，色浅。树突细长，伸到上皮游离面，末端膨大呈球状，称为嗅泡。从嗅泡发出数十根静纤毛，称为嗅毛，可接受有气味物质的刺激。胞体基部伸出轴突，穿过基膜进入固有层，由神经胶质细胞包裹，形成无髓神经纤维，并组成嗅神经。嗅细胞接受刺激，产生冲动，传入中枢，产生嗅觉。

2. 支持细胞　支持细胞数量最多，细胞呈高柱状，顶部宽大，基部较细，游离面有许多微绒毛。核呈卵圆形，位于细胞上部，胞质内可见较多的线粒体和脂褐素颗粒。支持细胞相当于神经胶质细胞，起支持和分隔嗅细胞的作用。

3. 基细胞　基细胞位于上皮基底部，呈圆形或锥体形，可增殖分化为支持细胞和嗅细胞。

固有层为薄层结缔组织，富含血管、淋巴管和神经，并有许多浆液性嗅腺。其分泌的浆液可溶解空气中的化学物质，刺激嗅毛，也可以清洗上皮表面，保持嗅细胞的敏感性。

二、气管与主支气管

气管与主支气管结构相似，管壁由内向外可分为 3 层：黏膜、黏膜下层和外膜（图 10-2）。

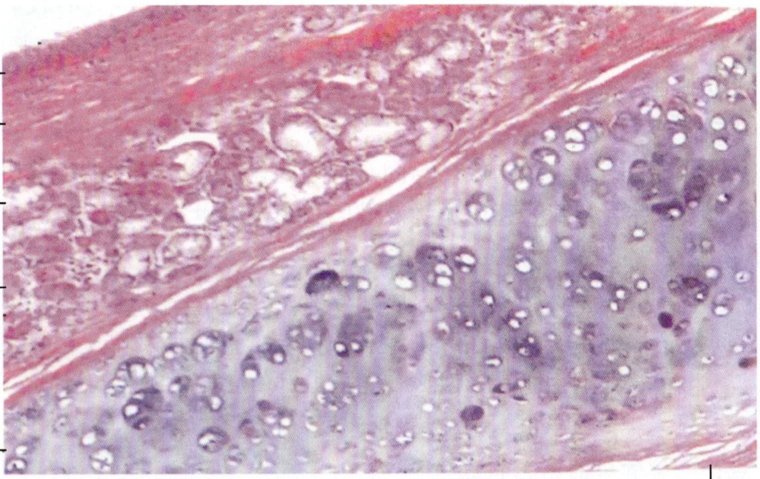

图 10-2　气管管壁光镜结构

（一）黏膜

由上皮和固有层构成。上皮为假复层纤毛柱状上皮，由纤毛细胞、杯状细胞、基细胞、刷细胞和小颗粒细胞组成（图 10-3）。

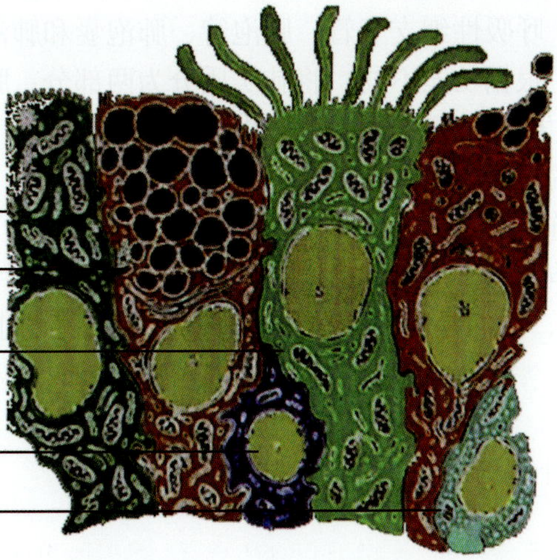

图 10-3　气管黏膜上皮细胞模拟图

1. 纤毛细胞（ciliated cell）　数量最多，呈柱状，游离面有密集排列的纤毛。纤毛向咽部快速摆动，将管腔表面的黏液及附着的尘粒、细菌等异物推向咽部，由咽部咳出，对吸入的空气有净化作用。

2. 杯状细胞 散在于纤毛细胞之间，形态类似肠道杯状细胞，顶部胞质含大量黏原颗粒。分泌的黏液与腺体分泌物共同组成黏液层，可黏附吸入空气中的灰尘颗粒、细菌，溶解吸入的有害气体等。

3. 基细胞 位于上皮的深部，呈锥体形。基细胞是一种干细胞，可增殖、分化形成上皮中其他类型的细胞。

4. 刷细胞（brush cell） 呈柱状，游离面有排列整齐的微绒毛，形如刷状。这种细胞可能是未成熟的纤毛细胞，或是一种感受器，因其基底面常与传入神经末梢形成突触。

5. 小颗粒细胞 是一种内分泌细胞。数量少，散在于上皮基部，呈锥体形，胞质内有许多膜包致密核芯颗粒。其分泌物参与调节呼吸道平滑肌的收缩和腺体的分泌。

上皮与固有层之间有明显的基膜。固有层为细密结缔组织，含有较多的弹性纤维以及许多淋巴细胞、浆细胞和肥大细胞，具有免疫防御功能。浆细胞与上皮细胞联合分泌 sIgA，释放入管腔，可抑制细菌繁殖和病毒复制。

（二）黏膜下层

黏膜下层由疏松结缔组织构成，与固有层之间无明显分界。黏膜下层含有血管、淋巴管和较多的混合性腺，称气管腺。还可见弥散淋巴组织及淋巴小结等结构，起免疫防御作用。

（三）外膜

外膜较厚，由 16 ~ 20 个透明软骨环和软骨环之间的疏松结缔组织构成。软骨环呈“C”形，缺口朝向气管后壁，内有弹性纤维组成的韧带、平滑肌束和气管腺。相邻软骨环之间由环状韧带相连，起支架作用，使气管保持管腔通畅并有一定的弹性。

音频：
考点：气管管壁的结构特点

➤ **考点：**气管管壁的结构特点。

三、肺

肺（lung）表面覆有浆膜，即胸膜脏层。肺组织分为实质和间质两部分（图 10-4）。肺内支气管树的各级分支及其终末的肺泡为肺实质，肺内结缔组织及其中的血管、淋巴管和神经等为肺间质。主支气管经肺门进入肺内，顺序分支为叶支气管、段支气管、小支气管、细支气管、终末细支气管、呼吸性细支气管、肺泡管、肺泡囊和肺泡。因主支气管的反复分支呈树枝状，故称支气管树。根据功能不同，将肺实质分为两部分：肺导气部和肺呼吸部。从叶支气管至终末细支气管，主要起通道作用，称肺导气部；呼吸性细支气管以下的分支，管壁有肺泡开口，即有气体交换的功能，称肺呼吸部。

每一细支气管连同其各级分支及末端的肺泡，组成一个肺小叶（pulmonary lobule）。肺小叶呈锥体形，尖朝向肺门，底朝向肺表面，直径 1 ~ 2.5cm，小叶间有结缔组织间隔。每叶肺有 50 ~ 80 个肺小叶，它们是肺的结构单位。临床上常见的小叶性肺炎即指发生在小叶范围内的炎症。

音频：
考点：肺小叶的概念

➤ **考点：**肺小叶的概念。

视频：
微课：肺导气部结构的变化

（一）肺导气部

肺导气部管壁结构与主支气管基本相似，随着支气管反复分支，管腔变细，管壁变薄，结构愈趋简单。

1. 叶支气管至小支气管 管壁结构与主支气管相似，上皮为假复层纤毛柱状上皮，但逐

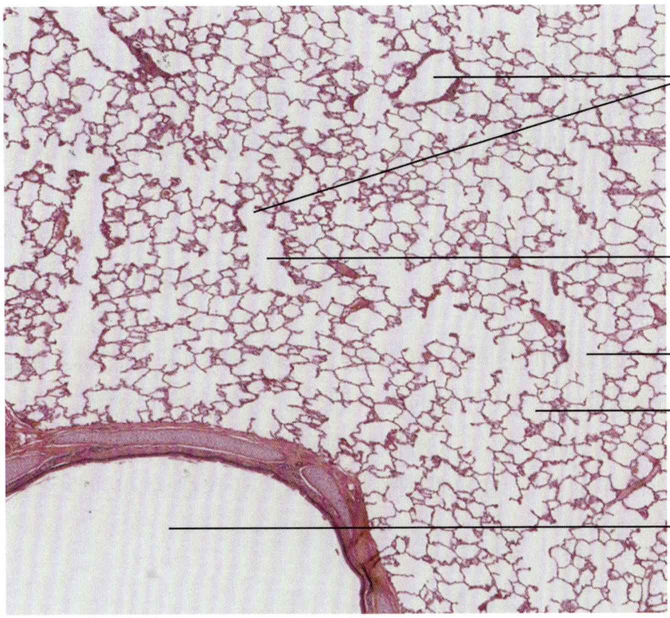

图 10-4　肺光镜像

渐变薄；杯状细胞、腺体逐渐减少；软骨呈不规则片状，且逐渐减少；平滑肌逐渐增多，为不成层的环形平滑肌。

2. 细支气管（bronchiole） 上皮由假复层纤毛柱状上皮变为单层纤毛柱状上皮；杯状细胞、腺体和软骨片逐渐减少或消失；环形平滑肌更明显，黏膜常形成皱襞。

3. 终末细支气管（terminal bronchiole） 上皮为单层柱状上皮；杯状细胞、腺体和软骨片全部消失，平滑肌为完整的环行层，黏膜皱襞明显。终末细支气管上皮中的纤毛细胞数量较少，主要为无纤毛的克拉拉细胞（Clara cell）。

克拉拉细胞为柱状，游离面呈圆顶状突向管腔，无纤毛，顶部胞质内有较多的低电子密度的分泌颗粒。克拉拉细胞可分泌蛋白水解酶，使黏液分解，降低其黏稠度，利于排出。细胞内所含的氧化酶系可对许多药物及外来毒物进行生物转化，使其毒性减弱，或便于排出。上皮损伤时，细胞可增殖分裂，分化成纤毛细胞（图 10-5）。

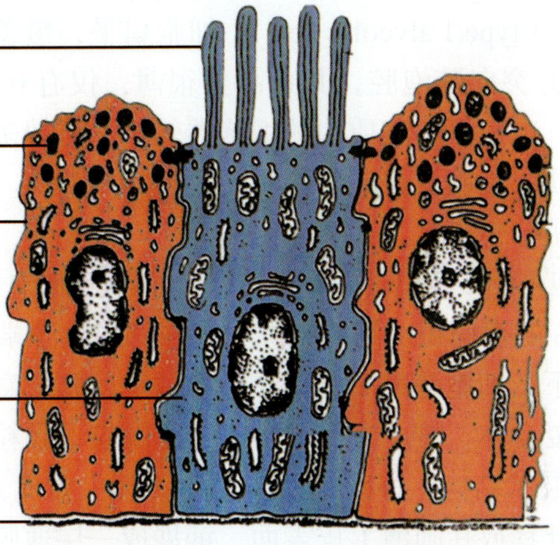

图 10-5　克拉拉细胞电镜结构模式图

（二）肺呼吸部

呼吸部各部的共同特点是都有肺泡。

1. 呼吸性细支气管（respiratory bronchiole） 管壁结构与终末细支气管相似，上皮为单层立方上皮，在肺泡开口处，移行为单层扁平上皮。上皮外有薄层弹性纤维及散在的平滑肌纤维。管壁上有少量的肺泡开口，开始有了换气功能。

2. 肺泡管（alveolar duct） 管壁几乎完全由肺泡构成，故自身管壁结构很少，仅存在于相邻肺泡开口之间，呈结节状膨大并突向管腔。膨大结构的表面覆以单层立方或单层扁平上皮，内部是少量的平滑肌纤维。

3. 肺泡囊（alveolar sac） 许多肺泡共同开口的囊腔，其相邻肺泡开口之间，无结节状膨大。

4. 肺泡（pulmonary alveoli） 是支气管树的终末部分，为多面体形囊泡，开口于肺呼吸部各管道的管壁。肺泡直径约为 0.2 mm，成年人每侧肺内有 3 亿～4 亿个肺泡。肺泡壁很薄，由单层肺泡上皮和基膜构成。相邻肺泡之间的组织称肺泡隔，富含血管和弹性纤维（图 10-6）。肺泡是进行气体交换的部位。

视频：
微课：肺泡

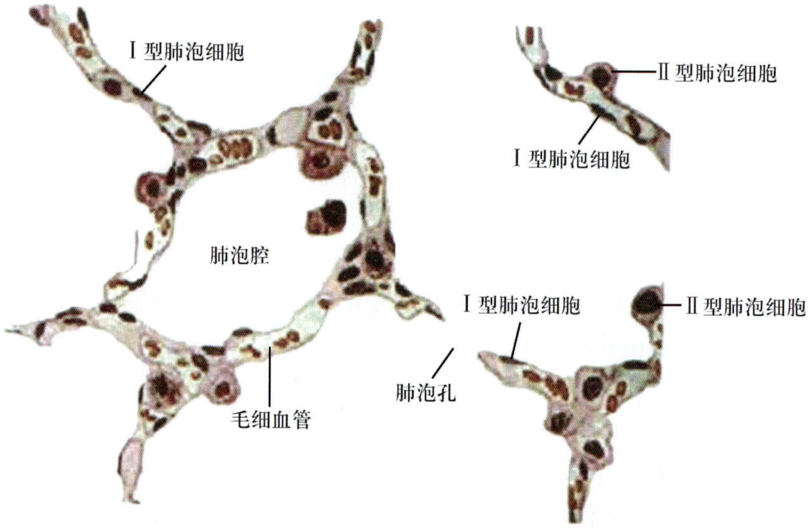

图 10-6　肺泡光镜模式图

（1）肺泡上皮：由Ⅰ型肺泡细胞和Ⅱ型肺泡细胞组成。

1）Ⅰ型肺泡细胞（type I alveolar cell）：细胞扁平，覆盖肺泡 95% 的表面积。核扁圆形，胞质含核的部分较厚并突向肺泡腔，其余部分很薄，仅有 0.2 μm，参与构成气－血屏障，是进行气体交换的部位。电镜下，胞质内的细胞器较少，有较多的吞饮小泡。小泡内有吞入的微小粉尘和表面活性物质，细胞可将这些物质转运至间质清除。Ⅰ型肺泡细胞无增殖能力，损伤后由Ⅱ型肺泡细胞增殖分化修复。

2）Ⅱ型肺泡细胞（type II alveolar cell）：位于Ⅰ型肺泡细胞之间，数量较Ⅰ型肺泡细胞多，但仅覆盖肺泡 5% 的表面积。细胞呈立方形或圆形，顶端突入肺泡腔，核圆形，胞质着色浅，呈泡沫状。电镜下，细胞游离面有短小的微绒毛，胞质富含线粒体和溶酶体，有较发达的粗面内质网和高尔基复合体。核上方有较多的分泌颗粒，颗粒大小不等，电子密度高，内含同心圆或平行排列的板层状结构，称嗜锇板层小体，其主要成分为磷脂、糖胺多糖和蛋白质等。细胞将颗粒内容物胞吐释放在肺泡上皮表面，铺展成一层薄膜，称表面活性物质（surfactant）。表面活性物质有降低肺泡表面张力，稳定肺泡大小的作用。此外，Ⅱ型肺泡细胞可以分裂增殖，分化成Ⅰ型肺泡细胞（图 10-7）。

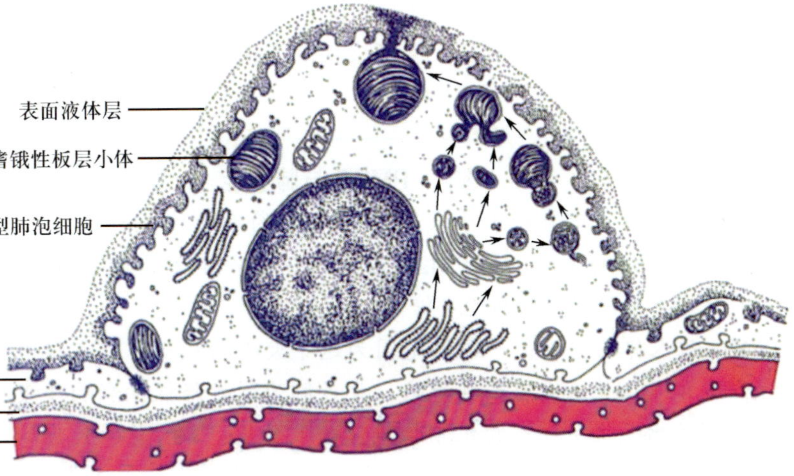

图 10-7　Ⅱ型肺泡上皮细胞超微结构模式图

↑：示嗜锇性板层小体形成过程

音频：

考点：肺泡上皮的组织结构及功能

➢ **考点：**肺泡上皮的组织结构及功能。

知识链接

Ⅱ型肺泡细胞与新生儿肺透明膜病

Ⅱ型肺泡细胞产生的表面活性物质，其主要成分是磷脂、糖胺多糖及蛋白质等。细胞以胞吐方式将表面活性物质释放出来，铺展于肺泡内面，形成一层薄膜。呼气时肺泡缩小，表面活性物质密度增加，表面张力降低，使肺泡不至于过度塌陷；吸气时肺泡扩张，表面活性物质密度减小，表面张力增大，可防止肺泡过度膨胀。若早产儿或新生儿因先天缺陷导致Ⅱ型肺泡细胞发育不良，表面活性物质合成与分泌障碍，使肺泡表面张力增大，婴儿出生后肺泡不能扩张，表现为进行性呼吸困难和青紫，出现新生儿呼吸窘迫综合征。患儿可因血氧不足，肺毛细血管通透性增加，血浆蛋白质漏出，在肺泡上皮表面形成一层透明膜样物质，故又称新生儿透明膜病。

（2）肺泡隔（alveolar septum）：是相邻肺泡上皮之间的薄层结缔组织，内有丰富的连续毛细血管、大量弹性纤维和肺巨噬细胞。毛细血管与肺泡上皮相贴，在血液与肺泡内气体交换中具有重要作用。弹性纤维的弹性起回缩肺泡的作用。

肺巨噬细胞由单核细胞演化而来，广泛分布于肺间质，肺泡隔内最多，有的可游走入肺泡腔。肺巨噬细胞具有活跃的吞噬功能，能清除进入肺泡和肺间质的尘埃颗粒和细菌等异物。其吞噬灰尘颗粒后称尘细胞（dust cell）；吞噬红细胞后，称心力衰竭细胞。吞噬了异物的肺巨噬细胞，有的沉积在肺间质内，有的从肺泡腔经呼吸道随黏液被咳出，还有的进入肺淋巴管，迁移至肺门淋巴结。肺泡隔内还有成纤维细胞、浆细胞、肥大细胞、毛细淋巴管和神经纤维等。

（3）肺泡孔：相邻肺泡之间的通道称肺泡孔（alveolar pore），一个肺泡壁上可有一个或数个，可沟通或均衡相邻肺泡内的气体。当某一终末细支气管或呼吸性细支气管受阻时，可通过肺泡孔建立侧支通道。肺部感染时，炎症可通过肺泡孔扩散、蔓延。

（4）气 - 血屏障：肺泡腔内的气体与毛细血管血液内的气体进行交换所通过的结构称气 - 血屏障（blood-air barrier），包括：肺泡表面活性物质层、Ⅰ型肺泡细胞、肺泡上皮基膜、薄层结缔组织、毛细血管内皮及其基膜。有的部位的两层基膜间无结缔组织，两层基膜融合。气-血屏障很薄，厚 0.2～0.5 μm，有利于气体交换的迅速进行。

知识链接

PM2.5 与肺功能

PM2.5 是指大气中直径小于或等于 2.5 μm 的颗粒物。研究表明，PM2.5 浓度上升，会导致人们肺功能的下降。当 PM2.5 浓度由 35 $\mu g/m^3$ 增加到 75 $\mu g/m^3$ 时，慢性阻塞性肺疾病的患病率危险性可增加 2.4 倍。

PM2.5 对人体的危害，一方面是因为这个大小的颗粒可以直接进入肺泡，在肺泡内被巨噬细胞吞噬，并永远留在肺泡内，导致肺泡弹性降低，影响呼吸功能；另一方面是因为此类颗粒物吸收了较多的化学物质，如重金属、二噁英、致癌物质等，对机体产生相应的危害。

四、肺的血管

肺的血液供应有两个来源，即肺动脉和支气管动脉。

肺动脉是肺的功能性血管。肺动脉自右心室发出，经肺门入肺，不断分支与支气管的各级分支伴行，直至肺泡间隔内形成毛细血管网。毛细血管内血液在肺泡进行气体交换后，汇入行于肺小叶间结缔组织内的小静脉。汇成较大静脉后，与支气管分支及肺动脉分支伴行，最后在肺门处汇合成肺静脉回流到左心房。

支气管动脉是肺的营养性血管。支气管动脉发自胸主动脉或肋间动脉，与支气管伴行入肺，在肺导气部各段管壁内分支形成毛细血管网，营养管壁组织。其终末分支主要分布在呼吸性细支气管周围，部分分支形成肺泡隔内的毛细血管网。一部分毛细血管汇入肺静脉，另一部分则汇成支气管静脉，与支气管伴行经肺门出肺。

表 10-1　肺的组织结构与功能

部位	结构						功能
	名称	上皮	杯状细胞	混合腺	软骨	平滑肌	
肺导气部	叶支气管	假复层纤毛柱状上皮	有	有	片状	分散	导气
	段支气管	渐薄	渐少	渐少	片状	分散	
	小支气管	渐薄	渐少	少	少	肌束	
	细支气管	单层纤毛柱状上皮	很少	很少	很少	环形肌束	平滑肌渐多，其收缩和舒张可调节进出肺泡的空气量
	终末细支气管	单层柱状上皮	消失	无	无	完整环形	
肺呼吸部	呼吸性细支气管	单层立方上皮	无	无	无	少	有肺泡开口，具有气体交换功能
	肺泡管	单层立方上皮或单层扁平上皮	无	无	无	少	
	肺泡囊	单层扁平上皮		无	无	无	

续表

<table>
<tr><th rowspan="2">部位</th><th colspan="6">结构</th><th rowspan="2">功能</th></tr>
<tr><th>名称</th><th>上皮</th><th>杯状细胞</th><th>混合腺</th><th>软骨</th><th>平滑肌</th></tr>
<tr><td rowspan="4">肺呼吸部</td><td rowspan="4">肺泡</td><td rowspan="2">肺泡上皮</td><td colspan="4">Ⅰ型肺泡细胞：扁平，含核部分很薄，胞质内有吞饮小泡</td><td>气体交换，参与构成气血屏障</td></tr>
<tr><td colspan="4">Ⅱ型肺泡细胞：大，立方形，核圆，胞质色浅，含嗜锇性板层小体</td><td>分泌表面活性物质，分化成Ⅰ型肺泡细胞</td></tr>
<tr><td>肺泡隔</td><td colspan="4">含丰富的毛细血管，弹性纤维，富有巨噬细胞</td><td>参与气血屏障，起弹性回缩肺泡及防御保护作用</td></tr>
<tr><td>肺泡孔</td><td colspan="4"></td><td>均衡肺泡内气体压力</td></tr>
</table>

音频：
第十章思考题解析

思考题

1. 简述气管管壁的组织结构。
2. 简述气－血屏障的结构和功能。

（范淑玲）

第十一章
泌尿系统

思维导图

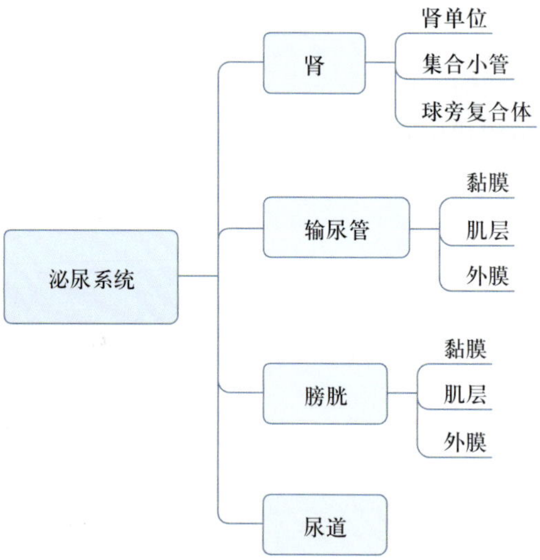

音频：
第十一章思维导图简介

学习目标

1. 掌握肾单位的光镜结构和功能；肾球旁复合体的组成、结构和功能。
2. 熟悉肾的结构与泌尿功能之间的关系。
3. 了解肾的血液循环。

泌尿系统包括肾、输尿管、膀胱和尿道。肾是泌尿器官，除产生尿液外，还可分泌多种生物活性物质，其余为贮尿和排尿器官。

一、肾

（一）肾的一般结构

肾（kidney）呈蚕豆形，为实质性器官，表面包被结缔组织构成的被膜，在冠状剖面上，肾实质由外周色深的皮质和深部色浅的髓质构成。髓质由十几个肾锥体（renal pyramid）组成，肾锥体的尖端突入肾小盏，称肾乳头，底与皮质相连接，从锥体底呈辐射状伸入皮质的条纹称髓放线（medullary ray），位于髓放线之间的皮质称皮质迷路（cortical labyrinth）。肾锥体之间深入的皮质部分称肾柱（图 11-1）。一个肾锥体与相连的皮质组成肾叶，每条髓放线及其周围的皮质迷路组成一个肾小叶（肾小叶 =1/2 皮质迷路 + 髓放线 +1/2 皮质迷路）（图 11-15）。

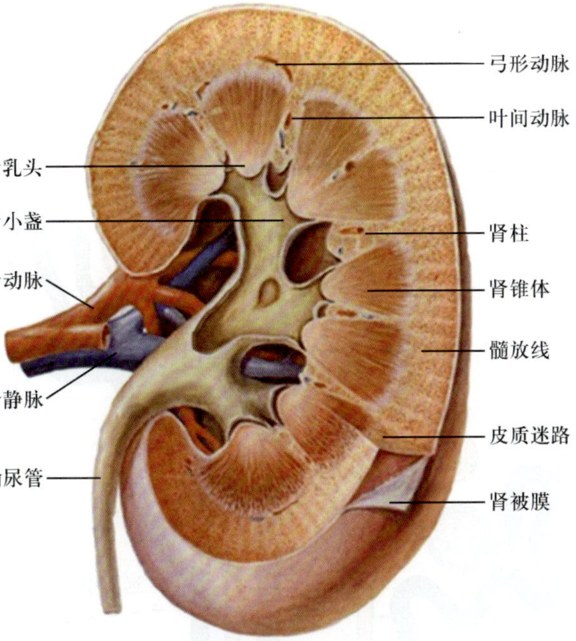

图 11-1　肾冠状剖面立体模式图

（二）肾的组织结构

肾实质由大量肾单位和集合小管构成。肾单位包括肾小体和肾小管，其中肾小管和集合小管都是单层上皮性管道，合称泌尿小管。肾内含少量结缔组织、血管和神经等构成肾的间质。肾实质在肾内呈规律性分布（表 11-1、图 11-2）。

表 11-1　肾实质的组成及各段的分布

组成				分布
肾单位	肾小体	血管球		皮质迷路、肾柱
		肾小囊		
	肾小管	近端小管	近曲小管	皮质迷路、肾柱
			近直小管	髓袢：髓放线、肾锥体
		细段		
		远端小管	远直小管	
			远曲小管	皮质迷路、肾柱
集合小管	弓形集合小管			皮质迷路
	直集合小管			髓放线、肾锥体
	乳头管			肾乳头

1. 肾单位　肾单位是肾的结构和功能单位，由肾小体和肾小管组成，每个肾约有 150 万个肾单位。肾小体位于皮质迷路和肾柱内；肾小管一端连于肾小体，依次分为近端小管曲部

（或称近曲小管）、近端小管直部（或称近直小管）、细段、远端小管直部（或称远直小管）以及远端小管曲部（或称远曲小管）5部分。其中近直小管、细段和远直小管三者构成“U”形的袢，称髓袢。肾单位因肾小体在皮质内位置不同分为两种：浅表肾单位和髓旁肾单位。浅表肾单位的肾小体位于皮质浅层和中层，体积较小，髓袢较短，数量多，约占肾单位总数的85%，在尿液形成中起重要作用。髓旁肾单位的肾小体位于皮质深部，体积较大，髓袢较长，数量少，约占肾单位总数的15%，对尿液浓缩具有重要意义（图11-2）。

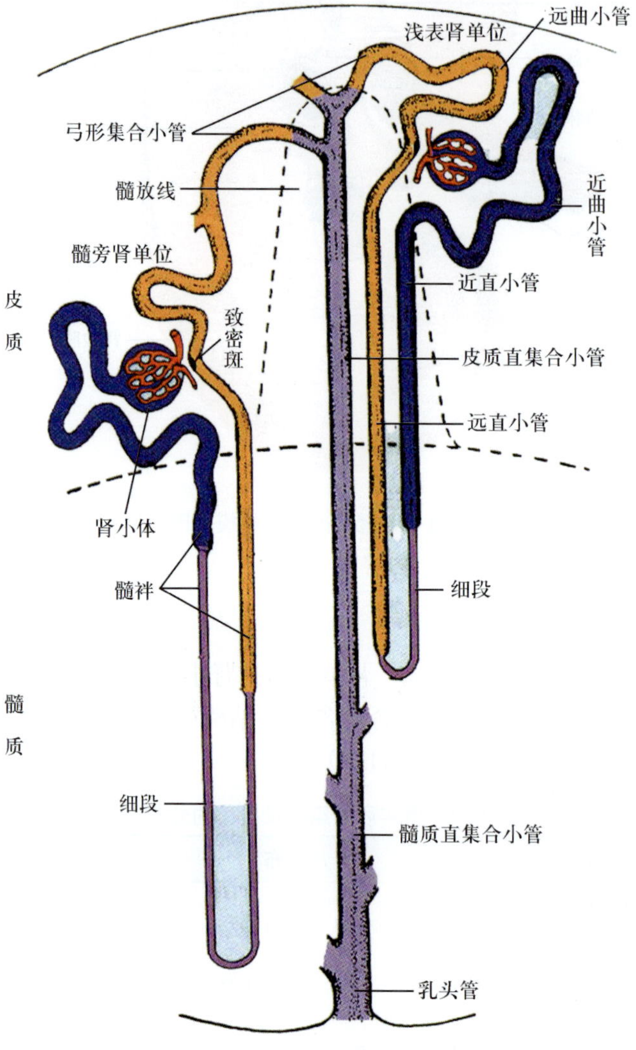

图 11-2　肾单位和集合管结构模式图

视频：
微课：肾小体

（1）肾小体（renal corpuscle）：肾小体呈球形，又称肾小球，由血管球和肾小囊组成，位于皮质迷路和肾柱内。肾小体有两个极，即血管极和尿极。微动脉出入的一端为血管极，与近曲小管相连的一端为尿极（图11-3～图11-5）。

1）血管球（glomerulus）：为包在肾小囊中的一团蟠曲的毛细血管。一条入球微动脉从血管极进入肾小囊内，分成4～5支，每支进一步分出许多互相吻合的毛细血管袢，在血管极处毛细血管汇合，最终形成一条出球微动脉离开肾小囊（图11-5）。入球微动脉管径较出球微动脉粗，使得血管球毛细血管内压力较高。电镜下，血管球毛细血管内皮细胞为有孔型，孔径50～100 nm，多无隔膜，有利于滤过。毛细血管基膜较厚，电镜下分3层，中层较厚且致密，内、外层较薄且稀疏，血管基膜在血液滤过中起关键作用。毛细血管袢之间有血管系膜支持，主要由球内系膜细胞和系膜基质组成。球内系膜细胞具有合成、分泌、吞噬以及收缩等功能，

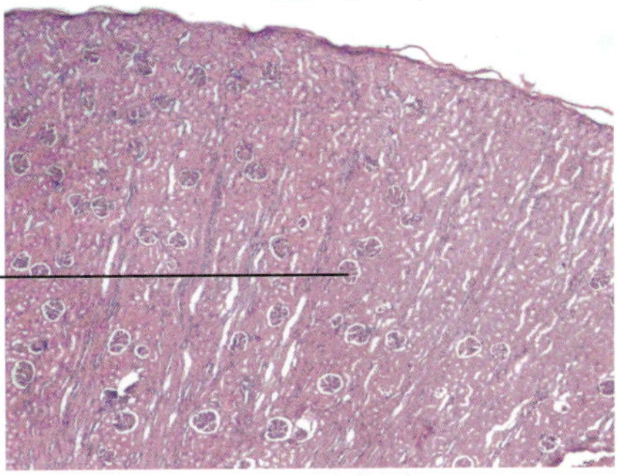

图 11-3　肾皮质光镜图（低倍）

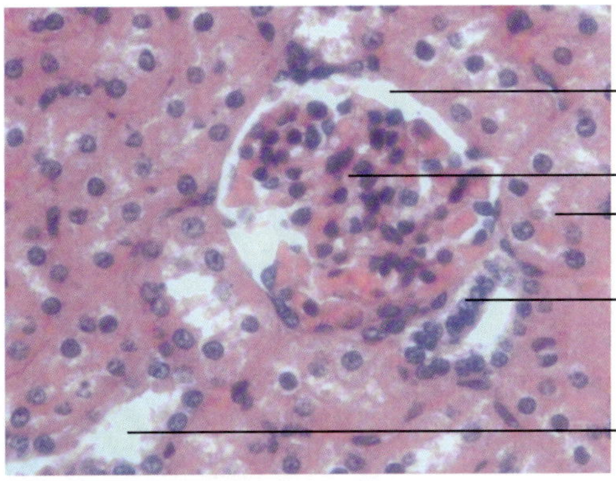

图 11-4　肾皮质迷路光镜图（高倍）

参与原尿滤过的调节（图 11-6）。

2）肾小囊（renal capsule）：又称 Bowman 囊，是肾小管起始部膨大凹陷而成的杯状双层囊。其外层（或称壁层）为单层扁平上皮。在肾小体尿极处与近端小管曲部相连续，在血管极处向内反折为肾小囊的内层（或称脏层），两层之间的狭窄腔隙为肾小囊腔，与近曲小管相通。内层细胞形态特殊，称足细胞（podocyte），胞体较大，凸向肾小囊腔，核浅染。在扫描电镜下，可见从胞体发出几个较大的初级突起，每个初级突起又发出许多指状的次级突起，相邻次级突起彼此交叉嵌合，呈栅栏状，紧贴于血管基膜外面。次级突起间有裂隙，称裂孔（slit pore），孔上覆盖有裂孔膜（slit membrane）（图 11-7，图 11-8）。

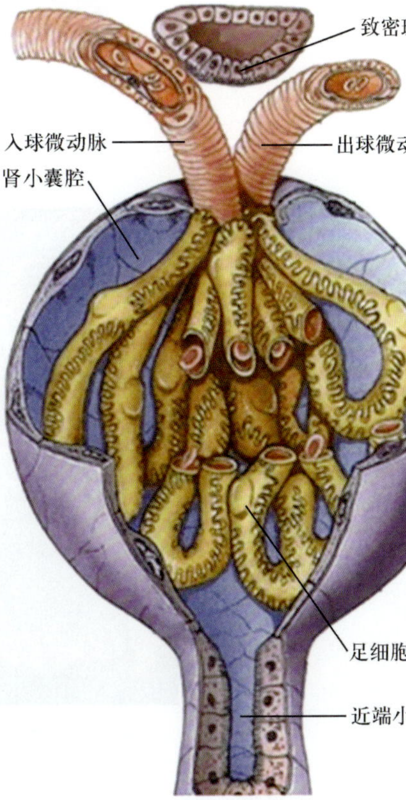

图 11-5　肾小体立体结构模式图

滤过膜（filtration membrane）：肾小体以滤过的方式形成滤液，当血液流经血管球毛细血管时，管内压力较高，血浆内绝大部分物质经毛细血管有孔内皮、基膜和足细胞裂孔膜滤入肾小囊腔，这 3 层结构统称为滤过膜，或称滤过屏障（filtration barrier）（图 11-9，图 11-10）。滤入肾小囊腔的滤液称原尿，成人一昼夜两肾可形成原尿约 180 L。原尿中除不含大分子蛋白质外，其余成分与血浆相似。滤过膜对血浆成分具有选择性通透作用，若滤过膜受损，则大分子蛋白质甚至血细胞均可漏出，出现蛋白尿或血尿。

音频：
考点：肾小体和滤过膜的组成

➤ **考点：**肾小体和滤过膜的组成。

（2）肾小管（renal tubule）：由单层上皮围成，分为近端小管、细段和远端小管三部分（图 11-11），具有重吸收原尿中某些成分以及分泌等作用。

视频：
微课：肾小管

1）近端小管（proximal tubule）：为肾小管中最粗最长的一段，直径 50 ~ 60 μm，长约 14 mm，分为曲部和直部两部分。

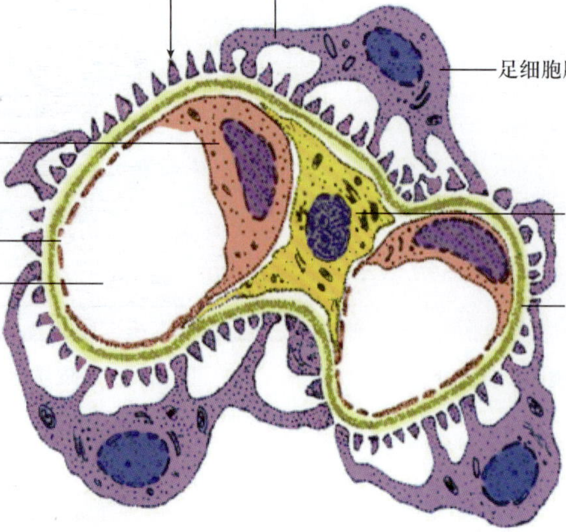

图 11-6 肾血管球局部电镜结构模式图

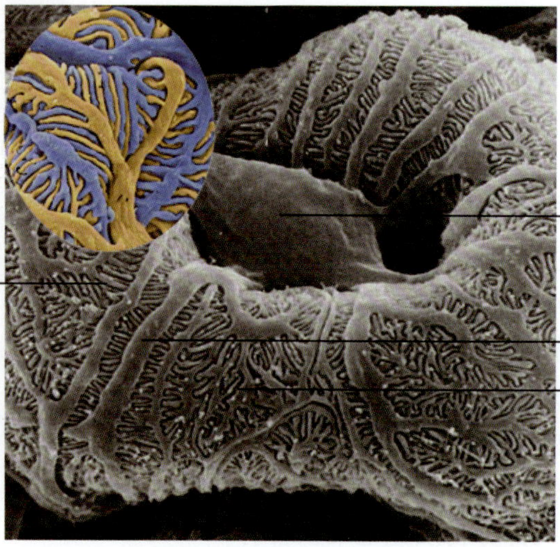

图 11-7 足细胞和肾血管球局部扫描电镜图

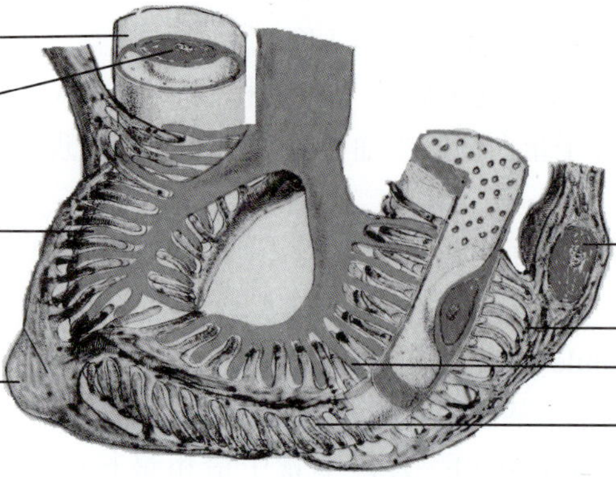

图 11-8 足细胞和肾血管球局部电镜结构模式图

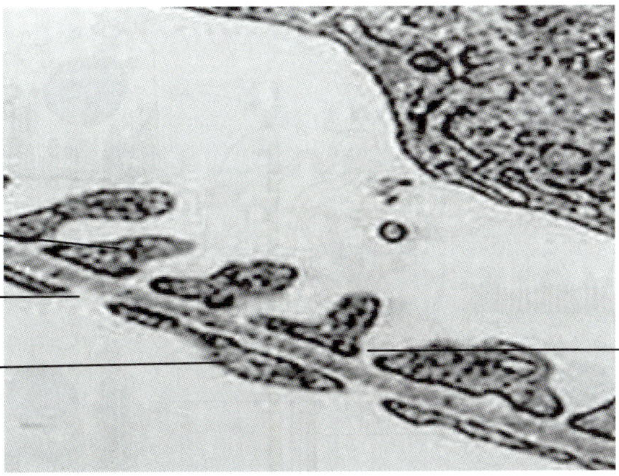

图 11-9　肾小体滤过膜电镜结构

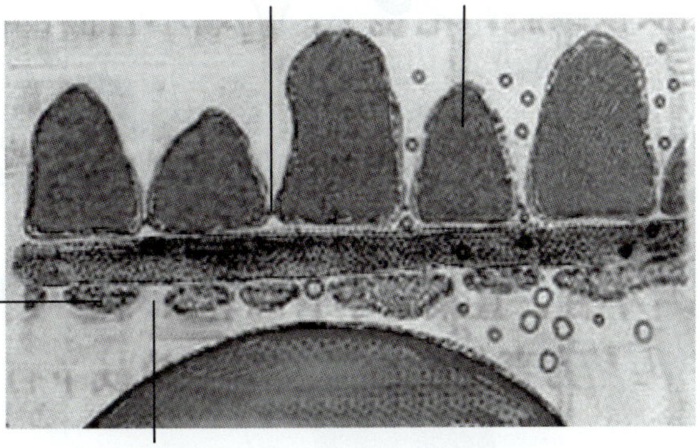

图 11-10　肾小体滤过膜电镜结构模式图

近曲小管（proximal convoluted tubule）：分布于皮质迷路和肾柱内，起始部位与肾小囊相通连，蟠曲走行在肾小体附近（图 11-4）。光镜下，其上皮细胞呈立方形或锥体形，胞体较大，细胞界限不清，胞质强嗜酸性，核圆形，位于基底部。细胞游离面有刷状缘，基部有纵纹。电镜下，刷状缘为大量较长紧密排列的微绒毛，使细胞游离面的表面积明显扩大，有利于重吸收。细胞侧面有许多侧突，相邻细胞的侧突相互嵌合，故光镜下细胞分界不清。细胞基底面有发达的质膜内褶，褶间含许多纵向排列的线粒体，形成光镜下的基底纵纹。质膜内褶和侧突扩大了上皮细胞与间质的接触面积，有利于物质交换（图 11-12）。

近直小管：分布于髓放线和肾锥体内，其结构与曲部基本相似。但上皮细胞较矮，微绒毛、侧突和质膜内褶等均不如曲部发达。

近端小管是重吸收原尿成分的主要场所，原尿中几乎全部葡萄糖、氨基酸、蛋白质以及大部分水、无机盐等均在此部位被重吸收。此外，近端小管还向腔内分泌氢离子、氨、肌酐和马尿酸等代谢产物。

2）细段（thin segment）：分布于髓放线和肾锥体。管径较细，管壁为单层扁平上皮，胞质浅染，含核部分突向管腔（图 11-13）。由于管壁薄，故利于水和离子通透。

3）远端小管（distal tubule）：分为直部和曲部。

远端小管腔大而规则。光镜下，管壁上皮细胞呈低立方形，分界较清楚；胞质弱嗜酸性，染色较浅；细胞核圆形，位于中央；细胞游离面无刷状缘（图 11-4）。

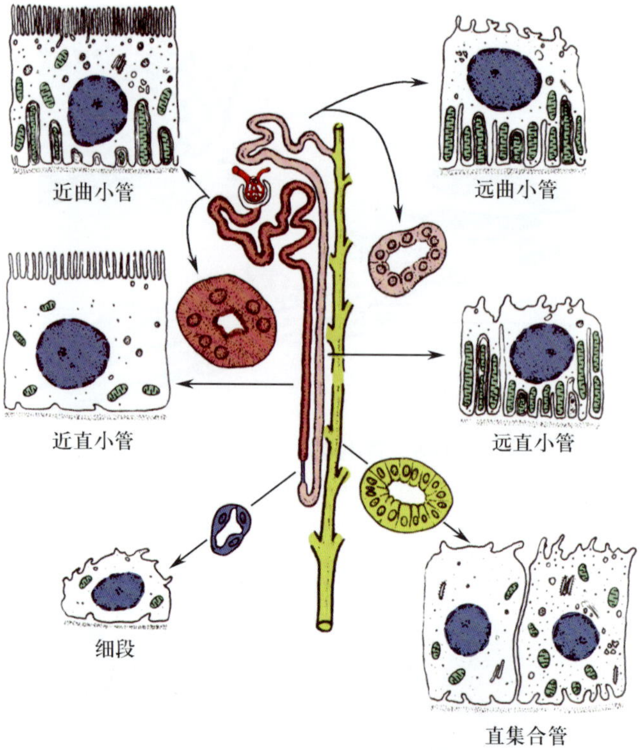

图 11-11 泌尿小管各段光镜及超微结构模式图

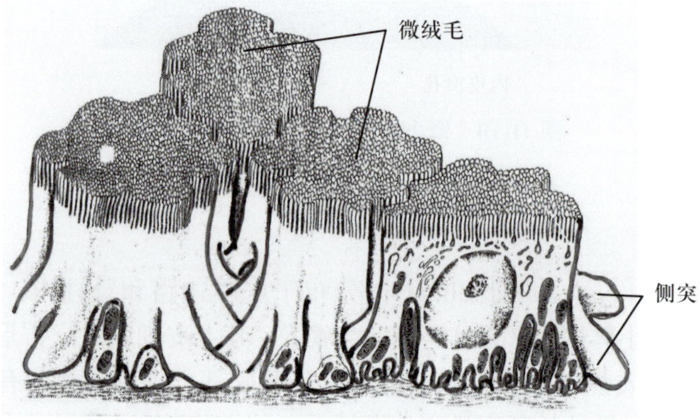

图 11-12 近曲小管上皮细胞超微结构立体模式图

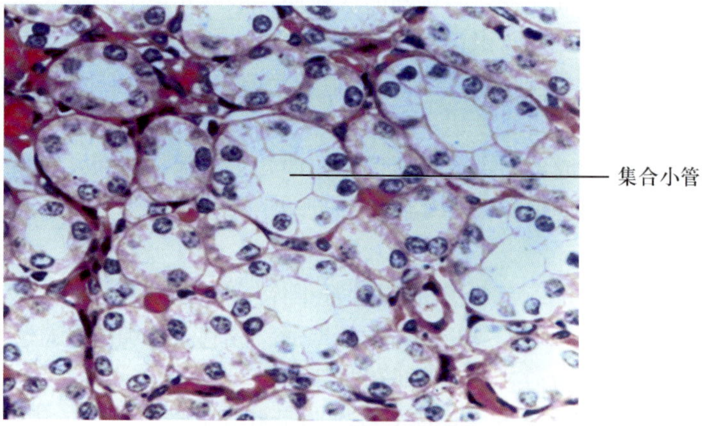

图 11-13 肾髓质光镜图

远直小管：在肾锥体和髓放线内上行至皮质，移行为远曲小管。电镜下，细胞游离面微绒毛少而短小，基部质膜内褶发达，线粒体数量多。基部质膜上有丰富的钠泵，能主动向间质内转运钠离子，使间质渗透压增高，利于重吸收水，浓缩尿液。

远曲小管：位于皮质迷路，质膜内褶不如直部发达。远曲小管是离子交换的重要部位，细胞能吸收水、Na^+ 和排出 K^+、H^+、氨等，对维持体液的酸碱平衡有重要作用。肾上腺皮质分泌的醛固酮可促进此段重吸收 Na^+ 和排出 K^+；神经垂体抗利尿激素能促进此段对水分的重吸收，使尿液浓缩。

音频：
考点：肾小管各段的结构特点和功能

➢ **考点：**肾小管各段的结构特点和功能。

2. 集合小管系（collecting tubule system） 集合小管系由弓形集合小管、直集合小管和乳头管三部分组成。弓形集合小管一端连接于远曲小管，另一端汇入直集合小管。直集合小管在髓放线和肾锥体内下行，至肾乳头处改称乳头管，开口于肾小盏。集合小管系的管腔由细变粗，管壁上皮由单层立方上皮逐渐增高为单层柱状上皮，至乳头管处为高柱状。集合小管的上皮细胞界限清楚，胞质染色极浅，呈清亮状；细胞核圆形，位于中央或基底部（图 11-13）。集合管可进一步重吸收水和交换离子，使原尿进一步浓缩，并受醛固酮、抗利尿激素调节。

知识链接

慢性肾病的发生是由多种病因引起的，常见原因如下：

1. 糖尿病肾病、高血压肾小动脉硬化已成为慢性肾病的主要原因。
2. 肾自身的病变　如各类慢性肾小球肾炎、肾病综合征、慢性间质性肾炎、肾结石、肾囊肿、肾动脉狭小、肾小管酸中毒等。
3. 泌尿系阻塞　如前列腺增生或肿瘤、尿道狭小、尿道结石、神经源性膀胱功能障碍等。
4. 遗传性疾病　如多囊肾，它会在肾形成许多很大的囊腔而损伤其周围的组织。
5. 其他　如系统性红斑狼疮、过敏性紫癜、妊娠高血压综合征、肝硬化、痛风及重金属（铅、镉、锂等）中毒等。

3. 球旁复合体（juxtaglomerular complex） 又称肾小球旁器，由球旁细胞、致密斑和球外系膜细胞组成，位于肾小体血管极处，大致呈三角形。致密斑为三角形的底，入球微动脉和出球微动脉为三角形的两个侧边，球外系膜细胞位于三角形的中心（图 11-14）。

（1）球旁细胞（juxtaglomerular cell）：为入球微动脉近血管极处管壁的平滑肌特化而成的上皮样细胞。细胞体积较大，呈立方形，胞质弱嗜碱性，核大而圆。胞质内有较多分泌颗粒，颗粒内含肾素（renin），肾素可通过一系列机制使血压升高。

（2）致密斑（macula densa）：由远端小管靠近肾小体血管极侧的管壁上皮细胞特化形成的椭圆形斑。光镜下，上皮细胞呈高柱状，排列紧密，胞质浅染，细胞核椭圆形，位于细胞顶部。致密斑是一种离子感受器，能敏锐地感受远端小管内滤液的钠离子浓度变化。

（3）球外系膜细胞（extraglomerular mesangial cell）：又称极垫细胞（polar cushion cell），是充填于肾小体血管极三角区内的细胞团，与球内系膜细胞相连，形态也相似。它在球旁复合体的功能活动中可能起传递“信息”的作用。

音频：
考点：球旁复合体的组成和各部分的功能

➢ **考点：**球旁复合体的组成和各部分的功能。

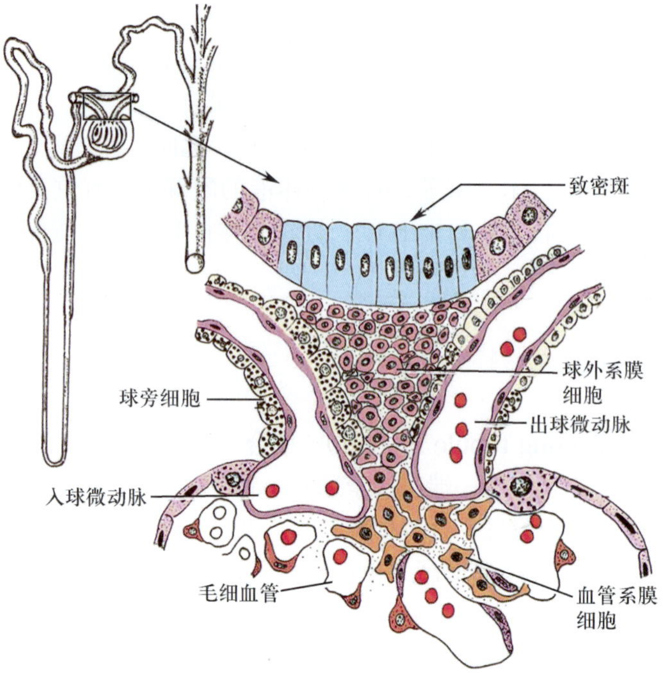

图 11-14　球旁复合体光镜结构模式图

4. 肾间质　肾间质是指肾内泌尿小管之间的结缔组织、血管和神经等。肾皮质内很少，至髓质内逐渐增多。肾间质内有一种特殊的间质细胞，可合成间质内的纤维和基质，还可产生前列腺素。肾小管周围的血管内皮细胞能产生红细胞生成素，刺激骨髓中红细胞的生成。

5. 肾的血液循环　肾担负着滤过血液形成尿液的特殊功能，其血液循环与功能直接相关，因此有相应的血液循环途径和特点。

（1）肾的血液循环途径（图 11-15，表 11-2）。

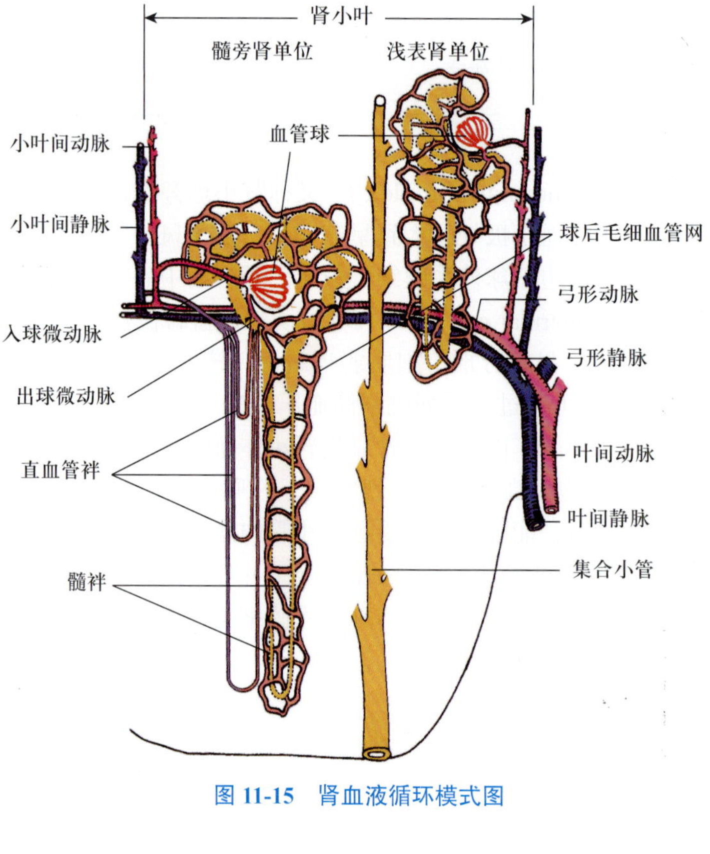

图 11-15　肾血液循环模式图

表 11-2 肾的血液循环途径

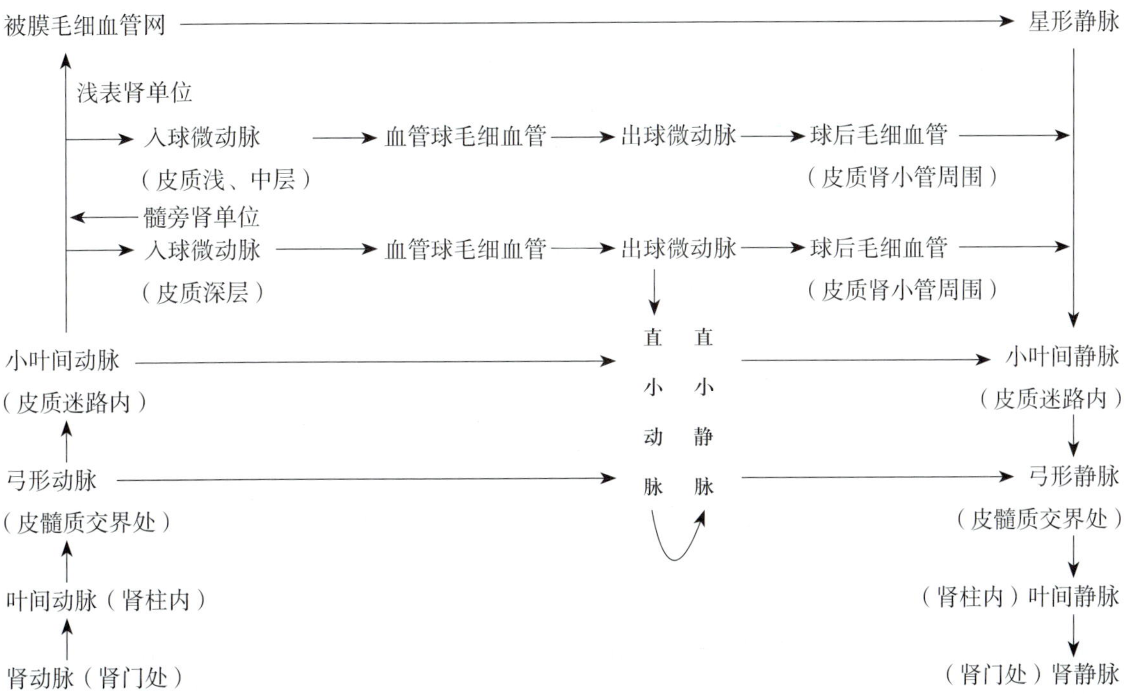

（2）肾的血液循环特点：

1）肾动脉直接由腹主动脉发出，血流量大，流速快。

2）入球微动脉管径比出球微动脉粗，使血管球毛细血管内压力较高，有利于滤过。

3）两次形成毛细血管网，即血管球毛细血管网和球后毛细血管网。前者有利于滤过，后者有利于重吸收。

4）髓质内的直小血管袢与髓袢相伴行，有利于肾小管和集合小管重吸收及尿液浓缩。

二、排尿管道

排尿管道包括肾盏、肾盂、输尿管、膀胱和尿道，功能是将肾形成的终尿排出体外。它们的结构基本相似，均由黏膜、肌层和外膜3部分组成（图11-16）。

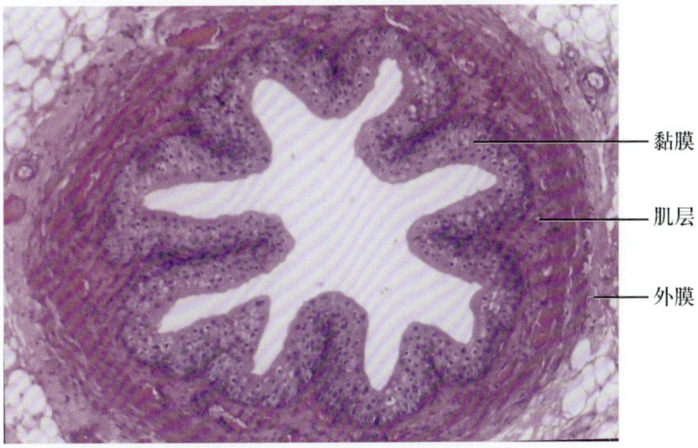

图 11-16 输尿管光镜图

1. 黏膜 黏膜由上皮和固有层构成。上皮为变移上皮，开始较薄，仅有2～3层细胞，至输尿管增厚到4～5层细胞，膀胱黏膜上皮较厚，多达8～10层细胞。固有层为结缔组织。

2. 肌层 肌层由平滑肌组成，一般分为内纵、外环两层，从输尿管下段至膀胱的肌层增厚，有内纵、中环和外纵 3 层。

3. 外膜 除膀胱顶部为浆膜外，其余均为纤维膜。

表 11-3 各段肾小管和集合小管的结构比较

名称		近端小管	细段	远端小管	集合小管
管径		50 ~ 60 μm	约 15 μm	约 30 μm	40 ~ 200 μm
上皮		单层立方	单层扁平	单层立方	单层立方或高柱状
上皮细胞	形状	立方或锥形，胞体大，分界不清	扁平形	立方形，细胞小	立方或高柱状，分界清
	细胞质	嗜酸性，染色深，基部纵纹明显	染色浅，弱嗜酸性	染色浅，弱嗜酸性，基部纵纹明显	染色浅淡
	细胞核	圆形，近基部	卵圆形，突向腔面	圆形，位于中央	圆形，染色深
	刷状缘	明显，由大量微绒毛密集排列而成	无，仅有少量不规则微绒毛	无，微绒毛少而短	无，微绒毛很少
	质膜内褶	明显	少而小	最明显	无
细胞连接		侧面有连接复合体和侧突	有侧突	有侧突	紧密连接发达，无侧突
功能		重吸收水和营养物质，分泌排泄氨、肌酐、马尿酸等	有利于水和离子通过	保钠排钾，分泌氢离子和氨，吸收水	重吸收水，浓缩尿液

音频：
第十一章思考题解析

思考题

1. 简述球旁复合体的组成和功能。
2. 简述肾小管的分部和功能。

（谭　亮）

第十二章

感觉器官

思维导图

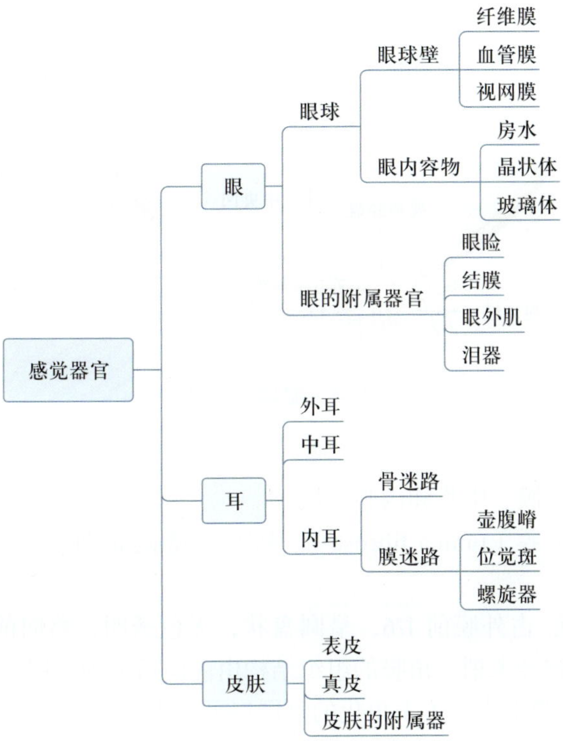

音频：
第十二章思维导图简介

学习目标

1. 掌握眼球、内耳、表皮和真皮的结构。
2. 熟悉眼附属器、皮肤附属器的结构和功能。
3. 了解皮下注射的部位、视觉的形成、听觉和位置觉的形成。

第一节 视 器

视器（visual organ）包括眼球和眼的附属器官。眼能感受一定波长的光和颜色的刺激，并将刺激转化为神经冲动，经视神经传至大脑的视觉中枢，产生视觉。

一、眼球

眼球（eyeball）位于眼眶内，是视器的主要成分，包括眼球壁和眼内容物两部分。眼球前面的正中点称前极，后面的正中点称后极。前、后两级之间的连线称眼轴。通过瞳孔中央至视网膜中央凹的连线称视轴。眼轴与视轴成锐角相交，凭借眼轴的中点在眼球表面做一环形称中纬线（图 12-1）。

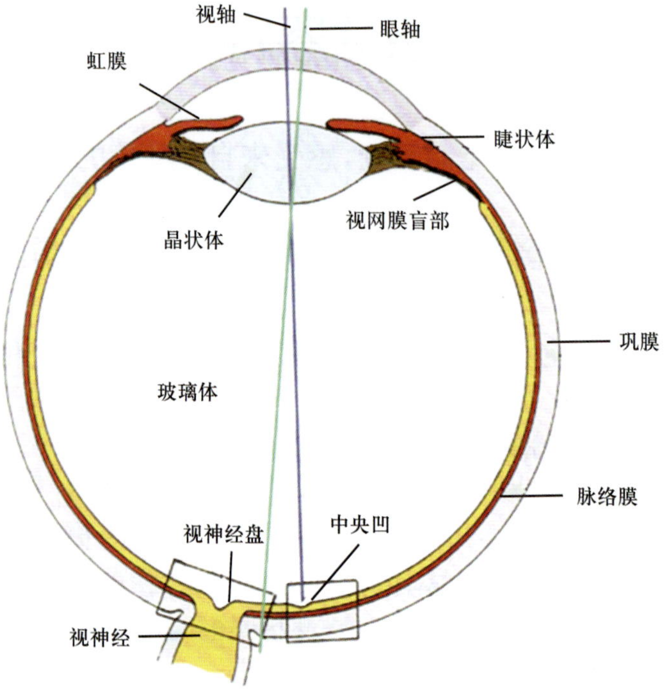

图 12-1　眼球水平切面

（一）眼球壁

由外向内依次分为外膜、中膜和内膜 3 层。

1. 外膜　又称纤维膜（tunica fibrosa），为眼球壁的最外层，由致密结缔组织构成（图 12-1）。

（1）角膜（cornea）：占外膜前 1/6，呈圆盘状，无色透明，略向前方突出，有屈光作用，无血管，有丰富的感觉神经末梢。角膜的组织结构由前向后分为 5 层（图 12-2）。

视频：
微课：角膜

1）前上皮：又称角膜上皮，为未角化的复层扁平上皮，有 5 ~ 6 层细胞。表层细胞游离面有微绒毛伸入泪液膜中，基底层细胞内无色素而有旺盛的分裂能力，损伤后恢复较快，约 1 周可更新一次，上皮细胞基底面平整无乳头。

2）前界膜：为厚 10 ~ 16 μm 的均质膜。电镜下，前界膜主要由纤细的胶原原纤维和基质构成，损伤后不可再生。

3）固有层：又称角膜基质，厚度约占角膜全层的 90%，为结缔组织。结缔组织内的胶原原纤维粗细均匀，排列成层，纤维走向规律，同一层内平行排列，相邻层之间有一定角度。胶原原纤维层间有少量成纤维细胞分布。基质中富含硫酸软骨素、硫酸角质素和水。

4）后界膜：较前界膜薄，由基板和网板构成，均质透明。

5）后上皮：又称角膜内皮，为单层扁平上皮，能合成分泌蛋白质，参与后界膜的形成和更新。

虽然角膜由多层结构组成，但其内无血管分布，且细胞、纤维、基质等具有独特的组织结构特性，使角膜仍然保持透明。角膜的营养靠房水和角膜外侧部的血管渗透供给。角膜内含有丰富的神经末梢，感觉灵敏。

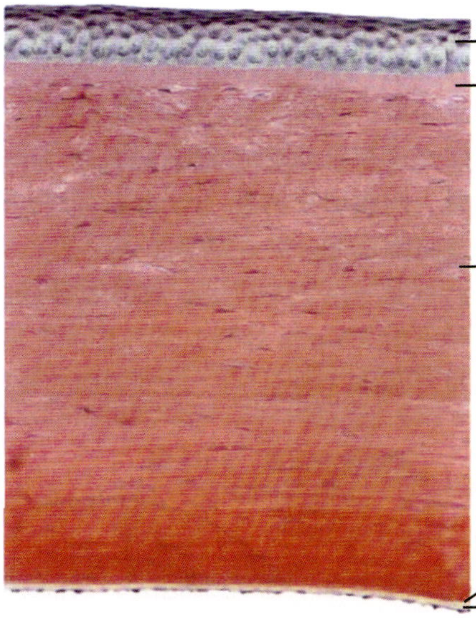

图 12-2　角膜光镜结构（低倍镜）

知识链接

角膜移植是使用同种异体健康透明的角膜，取代发生病变浑浊的角膜，从而达到增加视力，改良组织结构，治疗角膜疾病，改善外观等目的的一种手术。

音频：
考点：角膜的 5 层结构

➢ **考点：**角膜的 5 层结构。

（2）巩膜（sclera）：占外膜后 5/6，由致密结缔组织构成，坚韧不透明，呈乳白色，对眼球有支持保护作用（图 12-1）。在巩膜与角膜移行处，称角膜缘（corneal limbus），其深面有一环行小管，称巩膜静脉窦（sinus venous sclerae），是房水回流的通道（图 12-1）。

2. 中膜　又称血管膜（tunica vascularis）或色素膜，由富含血管和色素细胞的疏松结缔组织构成。自前向后分为虹膜、睫状体和脉络膜 3 部分。

（1）虹膜（iris）：为环形薄膜，位于角膜后方，呈冠状位圆盘状。中央是瞳孔，外缘与睫状体相连。在活体上通过角膜可看到虹膜和瞳孔，是光线进入眼球的通路。虹膜把角膜和晶状体之间的腔分成眼前房和眼后房，二者借瞳孔相通。虹膜与角膜缘之间的夹角为虹膜角或前房角。

虹膜的组织结构自前（外）向后（内）分为 3 层：①前缘层，由一层不连续的成纤维细胞和色素细胞构成，与角膜后上皮相连续。②虹膜基质，为疏松结缔组织，含有丰富的血管和色素细胞。③上皮层（视网膜虹膜部），由两层细胞组成，前层细胞分化为瞳孔括约肌和瞳孔开大肌，后层细胞为色素上皮层。

知识链接

虹膜的颜色取决于色素的多少，有种族差异。白种人因缺乏色素，虹膜呈浅黄色或浅蓝色；有色人种因含色素多，虹膜色深，呈棕褐色；黄种人的虹膜多呈棕色。

（2）睫状体（ciliary body）：是血管膜最厚的一段。在眼球矢状切面上呈三角形，后部较平坦，前部有许多突起，称为睫状突。由睫状突发出许多辐射状的微原纤维，即睫状小带，止于晶状体囊。

睫状体的组织结构由外向内分为 3 层：①睫状肌层，为平滑肌，排列成纵行、放射状和环行，起于巩膜距，止于脉络膜或睫状体内。睫状肌的收缩可使睫状体前移，同时睫状小带松弛，晶状体凸度增大，利于观察近物。②基质，是富含血管和色素细胞的疏松结缔组织。③睫状上皮层（视网膜睫状体部），由两层细胞组成，外层为立方形色素细胞；内层为立方形非色素细胞，能分泌房水。

（3）脉络膜（choroid）：是血管膜的后 2/3，衬于巩膜与视网膜之间，是富含血管和色素细胞的疏松结缔组织。

视频：
微课：视网膜

3. 内膜 又称视网膜（retina），为眼球壁的最内层，分两部分，即视网膜视部和视网膜盲部。后部贴附在脉络膜内面，有感光能力，构成视网膜视部，即为一般所称的视网膜。前部衬贴在虹膜和睫状体的内面，构成视网膜虹膜部和视网膜睫状体部，无感光能力，称为视网膜盲部。视部与盲部交界处呈锯齿状，称为锯齿缘。

视网膜视部自外向内依次是色素上皮细胞层、感光细胞层、双极细胞层和节细胞层。

（1）色素上皮细胞层：色素上皮细胞层由色素上皮细胞（pigment epithelium）构成。位于视网膜的最外层，为单层矮柱状上皮，基底部紧贴在玻璃膜上。顶部有许多细长突起，伸入感光细胞之间。色素上皮细胞之间有紧密连接、中间连接和缝隙连接，构成血 - 视网膜屏障，可阻止脉络膜内层毛细血管中大分子物质及有害物质进入视网膜。色素上皮细胞与感光细胞之间缺乏连接结构，因此成为视网膜剥脱的好发部位。

色素上皮细胞胞质及突起内含有许多黑（色）素颗粒，可以调节感光细胞所感受的光的强度。当光线较强时，黑（色）素颗粒移入细胞突起内，吸收部分光线，使感光细胞免受过强光线的损伤。当光线较弱时，黑（色）素颗粒移回细胞胞体内，使感光细胞更充分接受弱光的刺激，以适应暗视。色素上皮细胞除了构成屏障、调节光线强度外，还能吞噬、消化视杆细胞脱落的膜盘。色素上皮细胞内尚贮存有维生素 A，参与视紫红质的再生。

（2）感光细胞层：感光细胞层有视杆细胞和视锥细胞两种（图 12-3）。

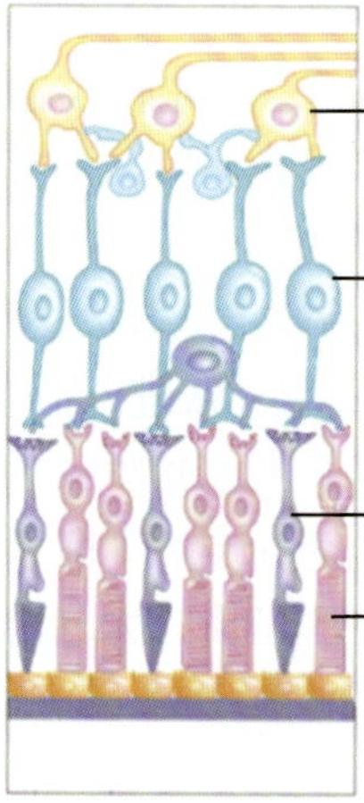

图 12-3　视网膜神经层细胞电镜结构模式图

1）视杆细胞（rod cell）：细胞呈细长杆状，由细胞体和内侧突起、外侧突起构成。外侧突起呈细长杆状，称为视杆，又分为内节和外节。内节富含线粒体、粗面内质网、高尔基复合体，是合成蛋白质的部位；外节细长，有许多平行排列的膜盘。膜盘是由外节基部一侧的细胞膜内陷并反复折叠形成，最终与细胞膜分离形成游离的膜盘，并逐渐向细胞外端推移、脱落。脱落的膜盘碎片由色素上皮细胞吞噬，同时基部又不断形成新的膜盘。膜盘上含有感光物质视紫红质，能感受暗光或弱光。视紫红质的合成需要维生素 A 的参与，因此，维生素 A 缺乏时，对弱光的敏感度会降低，产生夜盲症。视杆细胞的内侧突起末端膨大成小球状，与双极细胞、水平细胞形成突触。视杆细胞感受弱光和暗光。

2）视锥细胞（cone cell）：视锥细胞的结构与视杆细胞相似。外侧突起呈圆锥状，称为视锥。外节的膜盘与细胞膜不分离，也不脱落。视锥细胞的膜盘上嵌有视色素。人类有 3 种视锥细胞，分别含有感受红、绿、蓝色的视色素。如果缺少一种或两种类型的视锥细胞，则形成相应颜色的色盲。内侧突起末端膨大呈足状，可与一个或多个双极细胞的树突以及水平细胞形成突触。视锥细胞感受强光和颜色。

视杆细胞和视锥细胞的数量以及分布特点：人每只眼球内约有 1.2 亿个视杆细胞，多分布于视网膜周边部；约有 700 万个视锥细胞，多位于视网膜的中心部分。

（3）双极细胞层：双极细胞（bipolar cell）是连接感光细胞和节细胞的纵向中间神经元。在视网膜内尚有水平细胞、无长突细胞等横向的联络神经元，起到视觉调节作用。

（4）节细胞层：节细胞（ganglion cell）位于视网膜的最内层，为多极神经元。其树突与双极细胞的轴突形成突触，其轴突向视神经盘集中，形成视神经。

视网膜内的胶质细胞主要为放射状胶质细胞，又称 Müller 细胞，是一种长柱形的神经胶质细胞，对神经元起到支持、营养、保护、绝缘等作用。

视神经盘（optic disc）：又称视神经乳头或盲点，是视网膜全部节细胞发出的轴突在眼球后端集中的区域，呈圆盘状，轴突穿出巩膜筛板，形成视神经。视网膜中央动脉、静脉也由此进出。在视神经盘颞侧有一浅黄色区域，称为黄斑（macula lutea）（图 12-4）。黄斑中央有一直径为 1.5 mm 的浅凹，是中央凹。中央凹处的视网膜最薄，只有视锥细胞和色素上皮细胞，无视杆细胞。从中央凹边缘开始出现视杆细胞，再向外，视杆细胞逐渐增多，视锥细胞逐渐减少。双极细胞及节细胞均斜向周边，视锥细胞至节细胞间为一对一的联系，故中央凹的视力最敏锐、最精确。

音频：考点：视网膜的结构和功能。视神经盘、黄斑的位置和功能

➤ **考点：**视网膜的结构和功能。视神经盘、黄斑的位置和功能。

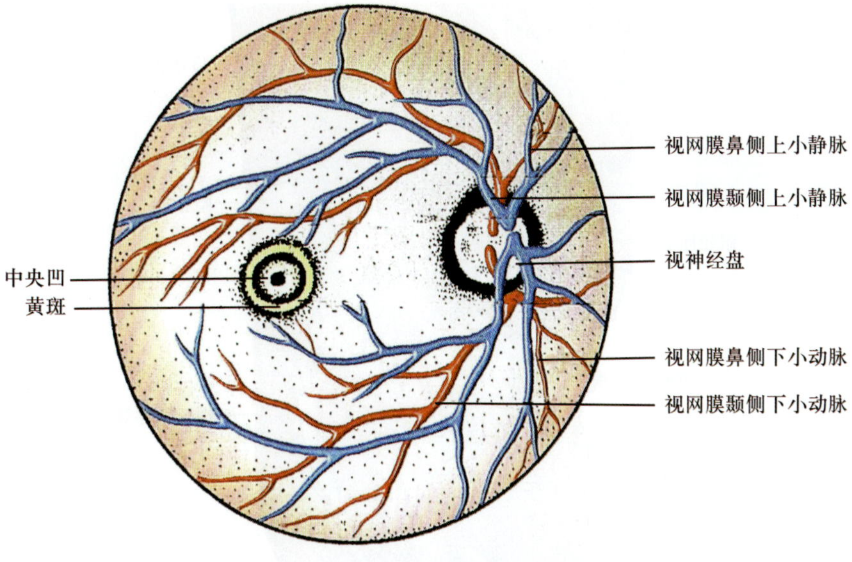

图 12-4　右侧眼底

（二）眼内容物

1. 房水　房水（aqueous humor）为无色透明的液体，由睫状体血管渗透和非色素上皮细胞分泌。房水首先进入后房，经瞳孔入前房，再经前房角通过小梁网，进而引流入巩膜静脉窦，最终由睫状前静脉导出。房水的作用是营养角膜、晶状体和玻璃体，维持眼压。正常情况

下，房水的生成和排出保持着动态平衡。如果房水分泌过多，或排出通路受阻，则眼压增高，导致青光眼。

知识链接

青光眼是一组以视乳头萎缩及凹陷、视野缺损及视力下降为共同特征的疾病，病理性眼压增高、视神经供血不足是其发病的原发危险因素，视神经对压力损害的耐受性也与青光眼的发生和发展有关。在房水循环途径中任何一环发生阻碍，均可导致眼压升高而引起的病理改变，但也有部分患者呈现正常眼压青光眼。青光眼是导致人类失明的三大致盲眼病之一，总人群发病率为1%，45岁以后为2%。临床上根据病因、房角、眼压描记等情况将青光眼分为原发性、继发性和先天性三大类。

2. 晶状体 晶状体（lens）为扁圆形、有弹性的双凸透明体，位于角膜后方，借睫状小带悬挂于睫状体上（图12-1）。晶状体由晶状体囊、晶状体上皮和晶状体纤维组成。晶状体内无血管和神经，靠房水营养。通过睫状肌的舒缩改变晶状体曲度，以调节视力。老年人晶状体弹性减弱，屈光能力降低，形成老视（俗称老花眼）。如果晶状体发生混浊，即谓之白内障。

3. 玻璃体 玻璃体（vitreous body）为无色透明的胶状物，充填于晶状体、睫状体与视网膜之间的大腔内，为屈光介质之一。

眼球的视觉传导通路：光线→角膜→前房房水→瞳孔→后房房水→晶状体→玻璃体→视网膜的感光细胞→双极细胞→节细胞→视神经→视觉中枢。

二、眼睑

眼睑（eyelid）的组织结构自外向内分为5层：皮肤、皮下组织、肌层、纤维层、睑结膜（图12-5）。

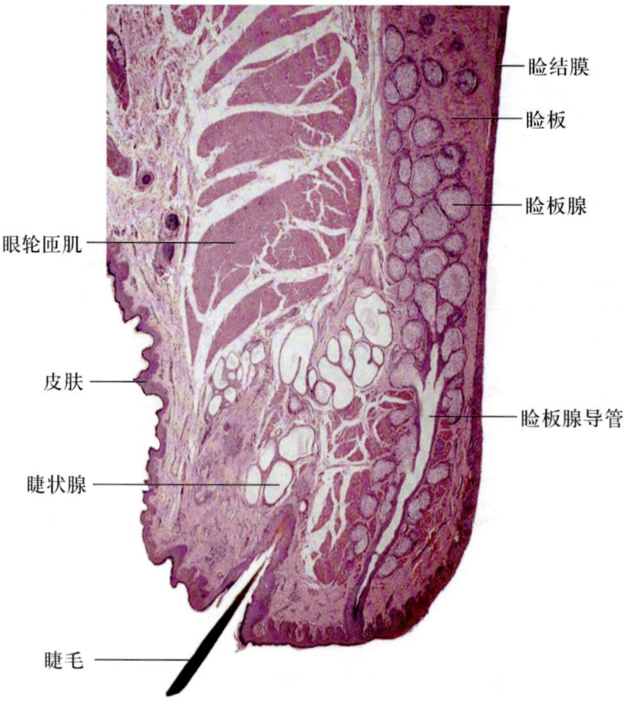

图12-5　人眼睑光镜结构模式图

眼睑的皮肤薄而柔软，睑缘处有睫毛，睫毛附近有小的皮脂腺和大汗腺，腺体发炎时形成麦粒肿。皮下组织为疏松结缔组织，脂肪少，血管丰富，易水肿或淤血。肌层均为骨骼肌，分为眼轮匝肌和上睑提肌。纤维层主要由致密结缔组织构成的睑板组成，内有睑板腺，发炎时形成霰粒肿。睑结膜位于眼睑的最内面，表面为复层柱状上皮，上皮细胞间夹有杯状细胞，上皮下固有层为薄层结缔组织。

第二节　内　耳

内耳位于颞骨岩部，为一系列穿行于颞骨中的弯曲管道，结构复杂，形同迷宫，故又称迷路。它由骨迷路和膜迷路组成。骨迷路由前至后依次分为耳蜗、前庭和半规管，它们互相通连，内壁上都衬以骨膜。膜迷路嵌套在骨迷路内，形态与骨迷路相似，分为膜半规管、椭圆囊、球囊和膜蜗管，它们也相互通连。膜迷路管壁的黏膜由单层扁平上皮和固有层构成。膜迷路腔内充满内淋巴，膜迷路与骨迷路之间的腔隙为外淋巴间隙，充满外淋巴，内、外淋巴互不相通。膜迷路中某些部位的内表面黏膜增厚特化为位觉和听觉感受器（图 12-6）。

视频：
微课：膜迷路

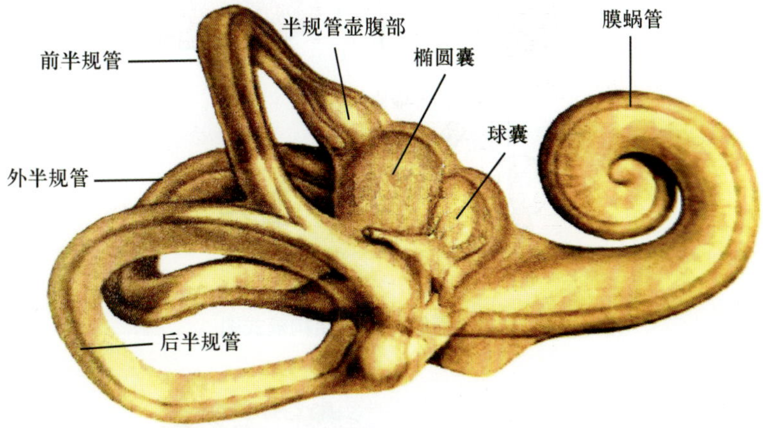

图 12-6　内耳膜迷路立体结构模式图

一、壶腹嵴

壶腹嵴（crista ampullaris）是三个半规管壶腹部局部黏膜增厚形成的，上皮由支持细胞和毛细胞组成（图 12-7）。支持细胞高柱状，细胞分泌物形成壶腹帽。支持细胞对毛细胞有支持、营养等作用。毛细胞游离端有数十根静纤毛和一根较长的动纤毛，它们都在壶腹帽内。毛细胞基底部与前庭神经末梢构成突触。

壶腹嵴的功能：感受头部旋转运动的开始和终止时的刺激。

二、位觉斑

在椭圆囊内侧壁和球囊前壁内表面分别有椭圆囊斑（macula utriculi）和球囊斑（macula sacculi）。两个斑的位置互成直角，司位觉，可统称为位觉斑（图 12-8）。位觉斑的结构与壶腹嵴基本相似，也是由支持细胞和毛细胞组成，不同点是位觉斑的黏膜较平坦，毛细胞的纤毛较短，顶部覆有膜，称为位砂膜（耳石膜）。位砂膜由胶质膜和表面的位砂组成。位砂为碳酸钙结晶，比重大于内淋巴。毛细胞的毛伸入位砂膜内，毛细胞基底部与前庭神经形成突触。

位觉斑的功能：感受直线匀速运动的开始和终止，以及直线加速和减速运动时的刺激，也感受头部静止时的位置觉。

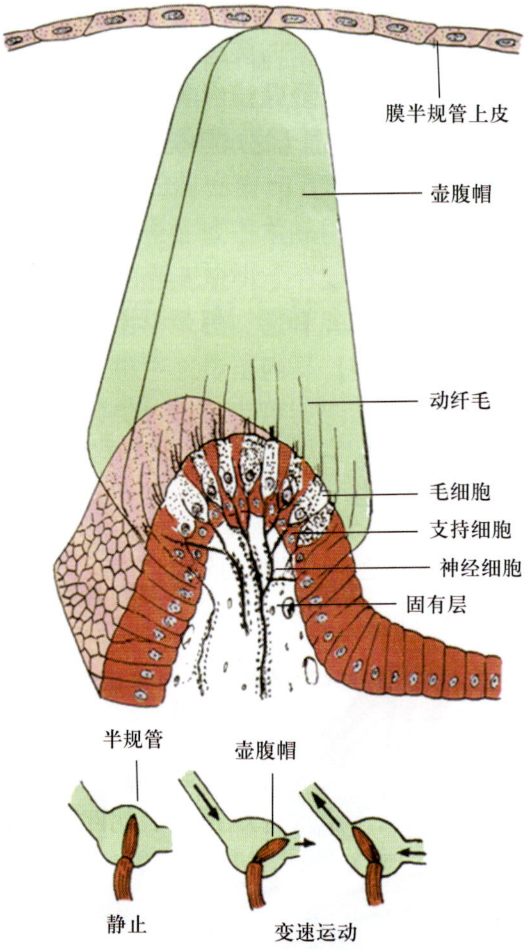

图 12-7　壶腹嵴立体结构模式图

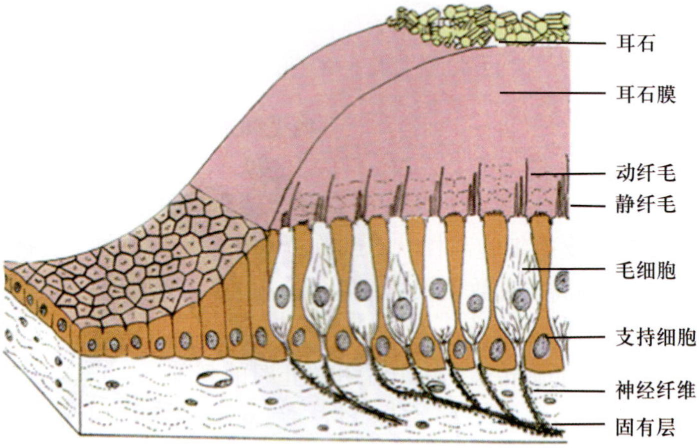

图 12-8　椭圆囊斑和球囊斑立体结构模式图

音频：
考点：壶腹嵴、位觉斑的位置、结构和功能

> **考点：** 壶腹嵴、位觉斑的位置、结构和功能。

三、骨蜗管、膜蜗管及螺旋器

人的耳蜗形如蜗牛壳，骨蜗管和套嵌其内的膜蜗管围绕中央锥形的蜗轴盘旋两周半。蜗轴由松质骨构成，内有蜗神经节，还有血管及神经。

（一）骨蜗管

可分为 3 部分，上为前庭阶，下为鼓室阶，中为膜蜗管。前庭阶和鼓室阶内含有外淋巴，在蜗顶经蜗孔相通。膜蜗管内含有内淋巴，与球囊相通。

（二）膜蜗管

膜蜗管有 3 个壁，上壁为前庭膜，其表面为单层扁平上皮，中间夹有少量结缔组织。外侧壁为骨膜增厚形成的螺旋韧带和被覆其表面的血管纹。血管纹由含血管的复层柱状上皮构成，能分泌内淋巴。下壁为骨性螺旋板的外侧部和基底膜，下壁的局部上皮增厚特化形成螺旋器（图 12-9）。

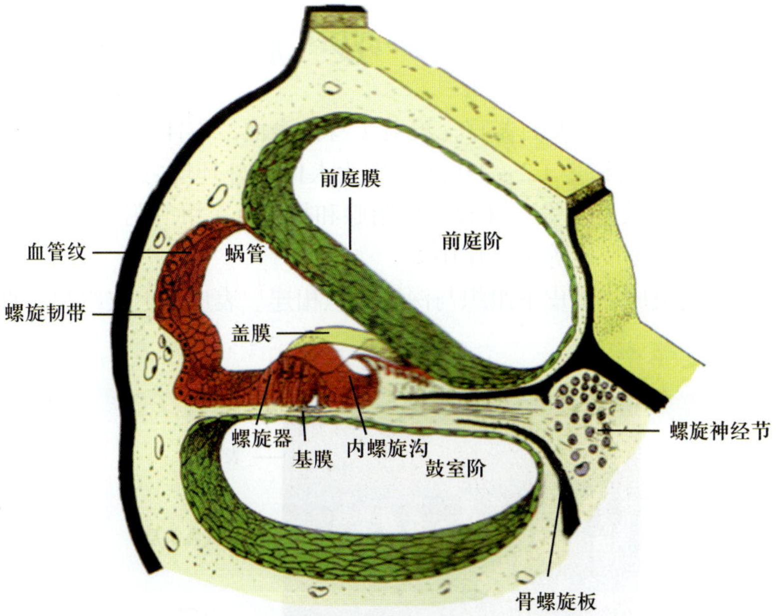

图 12-9 膜蜗管与螺旋器光镜结构模式图

（三）螺旋器

螺旋器又称 Corti 器，是听觉感受器，位于膜蜗管的基膜上，由支持细胞和毛细胞构成。

1. 支持细胞 主要由柱细胞和指细胞组成。

（1）柱细胞：排成两行，并列于基膜上。柱细胞的基部宽，体部窄，顶部嵌合在一起，在两行细胞间形成一个三角形的内隧道，隧道中有神经纤维穿行。柱细胞的细胞核位于基部，细胞质内含大量的张力原纤维，起支持作用。

（2）指细胞：呈柱状，顶部有一指状突起，底部位于基膜上。分布于柱细胞内外两侧，细胞体上部支托着毛细胞。

2. 毛细胞 分为内外两组，分别称为内毛细胞和外毛细胞。内毛细胞呈烧瓶状，共有约 3500 个，可排成一列，由内指细胞所撑托。外毛细胞呈柱状，共有约 2 万个，排成 3～4 列，由外指细胞撑托。毛细胞的游离面有许多规则排列的静纤毛，称为听毛。毛细胞的基底面与螺旋神经节内的双极神经元周围突形成突触。

在螺旋器上方有胶质性盖膜覆盖，当声波使基底膜内的听弦发生共振时，听毛与盖膜接触，听毛弯曲，使毛细胞兴奋，由蜗神经传至中枢，产生听觉。

知识链接

耳　聋

听觉系统中传音、感音及其听觉传导通路中的听神经和各级中枢发生病变，引起听功能障碍，产生不同程度的听力减退，统称为耳聋。一般认为语言频率平均听阈在26 dB以上时称之为听力减退或听力障碍。根据听力减退的程度不同，又称之为重听、听力障碍、听力减退、听力下降等。耳聋的病因复杂，有先天性和后天性因素，其中化脓性中耳炎是传导性耳聋中最主要的致聋疾病。

第三节　皮　肤

皮肤（skin）是人体面积最大的器官，覆盖于身体表面，占体重的16%左右。体重60 kg的正常成年人，皮肤的表面积为1.2～2.0 m^2。作为人体内外环境之间的屏障器官，皮肤具有非常重要的保护作用。皮肤及毛发、汗腺、皮脂腺和指（趾）甲等附属器还具有分泌、排泄、感觉、调节体温及参与免疫反应等重要作用。

皮肤由表皮和真皮组成，借皮下组织与深层组织相连。表皮为上皮组织，真皮为结缔组织（图12-10）。

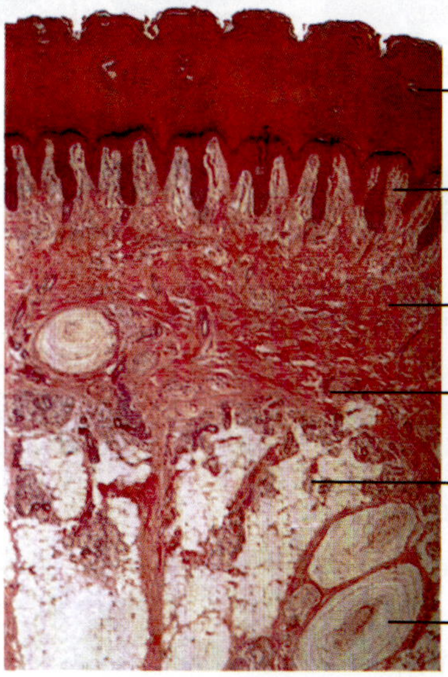

图12-10　人手指掌面皮肤低倍光镜图

一、表皮

表皮（epidermis）是皮肤的浅层，由角化的复层扁平上皮构成。上皮基底面与真皮结缔组织相连，连接面起伏不平。表皮的绝大部分细胞参与角化过程，称为角质形成细胞。另外，有很少量与角化无关的细胞，称为非角质形成细胞。

（一）表皮的分层和角化

根据表皮角质形成细胞的分化程度、形态结构特点，将表皮由深至浅分为5层：即基底层、棘层、颗粒层、透明层和角质层（表12-1）。

表 12-1　皮肤表层各层的比较

名称	基底层	棘层	颗粒层	透明层	角质层
位置	附于基膜上	基底层浅部	棘层浅部	颗粒层浅部	表皮最浅层
细胞形态	低柱状	多边形	梭形	扁平形，界限不清	扁平形，界限不清
细胞核	卵圆形	圆形	圆形	退化消失	无
细胞层数	1 层	4 ~ 10 层	2 ~ 5 层	几层（2 ~ 3 层）	多层（几层 ~ 几十层）
细胞连接	桥粒和半桥粒	桥粒	桥粒	桥粒	浅部桥粒消失
功能	分裂增生能力强	保护	保护	保护	屏障保护

1. 基底层（stratum basale） 附着于基膜上，由一层矮柱状的基底细胞（basal cell）组成。胞质内因有丰富的游离核糖体而呈嗜碱性，有散在或成束的角蛋白丝。角蛋白丝直径 10 nm，属中间丝，因具有很强的张力，又称张力丝。基底细胞与相邻细胞间以桥粒相连，与基膜以半桥粒相连。基底细胞是表皮的干细胞，不断分裂增殖形成新的细胞，细胞脱离基膜后，进入棘层，分化为棘细胞并丧失分裂能力。在皮肤的创伤愈合中，基底细胞具有重要的再生修复作用。

2. 棘层（stratum spinosum） 由 5 ~ 10 层多边形、体积较大的细胞组成。细胞表面有许多短小的棘状突起，相邻细胞的突起镶嵌，并以大量桥粒相连。胞质呈弱嗜碱性，游离核糖体较多，具有旺盛的合成功能。合成的角蛋白形成许多较粗的角蛋白丝束，从核周呈放射状延伸至桥粒内侧；合成的蛋白沉积在细胞膜内侧，使细胞膜增厚。胞质内还形成一种含脂质的分泌颗粒，在电镜下呈明暗相间的板层状，故称板层颗粒，主要分布于细胞周边，并以胞吐方式将脂质排放到细胞间隙，形成膜状物。

3. 颗粒层（stratum granulosum） 由 3 ~ 5 层较扁的梭形细胞组成。颗粒层细胞的核与细胞器退化，胞质内板层颗粒增多，还出现许多形状不规则、强嗜碱性的透明角质颗粒。电镜下，透明角质颗粒无膜包裹，呈致密均质状，角蛋白丝常伸入其中。颗粒的来源尚不明，主要成分为富有组氨酸的蛋白质，可在细胞间隙中构成阻止水溶性物质透过表皮的主要屏障。

4. 透明层（stratum lucidum） 由 2 ~ 3 层扁平细胞组成。细胞界限不清，核和细胞器均已消失。在 HE 染色的切片上，此层呈强嗜酸性，折光度高。细胞的超微结构与角质层相似。

5. 角质层（stratum corneum） 位于皮肤表面，由多层扁平的角质细胞组成。细胞已完全角化，变得干硬，光镜下呈嗜酸性的均质状。电镜下，细胞内充满密集、粗大的角蛋白丝束及均质状物质，后者主要为透明角质颗粒所含的富有组氨酸的蛋白质。细胞膜因内面有一层外皮蛋白而坚固。细胞间隙充满由脂质构成的膜状物。角质层浅表的细胞间的桥粒已消失，细胞连接松散，脱落后成为皮屑。

人体大部分皮肤的表皮较薄，棘层、颗粒层及角质层层数均少，无透明层。表皮由基底层到角质层的结构变化，反映了角质形成细胞增殖、迁移、逐渐分化为角质细胞、然后脱落的过程，与此伴随的是角蛋白及其他成分的合成的量与质的变化。干硬坚固的角质细胞赋予表皮对多种物理和化学性刺激很强的耐受力，表皮细胞间隙中的脂质膜状物，可阻止外界物质透过表皮，也可阻止组织液外渗。角质形成细胞不断脱落和更新，更新周期为 3 ~ 4 周。

（二）非角质形成细胞

非角质形成细胞数量少，包括黑素细胞（黑色素细胞）、朗格汉斯细胞、梅克尔细胞 3 种，分散于角质形成细胞之间（图 12-11）。

1. 黑素细胞（melanocyte） 是生成黑色素的细胞。胞体多散在于基底细胞之间，其突起伸入基底细胞和棘细胞之间。在 HE 染色标本上不易辨认。电镜下，黑素细胞与角质形成细胞之间无桥粒连接，胞质内含有丰富的核糖体、粗面内质网和发达的高尔基复合体。胞质内还有

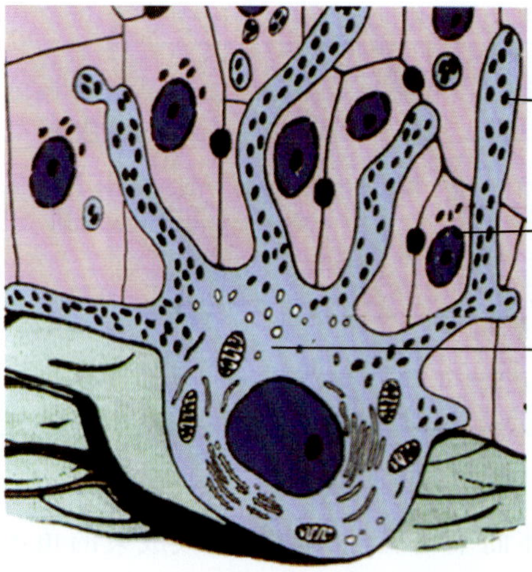

图 12-11　黑色素细胞电镜结构模式图

特征性的黑素体（melanosome），由高尔基复合体形成，内含酪氨酸酶，能将酪氨酸转化为黑素（melanin），当黑素体充满黑素后，称为黑素颗粒（melanin granule），在光镜下呈黄褐色。黑素颗粒迅速迁移到细胞突起末端，以目前尚不完全知晓的方式转移到角质形成细胞胞质内，所以黑素颗粒在黑素细胞内很少，在角质形成细胞中反而较多。人种间的黑素细胞数量无明显差别，肤色的深浅主要取决于黑素细胞合成黑素的能力与黑素颗粒的分布。黑种人的黑素颗粒多而大，分布于表皮全层；白种人的黑素颗粒少而小，主要分布于基底层；黄种人介于二者之间。黑素能吸收紫外线，防止表皮深层的幼稚细胞受辐射损伤，紫外线也可刺激酪氨酸酶的活性，促进黑素的合成。

2. 朗格汉斯细胞（Langerhans cell） 散在于棘层浅部，在 HE 染色切片上呈圆形，核深染，胞质清亮。用 ATP 酶组织化学染色可显示该细胞具有树枝状突起。电镜下，可见胞质内有特征性的伯贝克颗粒（Birbeck granule）。朗格汉斯细胞是抗原呈递细胞，它能识别、捕捉、处理抗原，并将抗原呈递给周围淋巴器官的淋巴细胞，参与机体的免疫应答。

3. 梅克尔细胞（Merkel cell） 位于基底层，呈扁平形，有短指状突起伸入角质形成细胞之间，在 HE 染色标本上不易辨别。电镜下，其基底部胞质内含许多致密核心的小泡，基底面可与感觉神经末梢紧密接触形成类似突触的结构。梅克尔细胞数量很少，但手指尖较多，可能为接受机械刺激的感觉细胞。

二、真皮

真皮（dermis）位于表皮下方，为结缔组织，分为乳头层和网织层，二者间无明确界限，身体各部真皮的厚度不等，一般为 1～2 mm。

1. 乳头层（papillary layer） 是紧靠表皮的薄层疏松结缔组织，向表皮突出形成真皮乳头，使表皮与真皮的连接面扩大，有利于两者牢固连接，并有利于表皮从真皮组织液中获得营养。乳头层含丰富的毛细血管和游离神经末梢，在手指等部位的真皮乳头内含有较多触觉小体。

2. 网织层（reticular layer） 为乳头层下方较厚的致密结缔组织，内有粗大的胶原纤维束交织成网，并有许多弹性纤维，可使皮肤具有较大的韧性和弹性。此层内还有较多的血管、淋巴管和神经，深部常见环层小体。

三、皮下组织

皮下组织（hypodermis）位于真皮下方，即解剖学所称的浅筋膜，由疏松结缔组织和脂肪组织构成，将皮肤与深部组织相连，并使皮肤具有一定的活动性。毛囊和汗腺常延伸到皮下组织内。皮下组织还具有缓冲、保温、能量贮存等作用。其中的脂肪组织于同一个体的不同部位，或不同的个体、性别、年龄而有较大的差别。

四、皮肤的附属器

皮肤的附属器均由表皮衍生而来，包括毛发、皮脂腺、汗腺和指（趾）甲。

（一）毛

人体皮肤除手掌、足底等处外，均有毛分布。尽管不同部位毛的粗细、长短和颜色有很大差别，但基本结构相同。毛分为毛干、毛根和毛球三部分（图 12-12）。露在皮肤外的为毛干；埋在皮肤内的为毛根；包在毛根外面的上皮和结缔组织形成的鞘为毛囊；毛根和毛囊下端合为一体，膨大为毛球。毛球底面有结缔组织突入其中形成的毛乳头，内含丰富的毛细血管和神经末梢。毛球是毛和毛囊的生长点，毛乳头对毛的生长起诱导和营养作用（图 12-12）。毛和毛囊斜长在皮肤内，在毛根与皮肤表面呈钝角的一侧有一束平滑肌，连接毛囊和真皮，称立毛肌（图 12-12），立毛肌受交感神经支配，交感神经兴奋时收缩，使毛发竖立。

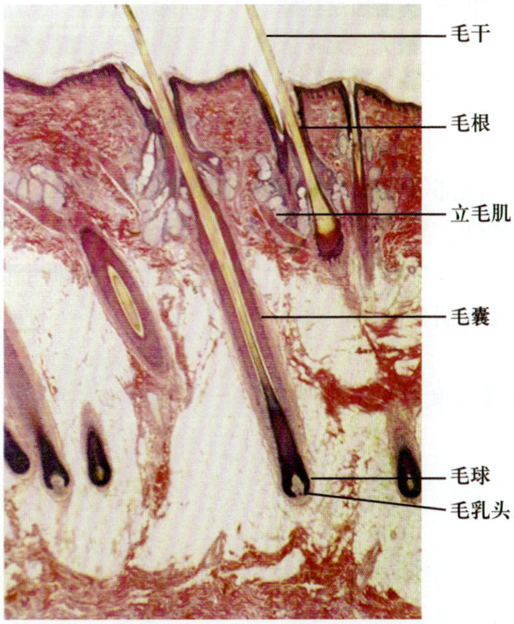

图 12-12　人头皮光镜像

（二）皮脂腺

多位于毛囊与立毛肌之间，为泡状腺（图 12-13）。分泌部由一个或几个囊状的腺泡构成，其周边部是一层较小的干细胞，它们不断分裂增殖，一部分子细胞胞质中形成的脂滴逐渐增多，并向腺泡中心移动。腺泡中心的细胞较大，呈多边形，核固缩，胞质内充满脂滴。在近导管处，腺细胞解体，成为皮脂，经粗而短的导管排至毛囊上部或直接排到皮肤表面。皮脂具有润泽皮肤的作用。性激素可促进皮脂生成，故在青春期皮脂腺分泌活跃。当皮脂腺分泌旺盛但导管堵塞时，可形成痤疮。

（三）汗腺

汗腺遍布于全身皮肤内，于手掌和足底尤多。汗腺为单曲管状腺，分泌部盘曲成团，位于真皮深层和皮下组织中。腺细胞为一层淡染的锥形细胞，外方有肌上皮细胞，其收缩有助排出分泌物。导管由两层立方形细胞围成，细胞较小，胞质弱嗜碱性。导管由真皮进入表皮后，呈螺旋走行，开口于皮肤表面的汗孔。腺细胞分泌的汗液中除大量水分外，还有钠、钾、乳酸盐和尿素等。汗腺分泌是机体散热的主要方式，有调节体温、湿润皮肤和排泄废物等作用。

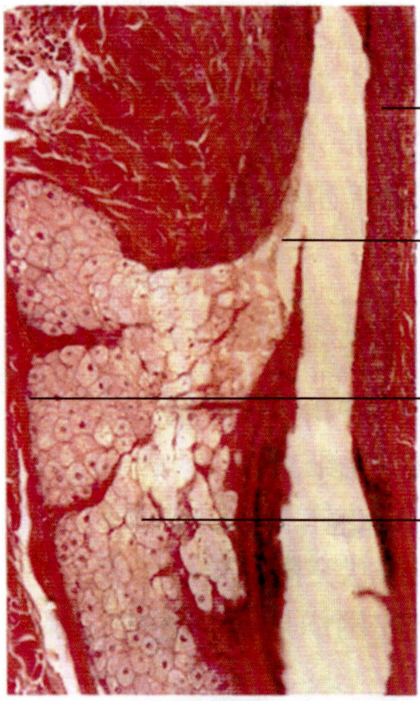

图 12-13　人头皮皮脂腺光镜像

音频：
考点：皮肤的附属器及其功能

此外，于腋窝、乳晕、阴部等处还有大汗腺，又称顶泌汗腺。其分泌部较粗，管腔大，盘曲成团，腺细胞胞质呈嗜酸性，导管开口于毛囊上端。大汗腺的分泌物为黏稠的乳状液，含蛋白质、脂类等，被细菌分解后产生特殊气味。分泌过盛而致气味过浓时，则形成狐臭。大汗腺的分泌受性激素影响，在青春期分泌较旺盛。

➢ **考点：** 皮肤的附属器及其功能。

音频：
第十二章思考题解析

思考题

1. 房水的产生、功能及循环途径。
2. 内耳的位置和组成。
3. 皮肤的构成及功能。

（朱长龙）

第十三章

内分泌系统

思维导图

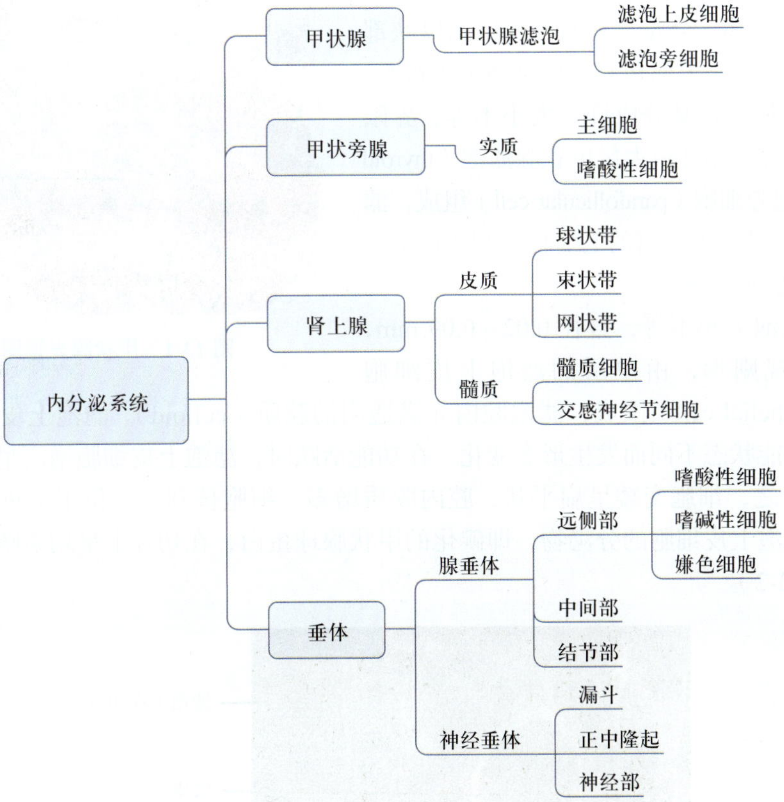

音频：
第十三章思维导图简介

学习目标

1. 掌握甲状腺、肾上腺和垂体的组织结构和功能。
2. 熟悉内分泌腺的共同特点；甲状旁腺的组织结构和功能。
3. 了解垂体与下丘脑的关系。

内分泌系统（endocrine system）由内分泌器官、内分泌组织和内分泌细胞组成。其中内分泌器官是由独立的内分泌腺（如甲状腺、甲状旁腺、肾上腺、垂体、松果体等）组成，内分泌组织分布在其他的器官内（如胰腺中的胰岛、卵巢中的黄体），而内分泌细胞则分散在其他内分泌系统（如弥散神经内分泌系统 APUD 的细胞）。内分泌系统是机体重要的调节系统，与神经系统相辅相成，共同维持机体内环境的相对稳定，调节机体的生长发育和物质代谢，控制生殖，影响免疫功能和行为。

内分泌腺的结构特点是没有导管（故又称无管腺），腺细胞排列成索状、团状或围成滤泡状，其间含丰富的毛细血管。

音频：
考点：内分泌系统的组成、特点、分泌物

内分泌细胞的分泌物称激素（hormone）。激素是量少但效能极高的物质。激素作用的特定器官或特定细胞，称为这种激素的靶器官（target organ）或靶细胞（target cell）。大多数内分泌细胞分泌的激素通过血液循环作用于远处的靶器官或靶细胞；少部分内分泌细胞的激素可直接作用于邻近的靶细胞，称旁分泌（paracrine）。

➢ **考点：**内分泌系统的组成、特点、分泌物。

一、甲状腺

视频：
微课：甲状腺滤泡

甲状腺（thyroid gland）是人体最大的内分泌腺，位于颈前部，分左、右两叶，中间以峡部相连，呈“H”形。表面包有薄层结缔组织被膜，被膜深入腺实质，将其分成许多大小不等、界限不清的小叶。每个小叶由大量甲状腺滤泡（thyroid follicle）和滤泡旁细胞（parafollicular cell）组成，滤泡间有少量结缔组织和丰富的毛细血管（图 13-1）。

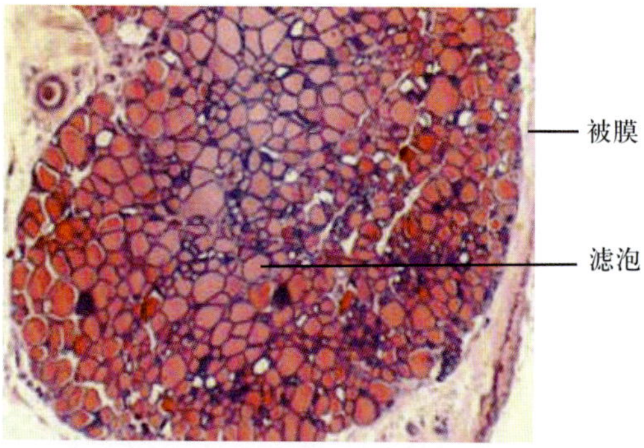

图 13-1　甲状腺光镜图（低部）

（一）甲状腺滤泡

甲状腺滤泡大小不等，直径 0.02 ~ 0.09 mm，呈圆形或不规则形，由单层的滤泡上皮细胞（follicular epithelial cell）围成，滤泡腔内充满透明的胶质（colloid）。滤泡上皮细胞通常为立方形，可随功能状态不同而发生形态变化。在功能活跃时，滤泡上皮细胞增高呈低柱状，腔内胶质减少；反之，细胞变矮呈扁平状，腔内胶质增多。细胞核圆形，位于中央，胞质弱嗜碱性。胶质是滤泡上皮细胞的分泌物，即碘化的甲状腺球蛋白，在切片上呈均质嗜酸性，PAS 反应阳性（图 13-2）。

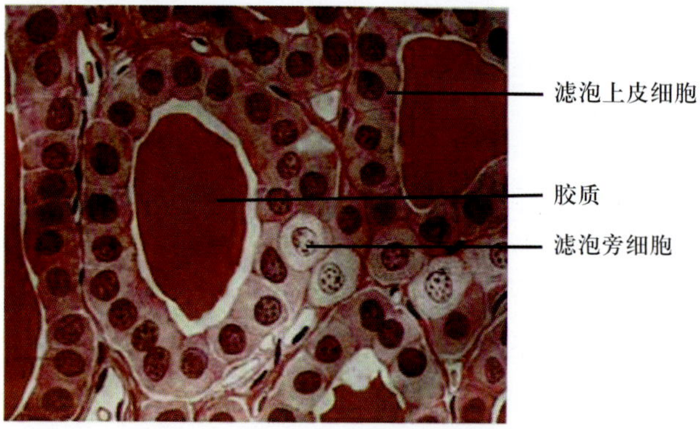

图 13-2　甲状腺光镜结构模式图

电镜下，滤泡上皮细胞胞质内有较发达的粗面内质网和较多线粒体，溶酶体散在于胞质内，高尔基复合体位于核上区。顶部胞质内有电子密度中等、体积很小的分泌颗粒，还有从滤泡腔摄入的低电子密度的胶质小泡。滤泡上皮细胞基底面有完整的基膜。

滤泡上皮细胞合成和分泌甲状腺素（thyroxin hormone）。甲状腺素的形成经过合成、贮存、碘化、重吸收、分解和释放等过程。滤泡上皮细胞从血中摄取酪氨酸等氨基酸，在粗面内质网合成甲状腺球蛋白的前体，继而在高尔基复合体加糖形成甲状腺球蛋白，并浓缩形成分泌颗粒，再以胞吐方式排放到滤泡腔内贮存。滤泡上皮细胞能从血中摄取 I^-，后者经过氧化物酶的作用而活化，再进入滤泡腔与甲状腺球蛋白结合，形成碘化的甲状腺球蛋白，以胶质形式储存于滤泡腔中。甲状腺是唯一将分泌物储存在细胞外的内分泌腺。

滤泡上皮细胞在腺垂体分泌的促甲状腺激素的作用下，吞饮滤泡腔内的碘化甲状腺球蛋白，成为胶质小泡。胶质小泡与溶酶体融合，小泡内的甲状腺球蛋白被水解酶分解，形成大量甲状腺素，即四碘甲状腺原氨酸（tetraiodothyronine，T_4）和少量活性更强的三碘甲状腺原氨酸（triiodothyronine T_3）。T_3 和 T_4 于细胞基底部释放出来，进入滤泡之间的毛细血管。

（二）滤泡旁细胞

滤泡旁细胞（parafollicular cell）是甲状腺内的另一种内分泌细胞，单个镶嵌于滤泡上皮细胞之间，或成群出现在甲状腺滤泡之间。在HE染色切片上，其胞体比滤泡上皮细胞略大，呈卵圆形或多边形，胞质染色较淡。银染法可清楚显示其分布。电镜下，位于滤泡上皮中的滤泡旁细胞顶部被相邻的滤泡上皮细胞覆盖。滤泡旁细胞的分泌颗粒内含降钙素（calcitonin），能促进成骨细胞的活动，使骨盐沉着于类骨质，并抑制胃肠道和肾小管吸收 Ca^{2+}，使血钙浓度降低。此外，细胞的分泌颗粒内还含有生长抑素，可通过旁分泌和自分泌方式抑制甲状腺激素和降钙素的分泌。

知识链接

呆 小 症

甲状腺激素能促进机体的新陈代谢，提高神经兴奋性，促进生长发育，尤其对婴幼儿的骨骼发育和中枢神经系统发育影响显著，小儿甲状腺功能减退，不仅身材矮小，而且脑发育障碍，导致呆小症（克汀病，cretinism）。成人甲状腺功能低下则引起新陈代谢率和中枢神经系统兴奋性低下，表现为精神呆滞、记忆力减退、毛发稀少以及黏液性水肿等。成人甲状腺功能亢进时，则代谢亢进，耗氧量大，体重减轻，并出现明显的中枢神经系统兴奋性增高的表现，严重时常伴有突眼性甲状腺肿。

二、甲状旁腺

甲状旁腺（parathyroid gland）有上、下两对，呈扁椭圆形，位于甲状腺左、右叶的背面。腺表面包有结缔组织被膜，腺细胞排列成索团状，索团间有少量结缔组织和丰富的毛细血管。腺细胞分主细胞和嗜酸性细胞两种。

（一）主细胞

主细胞（chief cell）是构成甲状旁腺的主要细胞，细胞体积小，呈圆形或多边形，核圆，居中，HE染色胞质着色浅。主细胞分泌甲状旁腺激素（parathyroid hormone），主要作用于骨细胞和破骨细胞，使骨盐溶解，并能促进肠及肾小管吸收钙，使血钙升高。甲状旁腺激素和降钙素共同调节维持机体血钙的稳定。

（二）嗜酸性细胞

嗜酸性细胞（oxyphil cell）单个或成群分布于主细胞之间，胞体大，核较小，染色深，胞质嗜酸性，电镜下，胞质内含丰富的线粒体。嗜酸性细胞从青春期开始出现，并随年龄增长而增多，但其功能目前仍不清楚。

➤ **考点：**甲状腺和甲状旁腺分泌的激素及其功能。

音频：
考点：甲状腺和甲状旁腺分泌的激素及其功能

三、肾上腺

肾上腺（adrenal gland）位于肾的上方，左、右各一。肾上腺表面包以结缔组织被膜，少量结缔组织伴随血管和神经伸入腺实质内。肾上腺实质由周边的皮质和中央的髓质两部分构成（图 13-3）。

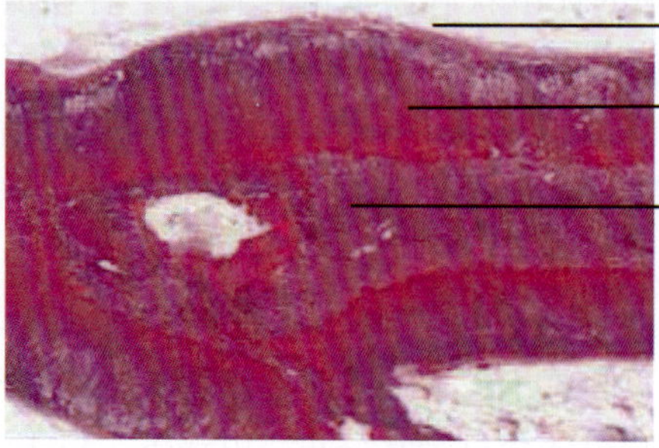

图 13-3　肾上腺光镜图（低倍）

（一）皮质

视频：
微课：肾上腺皮质

皮质占肾上腺体积的 80%～90%，根据皮质细胞的形态和排列特征，可将皮质由外向内分为球状带、束状带和网状带，三个带之间无明显界限（图 13-4）。

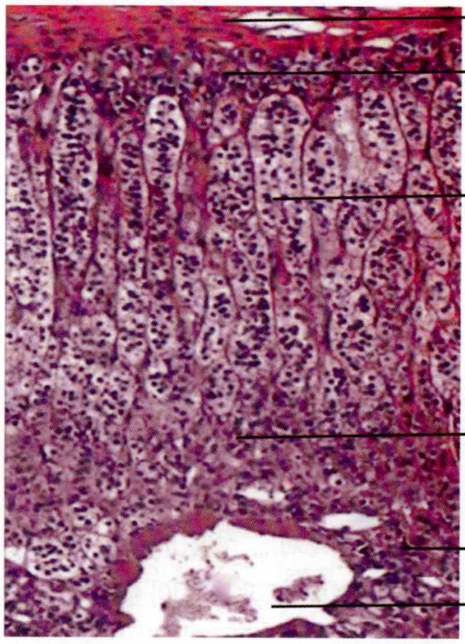

图 13-4　肾上腺光镜结构模式图

1. 球状带（zona glomerulosa） 位于被膜下方，较薄，约占皮质总体积的 15%。细胞聚集成球团状，胞体较小，呈锥形，核小染色深，胞质较少，内含少量脂滴。细胞团之间为窦状毛细血管和少量结缔组织。球状带细胞分泌盐皮质激素（mineralocorticoid），主要是醛固酮（aldosterone），能促进肾远曲小管和集合管重吸收 Na^+ 及排出 K^+，同时也刺激胃黏膜吸收 Na^+，使血 Na^+ 浓度升高，K^+ 浓度降低，维持血容量在正常水平。若醛固酮分泌过量，可引起康恩综合征（Conn syndrome）。

2. 束状带（zona fasciculata） 是皮质中最厚的部分，约占皮质总体积的 78%。束状带细胞较大，呈多边形，排列成单行或双行的细胞索。胞核圆形，较大，染色浅。胞质内含大量脂滴，石蜡切片中因脂滴被溶解，故胞质染色浅而呈泡沫状。束状带细胞分泌糖皮质激素（glucocorticoid），主要为皮质醇（cortisol）和皮质酮（corticosterone）。糖皮质激素可促使蛋白质及脂肪分解并转变成糖（糖异生），并有降低免疫反应及炎症反应等作用。若垂体细胞肿瘤引起肾上腺皮质功能亢进，过量分泌糖皮质激素，可导致库欣综合征（Cushing syndrome）。

3. 网状带（zona reticularis） 位于皮质最内层，约占皮质总体积的7%，细胞排列成索状，互相连结成网，网眼内为窦状毛细血管和少量结缔组织。细胞较小，胞质呈嗜酸性，内含较多脂褐素和少量脂滴，核小，染色深。网状带的细胞主要分泌雄激素，也分泌少量雌激素和糖皮质激素。在女性，若发生网状带细胞瘤，则体内雄激素分泌过多，出现多毛、闭经、声音低沉以及肌肉增粗、阴蒂肥大等男性化症状。

（二）髓质

髓质（medulla）位于肾上腺的中央部，主要由排列成索或团的髓质细胞组成，其间为血窦和少量结缔组织，髓质中央有中央静脉。髓质细胞胞体大，呈多边形，如用含铬盐的固定液固定标本，胞质内可见黄褐色的嗜铬颗粒，因而髓质细胞常称嗜铬细胞（chromaffin cell）。电镜下，可见胞质内含许多电子密度高的膜被分泌颗粒，根据分泌颗粒内含物的差别将嗜铬细胞分为两种：一种为肾上腺素细胞，颗粒内含肾上腺素，此种细胞数量多，占人肾上腺髓质细胞的80%以上。另一种为去甲肾上腺素细胞，颗粒内含去甲肾上腺素。肾上腺素使心率加快、心脏和骨骼肌的血管扩张，故临床上常用作“强心剂”。去甲肾上腺素使血压增高，心脏、脑和骨骼肌内的血流加速，临床上常用作“升压药”。另外，髓质内还有少量交感神经节细胞，胞体较大，散在分布，调节嗜铬细胞的分泌活动。

音频：
考点：肾上腺分泌的激素及其功能

➤ **考点：** 肾上腺分泌的激素及其功能。

（三）肾上腺皮质与髓质的功能关系

肾上腺皮质和髓质源自不同胚层，但两者功能密切相关，这与肾上腺的血液供应有关。肾上腺动脉进入被膜后，大部分进入皮质，形成窦状毛细血管网，肾上腺皮质和髓质的血窦相连，这些血窦汇集成中央静脉，经门部出腺体为肾上腺静脉，离开肾上腺。中央静脉的管腔较大，且不规则，管壁有厚薄不均的纵行平滑肌束，其收缩有助于激素的运送。因此流经髓质的血液含较高浓度的皮质激素。其中糖皮质激素可以增加嗜铬细胞所含的N-甲基转移酶的活性，使去甲肾上腺素甲基化，成为肾上腺素，这是髓质中肾上腺素细胞多于去甲肾上腺素细胞的原因。由此可见，肾上腺皮质对髓质细胞的激素生成有很大影响。

四、垂体

垂体（hypophysis）是一个椭圆形小体，重约0.5 g，位于颅骨蝶鞍垂体窝内。垂体由腺垂体和神经垂体两部分组成，表面包裹结缔组织被膜。神经垂体分为神经部和漏斗两部分，漏斗与下丘脑相连。腺垂体分为远侧部、中间部和结节部三部分。远侧部最大，中间部位于远侧部和神经部之间。结节部围在漏斗周围（图13-5）。在位置上，腺垂体居前，神经垂体居后。腺垂体的远侧部又称垂体前叶，神经垂体的神经部和腺垂体的中间部又合称垂体后叶。

垂体分泌或释放多种激素，作用于相应的靶器官发挥调节作用。垂体还通过神经和血管与下丘脑相连，因此，垂体在神经系统与内分泌系统的相互联系中起重要的枢纽作用。

（一）腺垂体

腺垂体（adenohypophysis）是垂体的主要部分，是内分泌腺。

1. 远侧部（pars distalis） 腺细胞排列成团索状，少数围成小滤泡，细胞间具有丰富的窦状毛细血管和少量结缔组织，其中有一种星形细胞，具有长的分支突起，伸入腺细胞之间起支持作用。在HE染色切片中，依据腺细胞着色的差异，可将其分为嗜色细胞和嫌色细胞两类（图13-6）；嗜色细胞又分为嗜酸性细胞和嗜碱性细胞两种。

腺垂体：结节部；远侧部－垂体前叶；中间部
神经垂体：神经部；漏斗
中间部、神经部－垂体后叶

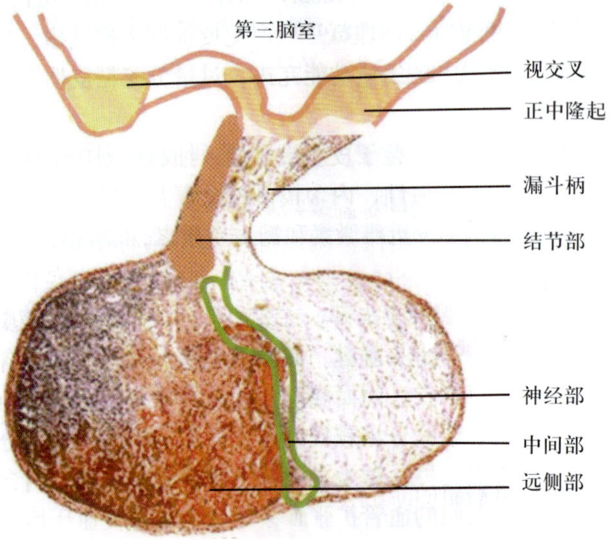

图 13-5　垂体结构模式图

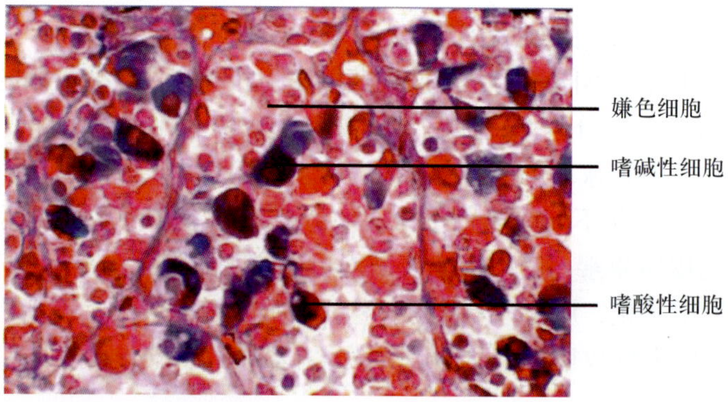

图 13-6　腺垂体远侧部光镜图（高倍）

（1）嗜酸性细胞（acidophilic cell）：数量较多，呈圆形或椭圆形，胞质呈嗜酸性。嗜酸性细胞分为两种。

①生长激素细胞（somatotroph）：数量较多，分泌生长激素（growth hormone，GH）能促进肌肉、内脏的生长及多种代谢过程，尤其是刺激骺软骨生长，使骨增长。在未成年时期，生长激素分泌过多可引起巨人症，分泌不足可导致侏儒症；成年人生长激素分泌过多会引发肢端肥大症。

②催乳激素细胞（mammotroph）：男女两性的垂体均有此种细胞，女性较多，于分娩前期和哺乳期细胞功能旺盛。分泌的催乳激素（prolactin，PRL）能促进乳腺发育和乳汁分泌。

（2）嗜碱性细胞（basophilic cell）：数量较嗜酸性细胞少，呈椭圆形或多边形，胞质呈嗜碱性。嗜碱性细胞分为三种。

①促甲状腺激素细胞（thyrotroph）：所分泌的促甲状腺激素（thyroid stimulating hormone，TSH）能促进甲状腺素的合成和释放。

②促肾上腺皮质激素细胞（corticotroph）：所分泌的促肾上腺皮质激素（adrenocorticotropic hormone，ACTH）主要促进肾上腺皮质束状带细胞分泌糖皮质激素。

③促性腺激素细胞（gonadotroph）：分泌卵泡刺激素（follicle stimulating hormone，FSH）和黄体生成素（luteinizing hormone，LH），在男性和女性均如此。应用电镜免疫组织化学技术，发现这两种激素可共存于同一细胞。卵泡刺激素在女性促进卵泡发育，在男性则刺激生精小管的支持细胞合成雄激素结合蛋白，以促进精子的发育。黄体生成素在女性促进排卵和黄体形成，在男性又称间质细胞刺激素（interstitial cell stimulating hormone，ICSH），可刺激睾丸间质细胞分泌雄激素。

（3）嫌色细胞（chromophobe cell）：数量多，约占远侧部腺细胞总数的 50%，体积小，胞质少，着色浅，细胞界限不清。电镜下，嫌色细胞胞质内含少量分泌颗粒。

2. 中间部（pars intermedia） 是位于远侧部和神经部之间的纵行狭窄区域，由滤泡及其周围的嗜碱性细胞和嫌色细胞构成。滤泡由单层立方或柱状上皮细胞围成，大小不等，内含胶质。人垂体中间部退化，仅占垂体 2 % 左右。动物垂体中间部的嗜碱性细胞分泌黑素细胞刺激素（melanocyte stimulating hormone，MSH）作用于皮肤黑素细胞，促进黑素的合成和扩散，使皮肤颜色变深。

3. 结节部（pars tuberalis） 包围着神经垂体的漏斗，在漏斗的前方较厚，后方较薄或缺如。此部含有丰富的纵行毛细血管，腺细胞呈索状纵向排列于血管之间，细胞较小，主要是嫌色细胞，其间有少量嗜酸性细胞和嗜碱性细胞。此处的嗜碱性细胞分泌促性腺激素。

音频：
考点：腺垂体远侧部的细胞组成及其分泌的激素和功能

➢ **考点：**腺垂体远侧部的细胞组成及其分泌的激素和功能。

（二）神经垂体

神经垂体（neurohypophysis）主要由无髓神经纤维和神经胶质细胞组成，含有较丰富的有孔毛细血管。神经部的胶质细胞又称垂体细胞（pituicyte），其形状和大小不一，有的垂体细胞含较多脂滴和脂褐素。垂体细胞除具有支持和营养神经纤维的作用外，还有吞噬和保护作用。

音频：
考点：神经垂体的结构和功能

➢ **考点：**神经垂体的结构和功能。

知识链接

库欣综合征

库欣综合征又称皮质醇增多症（hypercortisolism）或柯兴综合征，主要表现为满月脸、多血质外貌、向心性肥胖、痤疮、皮肤紫纹、高血压、继发性糖尿病和骨质疏松等。由于长期应用外源性糖皮质激素或饮用大量含酒精饮料，也可以引起类似库欣综合征的临床表现，且均表现为高皮质醇血症。故将器质性病变引起的称为内源性库欣综合征；外源性补充皮质醇或酒精所致的称为外源性或药源性类库欣综合征。

（三）下丘脑与垂体的关系

下丘脑与垂体的发生、结构与功能关系密切，因而被称为神经内分泌下丘脑 - 垂体系统（neuroendocrine hypothalamo-hypophyseal system，NHS）（图 13-7）。

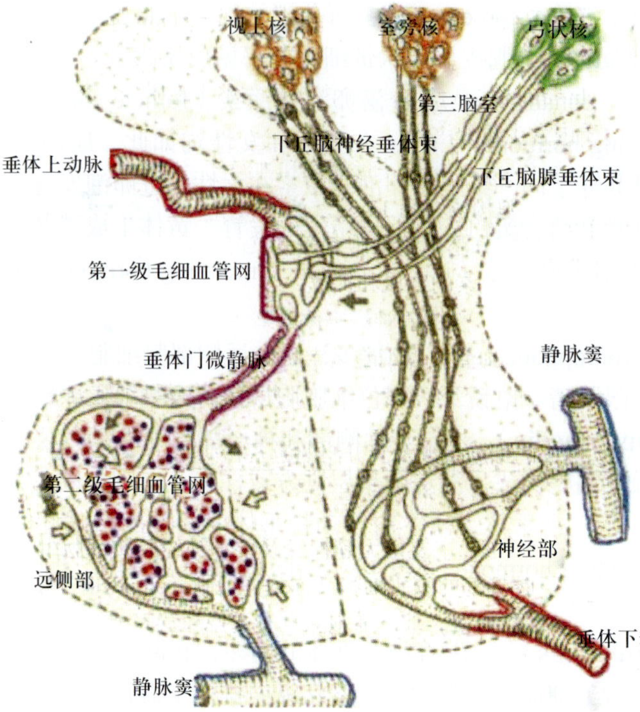

图 13-7　下丘脑与垂体的关系结构示意图

1. 下丘脑与腺垂体的关系

（1）垂体门脉系统（hypophyseal portal system）：腺垂体的血供主要来自大脑基底动脉环发出的垂体上动脉。垂体上动脉穿过结节部上端，进入神经垂体的漏斗，在该处分支并吻合形成有孔毛细血管网，称第一级毛细血管网。这些毛细血管网沿垂体柄下行到结节部下端汇集形成数条垂体门微静脉，后者下行进入远侧部，再度分支并吻合，形成第二级毛细血管网。垂体门微静脉及其两端的毛细血管网共同构成垂体门脉系统。远侧部的毛细血管最后汇集成小静脉，注入垂体周围的静脉窦。

（2）下丘脑对腺垂体的调节：下丘脑的弓状核等神经核的神经元具有内分泌功能，称为神经内分泌细胞。这些神经内分泌细胞分泌两类激素，其中一类是促进腺垂体细胞分泌活动的激素，称释放激素（releasing hormone，RH）；另一类是抑制腺垂体细胞分泌活动的激素，称释放抑制激素（releasing inhibiting hormone，RIH）。目前已知的释放激素有：生长激素释放激素（GRH）、催乳激素释放激素（PRH）、促甲状腺激素释放激素（TRH）、促肾上腺皮质激素释放激素（CRH）、促性腺激素释放激素（GnRH）及黑素细胞刺激素释放激素（MSRH）等。释放抑制激素有：生长激素释放抑制激素（又称生长抑素，SOM）、催乳激素释放抑制激素（PIH）和黑素细胞刺激素释放抑制激素（MSIH）。

神经内分泌细胞的轴突伸至神经垂体漏斗，构成下丘脑腺垂体束，细胞合成的多种激素在轴突末端释放，进入漏斗处的第一级毛细血管网，继而经垂体门微静脉到达腺垂体远侧部的第二级毛细血管网，分别调节远侧部各种腺细胞的分泌活动。而腺垂体嗜碱性细胞产生的各种促激素又可调节甲状腺、肾上腺皮质和性腺的内分泌活动，这样神经系统和内分泌系统便统一起来，完成对机体的多种物质代谢及功能的调节。

2. 下丘脑与神经垂体的关系　神经垂体无髓神经纤维是来自下丘脑前区视上核和室旁核的大神经内分泌细胞，这些细胞的轴突主干组成下丘脑垂体束（hypothalamohypophyseal tract），终止于神经垂体的神经部，由主干发出的侧支终止于正中隆起。正中隆起是下丘脑和神经垂体的联系部位，无神经元胞体，构成下丘脑神经垂体束。这些神经内分泌细胞除具有一般神经元的结构外，还含有许多分泌颗粒。分泌颗粒沿轴突被运输到神经部，轴突沿途和终末分泌颗粒常聚集成团，使轴突呈串珠状膨大，在光镜下呈现为大小不等的弱嗜酸性团块，称赫令体（Herring body）。

视上核和室旁核的神经内分泌细胞合成抗利尿激素（antidiuretic hormone，ADH）和催产素（oxytocin）。抗利尿激素主要促进肾远曲小管和集合管重吸收水，使尿液浓缩。抗利尿激素分泌若减少，会导致尿崩症，患者每日排出大量稀释的尿液；分泌若超过生理剂量，可导致小动脉平滑肌收缩，血压升高，故又称加压素（vasopressin）。催产素可引起子宫平滑肌收缩，有助于孕妇分娩，还可促进乳腺分泌和乳汁排出。这些激素在神经内分泌细胞胞体内合成，在垂体神经部贮存并释放入血窦。神经内分泌细胞的胞体位于下丘脑，是合成激素的部位，突起位于神经垂体，是储存和释放激素的场所。因此，下丘脑与神经垂体实为一个结构和功能的整体。

知识链接

尿 崩 症

抗利尿激素分泌不足引起尿崩症。原因：腺垂体、下丘脑因肿瘤、手术创伤等而受到破坏所致。遗传性家族性中枢性尿崩症，表现为尿崩症、糖尿病、视神经萎缩、耳聋，又称为 Wolfram 综合征。

五、弥散神经内分泌系统

除上述内分泌腺外，机体其他器官还存在大量散在的内分泌细胞。它们分泌的多种激素在调节机体生理活动中起着十分重要的作用。1966 年 Pearse 将它们统称为摄取胺前体脱羧细胞（amine precursor uptake and decarboxylation cell），简称 APUD 细胞。

随着对 APUD 细胞研究的不断深入，后来发现许多 APUD 细胞不仅产生胺，而且还产生肽。并且发现神经系统内的许多神经元也合成和分泌与 APUD 细胞分泌物相同的胺和（或）肽类物质。因此人们提出，将这些具有分泌功能的神经元（如下丘脑室旁核和视上核的神经内分泌细胞）和 APUD 细胞（如消化管、呼吸道的内分泌细胞）统称为弥散神经内分泌系统（diffuse neuroendocrine system，DNES）。至今已知 DNES 有 50 多种细胞。明确属于这一系统的细胞包括中枢和周围两大部分：①中枢部分包括下丘脑、垂体的某些细胞和松果体细胞等。②周围部分包括胃、肠、胰、呼吸道、泌尿生殖道的内分泌细胞、甲状腺滤泡旁细胞、甲状旁腺主细胞、肾上腺髓质细胞和肾的球旁细胞等。因此，DNES 是在 APUD 细胞基础上的进一步发展和扩充。DNES 把神经系统和内分泌系统两大调节系统统一起来构成一个整体，共同调节和控制机体的生理活动。

思考题

1. 肾上腺皮质球状带和束状带的组织结构及功能。
2. 腺垂体远侧部嗜酸性细胞与嗜碱性细胞的光镜结构及功能。

音频：第十三章思考题解析

（陈金绪）

第十四章 男性生殖系统

思维导图

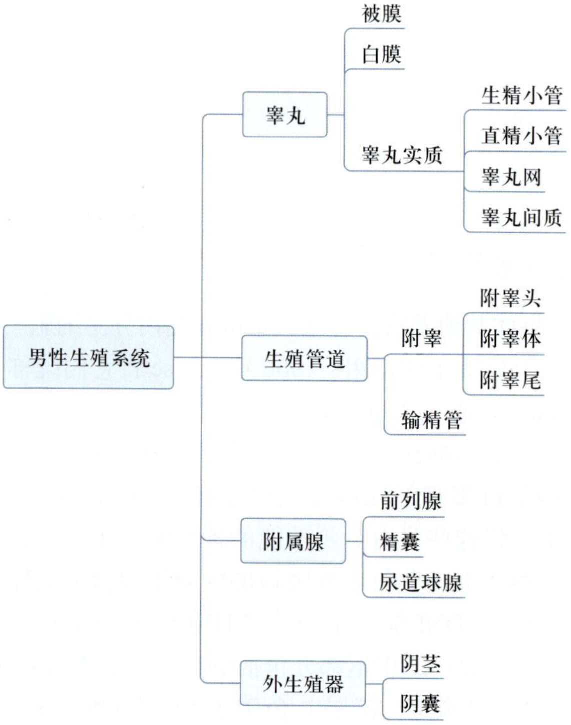

音频：
第十四章思维导图简介

学习目标

1. 掌握生精小管的结构及精子发生的过程；血－睾屏障；睾丸间质细胞的结构和功能。
2. 熟悉附睾、前列腺的结构与功能。
3. 了解输精管、精囊、尿道球腺和阴茎的结构和功能。

男性生殖系统（male reproductive system）由睾丸、生殖管道、附属腺及外生殖器组成。睾丸具有产生精子和分泌雄性激素的功能。生殖管道（附睾、输精管、射精管和尿道）具有促进精子成熟，营养、储存和运输精子的作用。附属腺包括前列腺、精囊腺和尿道球腺，其分泌物与精子一起构成精液。

一、睾丸

睾丸（testis）是实质性器官，表面覆盖浆膜，即鞘膜脏层。其深面为致密结缔组织构成的白膜，内含少量平滑肌纤维。白膜在睾丸后缘增厚，形成睾丸纵隔。纵隔的结缔组织向睾丸内呈放射状伸入，将睾丸分隔成约 250 个锥体形小叶，称睾丸小叶。每个小叶内有 1 ~ 4 条弯曲细长的生精小管，生精小管在近睾丸纵隔处，转变为短而直的直精小管，其进入睾丸纵隔后相互吻合形成睾丸网（图 14-1、图 14-2）。充填在生精小管之间的疏松结缔组织称睾丸间质。

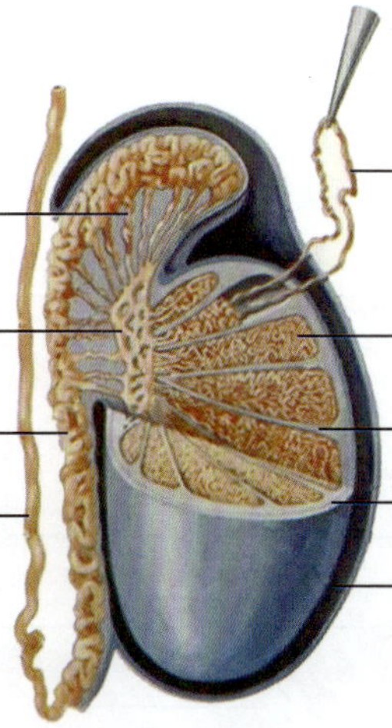

图 14-1　睾丸及附睾的结构模式图

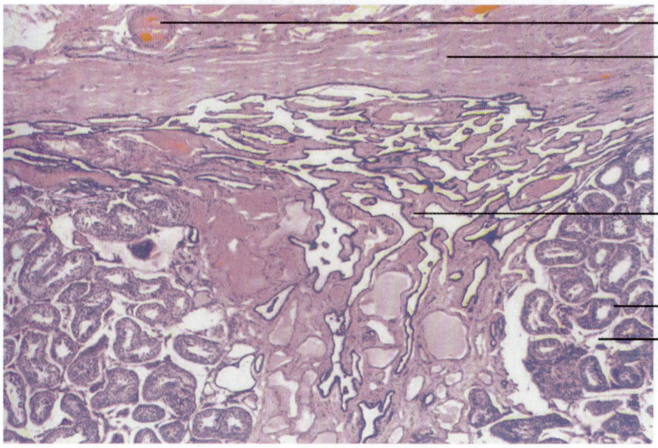

图 14-2　睾丸光镜图

（一）生精小管

生精小管（seminiferous tubule）位于睾丸小叶内，成年人的生精小管长 30 ~ 70cm，直径 150 ~ 250 μm，其管腔较小，管壁厚 60 ~ 80 μm，管壁由生精上皮构成（图 14-1、图 14-2）。生精上皮由生精细胞（5 ~ 8 层）和支持细胞组成。上皮外有较厚的基膜。基膜外有梭形的肌样细胞和胶原纤维，肌样细胞收缩有助于精子向附睾方向输送（图 14-3、图 14-4）。

1. 生精细胞　生精细胞是处于不同发育阶段的、生成精子的一系列细胞，自生精小管基膜至腔面，生精细胞依次有精原细胞、初级精母细胞、次级精母细胞、精子细胞和精子。精原细胞形成精子的过程称精子发生（spermatogenesis）。在青春期前，生精小管管壁中只有精原细胞和支持细胞，管腔很小或缺如。进入青春期后，精原细胞不断增殖分化形成精子，同时生

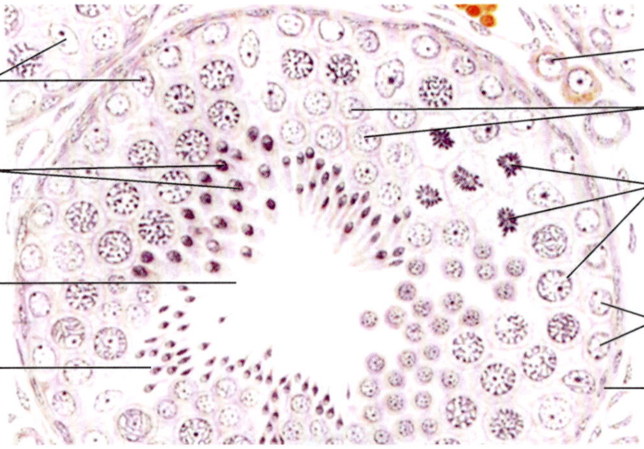

图 14-3　生精小管和睾丸间质模式图

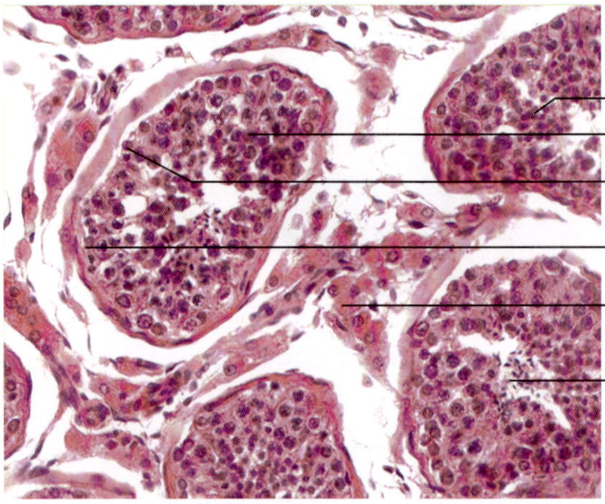

图 14-4　生精小管和睾丸间质光镜图

精小管出现明显管腔。从精原细胞到精子形成，经历了两次减数分裂和一次细胞变态，其过程包括精原细胞增殖、精母细胞减数分裂和精子形成 3 个阶段，该过程在人类约需 64 天。

（1）精原细胞（spermatogonium）：紧贴基膜，呈圆形或椭圆形，直径约 12 μm。精原细胞从功能上分 A、B 型两型：A 型精原细胞核呈圆形或卵圆形，染色质呈细粒状，染色深，核中央常见浅染区。A 型精原细胞是生精细胞中的干细胞。经过不断分裂增殖，一部分子细胞继续为干细胞，另一部分分化为 B 型精原细胞。B 型精原细胞核呈圆形，较粗的染色质颗粒沿核膜分布。B 型精原细胞经多次分裂后，分化为初级精母细胞。

（2）初级精母细胞（primary spermatocyte）：位于精原细胞近腔侧，有数层，体积大，直径约 18 μm，核大而圆呈丝球状，核型 46,XY。初级精母细胞经过 DNA 复制后（4nDNA）进行第一次减数分裂，形成两个次级精母细胞。由于第一次减数分裂的分裂前期历时较长，故在生精小管的切面中易见到处于不同分裂时期的初级精母细胞。

（3）次级精母细胞（secondary spermatocyte）：位置靠近管腔，直径约 12 μm，核圆形，染色较深，核型为 23,X 或 23,Y（2nDNA）。次级精母细胞不进行 DNA 复制，迅速进入第二次减数分裂，产生两个精子细胞，核型仍为 23,X 或 23,Y（1nDNA）。由于次级精母细胞存在时间短，故在生精小管的切面中不易见到。

（4）精子细胞（spermatid）：位于近腔面，直径约 8 μm。核小而圆，染色深。精子细胞不再分裂，而是经过复杂的形态改变发育为精子，这一过程称为精子形成（spermiogenesis）。此过程主要变化有：①细胞核高度浓缩，核变长，形成精子头部的主要结构；②高尔基复合体在核的头端形成顶体；③中心体迁移至核的尾端，其中一个中心粒的微管延长演变成轴丝，成为精子尾部的主要结构；④线粒体规则地聚集盘绕在轴丝的近细胞核周围，形成线粒体鞘。⑤多余的胞质聚集于尾端，形成残余胞质，然后脱落。

（5）精子（spermatozoon）：位于管腔面，常成群嵌于支持细胞顶部。精子呈蝌蚪状，长约 60 μm，分头、尾两部（图 14-5）。精子头部正面观呈卵圆形，侧面观呈菱形。头部有一高度浓缩的细胞核，其前 2/3 有顶体覆盖，顶体为特殊的溶酶体，内含多种与受精有关的水解酶，如顶体酶、透明质酸酶、酸性磷酸酶等。如缺乏顶体酶，会导致男性不育。精子尾部又称鞭毛，长约 55 μm，与精子的运动有关，分颈段、中段、主段和末段四部分（图 14-5、图 14-6）。

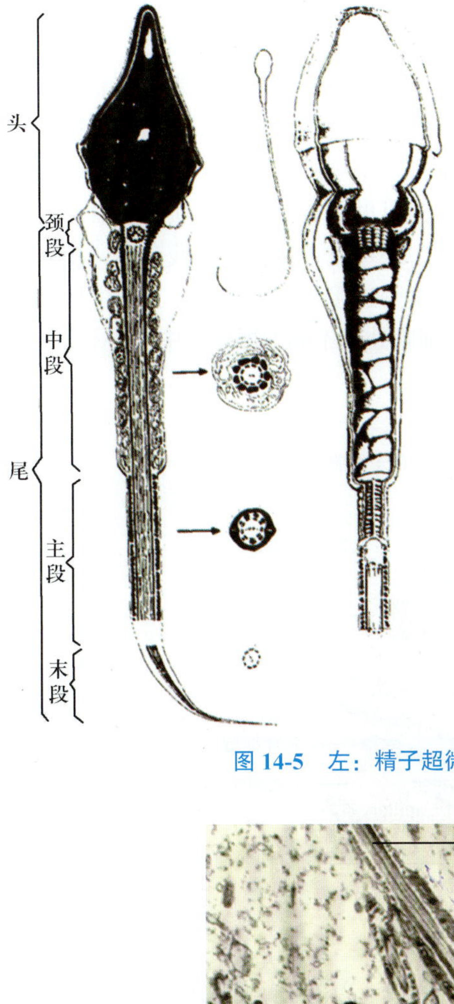

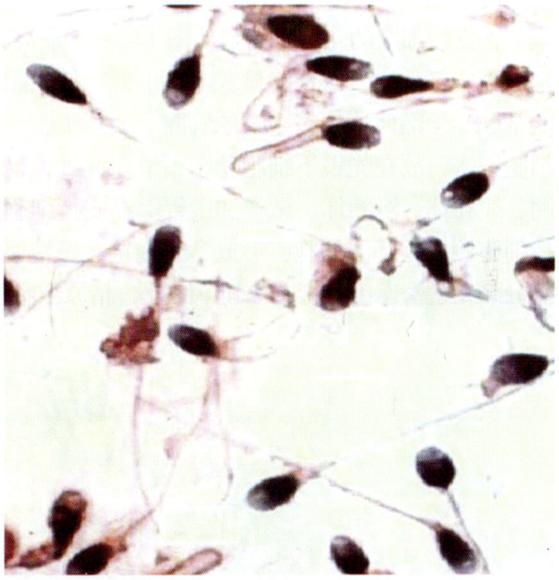

图 14-5　左：精子超微结构模式图　右：精子光镜图（精液涂片）

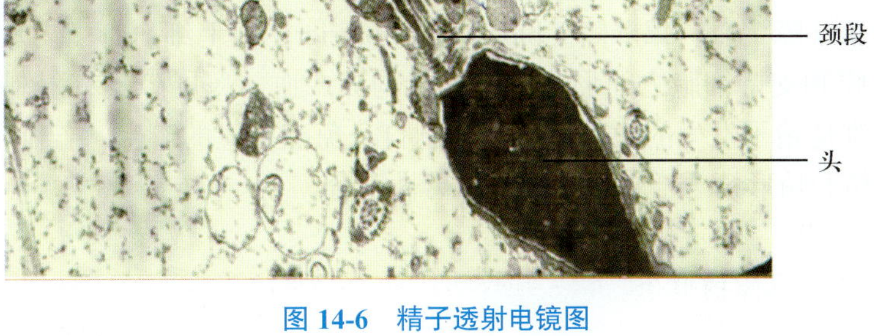

图 14-6　精子透射电镜图

颈段很短，含中心粒及少量线粒体。中段亦短，在轴丝外包有线粒体鞘，为精子运动提供能量。主段最长，无线粒体鞘，代之以致密结缔组织构成的纤维鞘，对精子有支持和保护作用。末段较短、其内仅有轴丝。

精子发生核形成需要在低于体温 2～3℃的环境中进行，因而隐睾患者因精子发生障碍而不育。精子发育过程中受到物理性、化学性、生物性等有害因素的影响，可引起精子量的减少或异常精子（如双头、大头、小头精子和双尾、短尾、无尾精子）增多。若每 1ml 精液中精子少于 500 万个，或畸形精子量超过 40%，可能出现男性不育。

音频：
考点：生精细胞的组成

➤ **考点：**生精细胞的组成。

2. 支持细胞（sustentacular cell） 又称为 Sertoli 细胞。每个生精小管的横断面上只有 8～11 个支持细胞。呈不规则长锥形，胞体贯穿整个生精上皮，其侧面镶嵌有各级生精细胞，导致在光镜下，支持细胞的轮廓不清楚（图 14-7）。支持细胞的核呈椭圆形、三角形或不规则形，靠近细胞基底部，染色浅，核仁明显。电镜下，支持细胞呈高度不规则的锥体状，其基部紧贴于生精小管的基膜，顶部伸达生精小管的管腔。支持细胞侧面和顶端有许多不规则的凹陷，其内有各级生精细胞嵌入，故在光镜下细胞轮廓不清。此外，支持细胞胞质内可见丰富的粗面内质网、滑面内质网、线粒体、溶酶体、微丝和微管。在支持细胞的顶部胞质中还可见吞噬的精子残余体。相邻支持细胞侧面近基部的胞膜形成紧密连接，将精原细胞分隔在紧密连接与基膜之间，其他生精细胞被分隔在紧密连接与管腔之间，因此，精原细胞与其他生精细胞处在不同的微环境中。

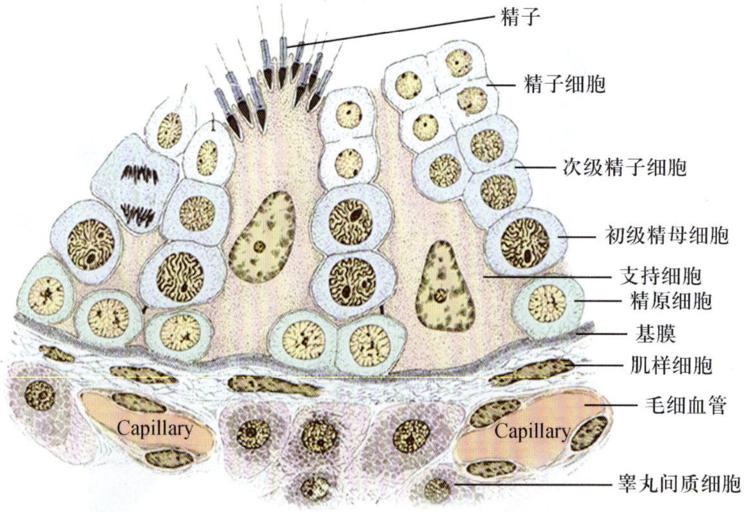

图 14-7　生精细胞与支持细胞模式图

支持细胞功能复杂，主要有：①支持、营养各级生精细胞；②吞噬与消化：支持细胞能吞噬精子细胞在生成精子过程中脱落的残余胞质，并由溶酶体消化；③分泌：支持细胞具有旺盛的分泌功能，能分泌雄激素结合蛋白，提高生精小管内雄激素含量，促进精子的发育成熟；④参与构成血－睾屏障。血－睾屏障（blood-testis barrier）由毛细血管内皮及其基膜、结缔组织、生精小管基膜和支持细胞之间形成紧密连接构成。血－睾屏障具有限制某些物质进出生精小管的作用，维持精子发生的微环境，并抑制自身免疫反应的产生。若血－睾屏障被破坏，可导致无精、死精和畸形精子增多，从而引起男性不育。

音频：
考点：血－睾屏障的概念

➤ **考点：**血－睾屏障的概念。

（二）睾丸间质

睾丸间质位于生精小管之间，为富含血管和淋巴管的疏松结缔组织，其内还有一种具有内分泌功能的睾丸间质细胞，又称 Leydig 细胞。该细胞多成群分布，细胞圆形或多边形，核圆，居中，胞质嗜酸性。具有类固醇激素分泌细胞的超微结构特征，自青春期开始，睾丸间质细胞在黄体生成素的作用下，合成和分泌雄激素。雄激素具有促进精子的发生、男性生殖器官的发育与成熟及激发和维持男性第二性征和性功能的作用。

音频：
考点：睾丸间质细胞的概念

➢ **考点：** 睾丸间质细胞的概念。

（三）直精小管和睾丸网

生精小管近睾丸纵隔处变成短而直的直精小管，其管径较细，管壁上皮细胞为单层立方或矮柱状，无生精细胞。直精小管进入睾丸纵隔内分支吻合成网状的管道，称为睾丸网，其管腔大而不规则，由单层立方上皮组成（图 14-8）。来自生精小管的精子经直精小管和睾丸网运出睾丸进入附睾。

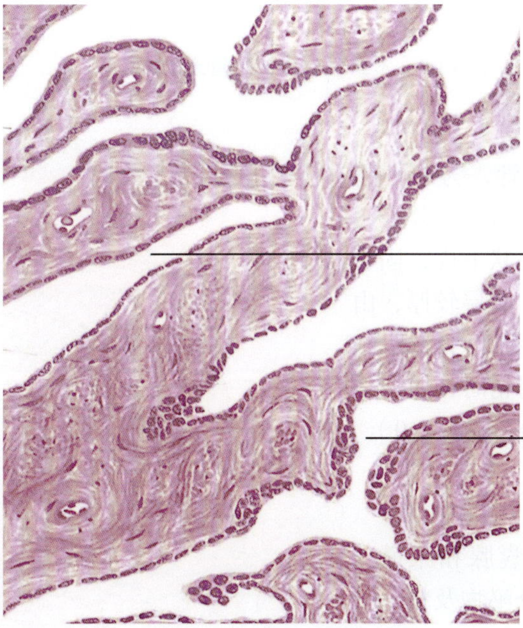

图 14-8　直精小管和睾丸网光镜图

二、生殖管道

生殖管道包括附睾、输精管、射精管、尿道以及睾丸内的直精小管和睾丸网。

（一）附睾

附睾位于睾丸的后外侧，分为头、体、尾三部分，头部主要由输出小管组成，体部和尾部主要由附睾管组成。

1. 输出小管（efferent duct） 是从睾丸网发出的 8 ~ 12 根弯曲小管，小管上皮由高柱状纤毛细胞和矮柱状细胞相间排列构成，故管腔不规则（图 14-9）。小管上皮基膜明显，其外具有薄层平滑肌。平滑肌收缩和纤毛摆动将精子向附睾管推进。高柱状细胞有分泌功能，矮柱状细胞有吸收和分解管腔内物质的作用。

2. 附睾管（epididymal duct） 是一条长而高度弯曲的管道，长 4 ~ 6 米，近端与输出小管相连，远端与输精管相通。附睾管管壁由假复层纤毛柱状上皮和平滑肌围成，管腔面整齐规则，腔内充满精子和分泌物（图 14-9）。管壁上皮内高柱状细胞表面有静纤毛，电镜下为长微绒毛。附睾管不仅具有输送和储存精子的功能，其管壁上皮还能分泌多种物质，如甘油磷酸胆碱、糖蛋白、糖基转移酶、血管紧张素转换（化）酶、唾液酸等，可以营养精子，使其达到功能上的成熟。由于精子在附睾管内停留时间较长，所以管腔内常能见到大量精子。

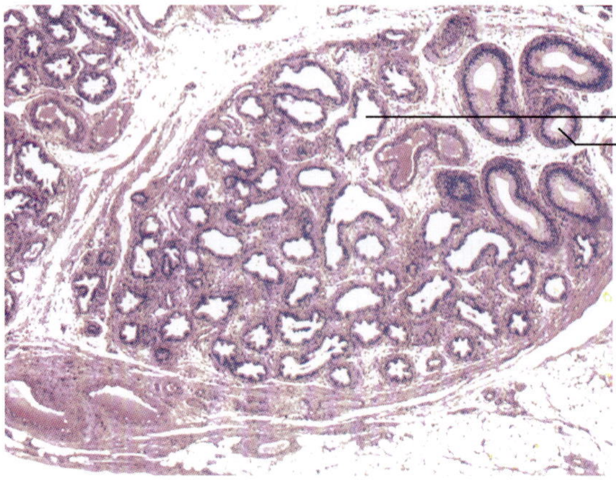

图 14-9　附睾管与输出小管光镜图

（二）输精管

附睾管末端移行为输精管，为肌性管道，壁厚腔小，管壁由黏膜、肌层和外膜组成。黏膜上皮为薄层假复层柱状上皮，固有层结缔组织中弹性纤维丰富。肌层较厚，由内纵行、中环行、外纵行排列的平滑肌组成。外膜为疏松结缔组织。射精时，肌层强有力收缩，促使精液快速排出（图 14-10）。

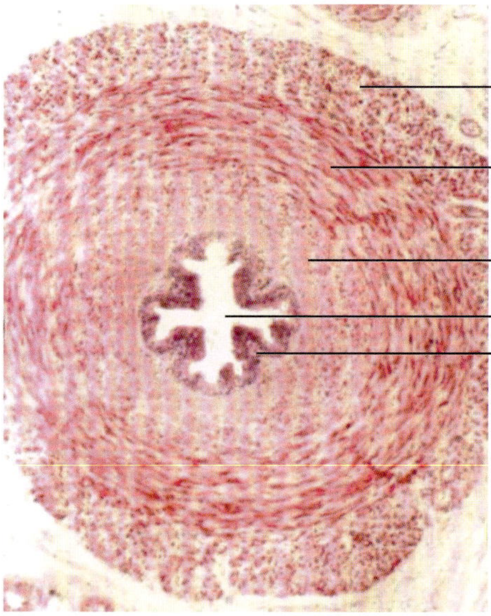

图 14-10　输精管光镜图

三、附属腺

附属腺包括前列腺、精囊腺和尿道球腺，其分泌物与生殖管道的分泌物及精子共同组成精液。

（一）前列腺

前列腺呈栗形，环绕尿道起始部，是一个实质性器官。前列腺外包被膜，被膜伸入实质形成支架，被膜和支架为结缔组织，内含弹性纤维和平滑肌纤维。腺实质由 30 ~ 50 个复管泡状腺组成，在尿道周围呈 3 个环带分布：内带位于尿道周围，称黏膜腺，有 15 ~ 30 条导管开口于尿道前列腺部精阜的两侧；中间带称黏膜下腺；外带为主腺。前列腺的腺泡上皮形态多样，可以是单层立方、单层柱状或假复层柱状上皮。腺泡内可见高低不等的皱襞，腺腔极不规则。腺腔内可见嗜酸性前列腺凝固体，它由分泌物浓缩钙化而成（图 14-11）。

前列腺的分泌功能受雄激素和雌激素的调控，其分泌活动自青春期开始，在雄激素的作用下，前列腺分泌活动增强。分泌物为稀薄的液体，富含锌、柠檬酸盐、酸性磷酸酶、精胺和多种蛋白质。老年男性前列腺常增生肥大，导致排尿困难和尿潴留。

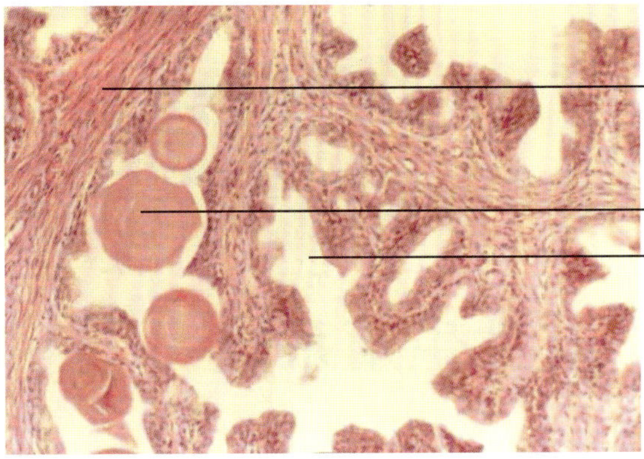

图 14-11 前列腺光镜图

（二）精囊

精囊为高度弯曲的囊状腺。黏膜向腔内突起形成皱襞，皱襞表面为假复层柱状上皮，能分泌弱碱性黄色黏稠液体，内含果糖和前列腺素等。果糖为精子运动提供能量。

（三）尿道球腺

尿道球腺为复管泡状腺，腺泡由单层柱状上皮围成。分泌物为透明黏液，于射精前排出，具有润滑尿道的作用。

知识链接

男 性 不 育

由于男方因素导致女方不孕称为男性不育。人群中不孕不育发生率为10%左右。其中单纯女方因素约为50%，单纯男方因素约为30%，男女共有约20%。临床上把男性不育分为性功能障碍和性功能正常两类，后者依据精液分析结果可进一步分为无精子症、少精子症、弱精子症、精子无力症和精子数正常性不育。现代辅助生殖技术如单精子注射等的开展为部分男性不育患者带来了福音。值得注意的是，饮酒降低精子的活动能力，也可能导致男性不育。

思考题

1. 生精上皮由哪两种细胞构成？
2. 精子发生要经过哪几个阶段？
3. 血 – 睾屏障由哪些结构组成？

音频：第十四章思考题解析

（黄　悦）

第十五章

女性生殖系统

思维导图

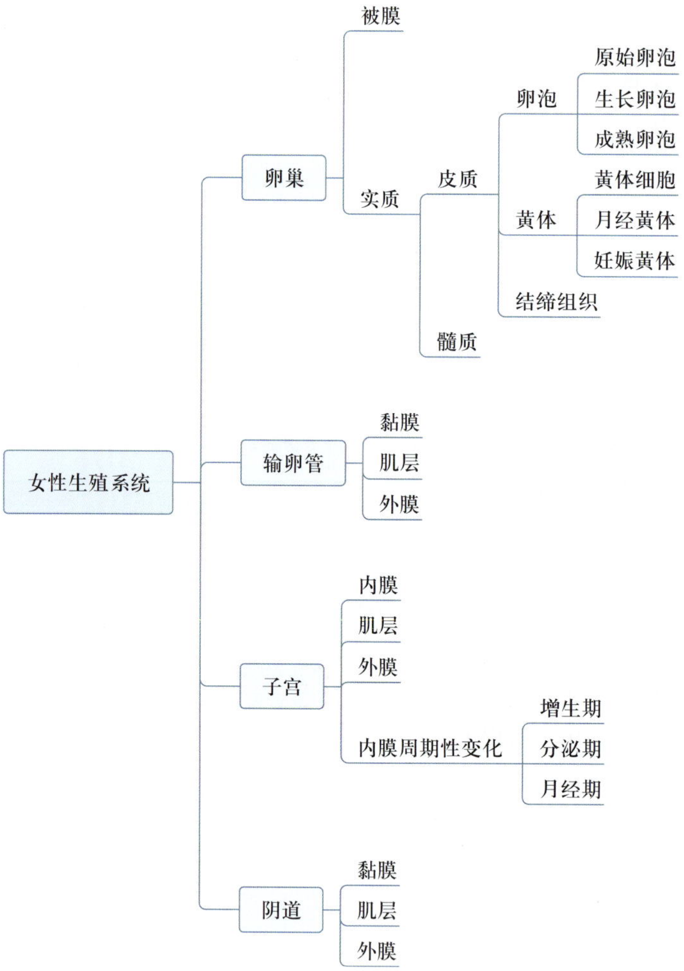

音频：
第十五章思维导图简介

学习目标

1. 掌握卵巢的结构；卵泡的生长发育和子宫内膜的周期性变化。
2. 熟悉月经周期各期的子宫子宫内膜变化特点与卵巢内分泌激素的关系。
3. 了解下丘脑－垂体－卵巢－子宫内膜之间的功能关系。

女性生殖系统包括卵巢、输卵管、子宫、阴道和外生殖器。卵巢产生生殖细胞（卵细胞），并分泌女性激素。输卵管输送卵细胞，是受精部位。子宫是产生月经和孕育胎儿的器官。阴道是排出月经和正常娩出胎儿的通道。女性生殖器官有明显的年龄变化，自青春期起，由于垂体促性腺激素的作用，生殖器官迅速发育成熟，卵巢开始排卵并分泌女性激素，子宫内膜出现周期性变化，乳房增大，性成熟，具有生育能力。45岁以后，生殖器官日趋萎缩，功能逐渐减退。绝经后，卵巢不再排卵。

一、卵巢

卵巢（ovary）为实质性脏器，表面覆以单层扁平或立方上皮，上皮深面为薄层致密结缔组织，称白膜。卵巢实质分为周围的皮质和中央的髓质两部分，两者间无明显的分界。皮质较厚，紧贴白膜，主要有不同发育阶段的卵泡、黄体、白体和退变的闭锁卵泡。卵巢髓质范围较小，位于卵巢中央，为疏松结缔组织，含大量弹性纤维、血管和淋巴管等。卵巢皮质和髓质无明显分界（图15-1A、B）。卵巢门处除有较大的血管和神经出入，还有少量门细胞，门细胞可分泌雄激素。如门细胞增生或发生肿瘤，患者可出现男性化的症状。

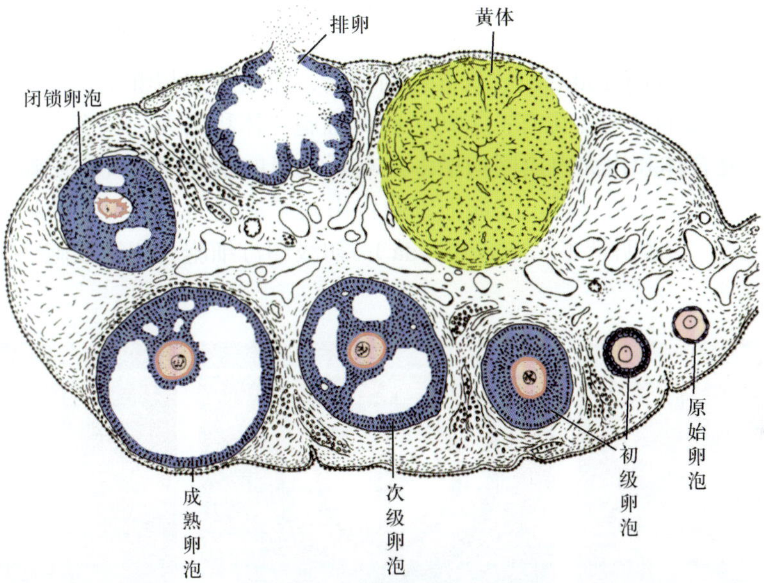

图15-1A 卵巢结构模式图

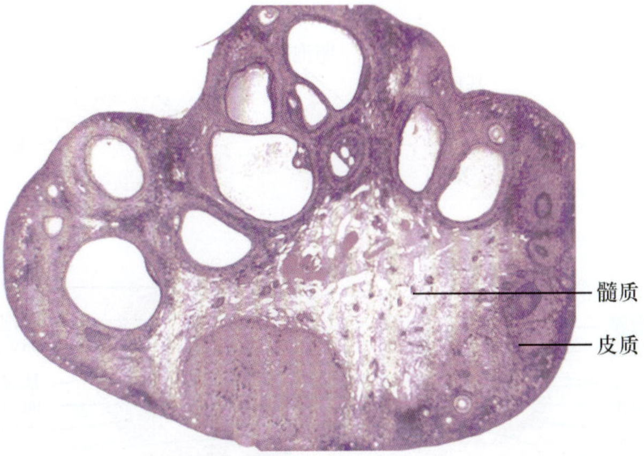

图15-1B 卵巢光镜图

（一）卵泡的发育与成熟

女性新生儿双侧卵巢皮质中有 70 万 ~ 200 万个原始卵泡，7 ~ 9 岁时约有 30 万个，至青春期，约 4 万个。青春期后，在垂体分泌的卵泡刺激素（FSH）和黄体生成素（LH）作用下，卵泡开始发育成熟。从青春期至更年期 30 ~ 40 年的生育期内，卵巢每隔 28 天左右有 15 ~ 20 个卵泡生长发育，但一般只有 1 个卵泡发育成熟并排卵。通常左右卵巢交替排卵。女性一生排卵 400 ~ 500 个，其余均退化。绝经期后排卵停止，卵巢内结缔组织增生，体积变小。

卵泡发育是一个连续的过程，并无严格的阶段划分，但根据某些结构特点，人为地将卵泡发育分为原始卵泡、初级卵泡、次级卵泡和成熟卵泡四个阶段（图 15-1、图15-2）。其中初级卵泡和次级卵泡合称为生长卵泡。

1. 原始卵泡（primordial follicle） 位于卵巢皮质浅层，体积小，数量多。卵泡中央有一个初级卵母细胞，周围是一层扁平的卵泡细胞（图 15-2、图15-3）。初级卵母细胞呈圆形，体积大，直径 30 ~ 40 μm，胞质嗜酸性，核大而圆，染色浅，核仁明显。电镜下，胞质内可见线粒体、板层状排列的滑面内质网和高尔基复合体等细胞器。初级卵母细胞在胚胎时期由卵原细胞分化形成，并长期停滞在第一次减数分裂的前期，直到排卵前才完成第一次减数分裂。卵泡细胞体积较小，扁平形，核扁圆，染色深，与周围组织之间有薄层基膜。卵泡细胞具有支持和营养卵母细胞的作用。

2. 初级卵泡（primary follicle） 从青春期开始，原始卵泡相继生长发育为初级卵泡（图 15-2、图15-3）。主要的结构变化有：①初级卵母细胞：体积增大，核变大，呈泡状，胞质内核糖体、高尔基复合体和粗面内质网均增多。靠近质膜的胞质中出现皮质颗粒，为一种电子密度高的溶酶体，参与受精过程。②卵泡细胞：由扁平形变为立方形或柱状，随之细胞增殖成多层（5 ~ 6 层）。③透明带（zona pellucida）：初级卵母细胞与卵泡细胞之间出现一层较厚

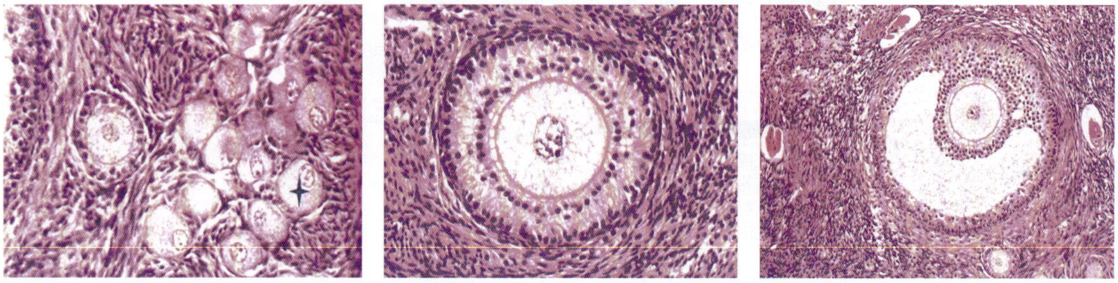

图 15-2　由左至右依次为：原始卵泡、初级卵泡、次级卵泡

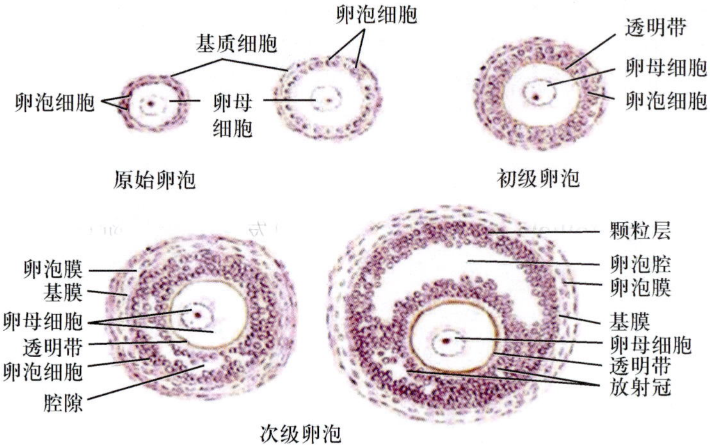

图 15-3　卵泡发育模式图

的均质状、嗜酸性、折光性强的带状膜，称透明带，它由卵泡细胞和初级卵母细胞共同分泌的糖蛋白构成。构成透明带的蛋白有 3 种，即 ZP1、ZP2、ZP3，其中 ZP3 为精子受体，在受精过程中，对精子与卵细胞间的相互识别和特异性结合起着重要作用。电镜下可见初级卵母细胞的微绒毛和卵泡细胞的突起均伸入透明带，卵泡细胞的长突起可穿越透明带与卵母细胞膜接触。在卵泡细胞与卵母细胞之间或卵泡细胞之间有许多缝隙连接，这些结构有利于卵泡细胞将营养物质输送给卵母细胞。④卵泡膜（follicular theca）：在卵泡生长过程中，卵泡周围结缔组织内的基质细胞不断增殖分化，形成卵泡膜。卵泡膜与卵泡细胞之间隔以基膜，但与周围结缔组织无明显分界。

3. 次级卵泡（secondary follicle） 由初级卵泡在卵泡刺激素作用下发育形成，卵泡细胞间出现含液体的小腔（图 15-4）。次级卵泡除体积进一步增大外，还伴有许多结构的出现和分化。①卵泡腔出现：卵泡细胞分裂增殖到 6 ~ 12 层时，卵泡细胞间出现一些不规则的腔隙，并逐渐汇合成一个半月形的大腔，称为卵泡腔（follicular cavity），腔内充满卵泡液（图 15-5）。卵泡液由卵泡细胞分泌物和卵泡膜血浆渗出液组成，除含有一般营养成分外，还有卵泡分泌的激素、透明质酸和多种生物活性物质，对卵泡的发育成熟有重要影响。②颗粒层和放射冠形成：随着卵泡腔的增大和融合，大部分卵泡细胞分布到卵泡腔周边，少部分卵泡细胞紧靠透明带呈放射状排列。分布在卵泡腔周围的卵泡细胞构成卵泡壁（wall folliculus），称颗粒层。紧靠在透明带周围的一层高柱状卵泡细胞呈放射状排列，形成放射冠（corona radiata）（图 15-5）。构成颗粒层的卵泡细胞此时改称颗粒细胞。③卵丘形成：随着卵泡液增多及卵泡腔扩大，初级卵母细胞、透明带及其周围卵泡细胞被挤到卵泡一侧，形成圆形隆起突向卵泡腔，称卵丘（cumulus oophorus）。④卵泡膜分化：随着卵泡发育，颗粒层外的卵泡膜分化为内、外两层。卵泡膜内层含有较多的多边形或梭形的膜细胞及丰富的毛细血管，膜细胞具有分泌类固醇激素的结构特征，能产生雄激素。雄激素穿过基膜，在颗粒细胞内经芳香酶系作用，转化为雌激素。雌激素小部分进入卵泡腔，大部分进入血液循环，调节子宫内膜等靶器官的生理活动。卵泡膜外层主要由结缔组织构成，胶原纤维较多，血管少，并含有平滑肌纤维。

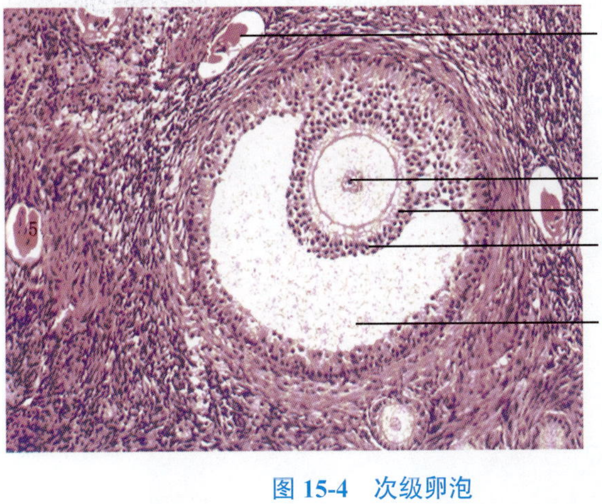

图 15-4 次级卵泡

4. 成熟卵泡（mature follicle） 成熟卵泡是卵泡发育的最后阶段。此时，卵泡体积很大，直径可达 2 cm，并突向卵巢表面。成熟卵泡的卵泡腔很大，颗粒层的卵泡细胞不再增殖，卵泡壁变薄。成熟卵泡的结构与末期次级卵泡基本相似，只是在排卵前 36 ~ 48 小时完成第一次减数分裂，产生一个大的次级卵母细胞和一个小的第一极体。第一极体位于次级卵母细胞和透明带之间的卵周间隙内。次级卵母细胞随即进入第二次减数分裂，并停滞于分裂中期。

音频：
考点：各级卵泡的结构特点

➢ **考点：**各级卵泡的结构特点。

（二）排卵

在月经周期的第 14 天左右，成熟卵泡破裂，次级卵母细胞、透明带和放射冠连同卵泡液一起排入腹膜腔，这个过程称排卵（ovulation）。排卵前，在黄体生成素（LH）的作用下，成熟卵泡的卵泡液剧增，卵泡腔体积增大，使突出于卵巢表面的卵泡壁、卵泡膜和卵巢表面白膜均变薄，最后卵泡壁和卵泡膜破裂，卵巢表面被膜局部溶解形成裂口，次级卵母细胞连同透明带及放射冠随卵泡液从卵巢排出（图 15-5），经腹膜腔进入输卵管。排卵后的卵巢表面裂口 2～4 天后即可修复。排卵后若在 24 小时内不受精，次级卵母细胞即退化；若与精子相遇受精，次级卵母细胞即完成第二次减数分裂，形成一个成熟卵细胞（23,X，1nDNA）和一个第二极体。

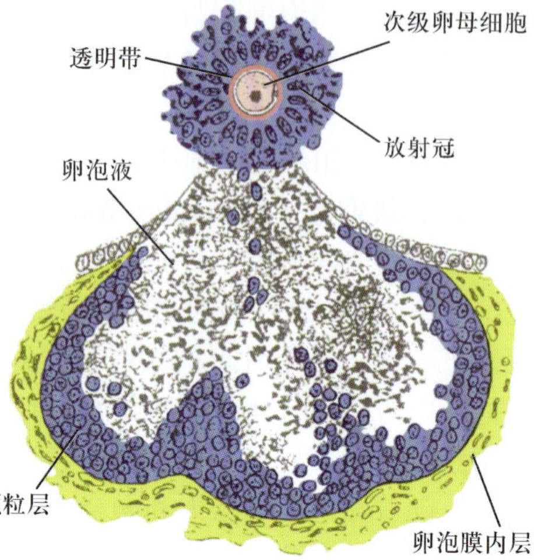

图 15-5　排卵模式图

（三）黄体

排卵后，残留在卵巢内的颗粒层细胞和卵泡膜内层细胞，在 LH 的作用下，逐渐发育成一个体积很大并富含血管的内分泌细胞团，新鲜时呈黄色，称黄体（corpus luteum）。黄体有两种细胞，即颗粒黄体细胞和膜黄体细胞。颗粒黄体细胞来自卵泡壁的颗粒细胞，数量多，体积较大，呈多边形，染色较浅，分布于黄体中央。膜黄体细胞来自卵泡膜内层的膜细胞，数量少，体积较小，呈圆形或多边形，染色较深，分布于黄体的周边（图 15-1，图 15-6）。颗粒黄体细胞和膜黄体细胞具有分泌类固醇激素细胞的超微结构特征。黄体的主要功能是分泌孕激素和一些雌激素，前者由颗粒黄体细胞分泌，后者由两种细胞协同分泌。

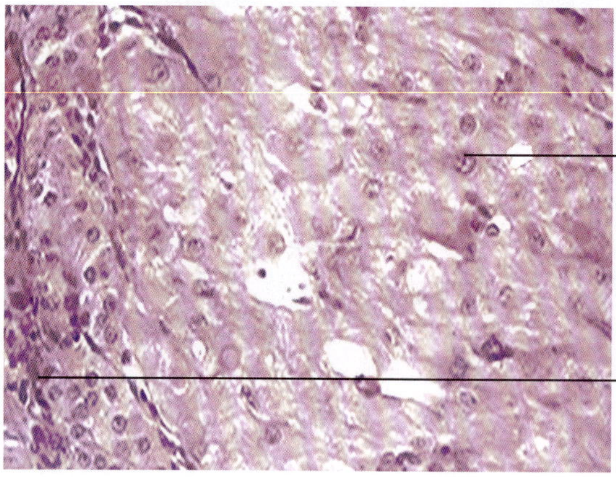

图 15-6　黄体

黄体的发育取决于卵细胞是否受精。如果排出的卵细胞未受精，则黄体维持 12～14 天后退化，称月经黄体。如果排出的卵细胞受精并妊娠，黄体在胎盘分泌的人绒毛膜促性腺激素（HCG）的作用下继续发育增大，直径可达 4～5 cm，可维持 4～6 个月，称妊娠黄体。妊娠黄体除分泌大量的孕激素和雌激素外，还分泌肽类的松弛素，这些激素促使子宫内膜增生，子宫平滑肌松弛，以维持妊娠。两种黄体最终都萎缩退化，并逐渐由结缔组织代替，形成瘢痕样的白体。

➢ **考点：**黄体的形成、结构与功能。

音频：
考点：黄体的形成、结构与功能

（四）闭锁卵泡

从胎儿时期至出生后，乃至整个生殖期，绝大多数卵泡不能发育成熟，它们在发育的各个阶段停止生长并退化，退化的卵泡称闭锁卵泡（atretic follicle）。原始卵泡退化时，卵母细胞首先出现核固缩，细胞形态不规则，卵泡细胞变小而分散，两种细胞随后均自溶消失。初级卵泡和早期次级卵泡的退化与原始卵泡相似，但退化的卵泡内可见残留的透明带，卵泡腔内常见中性粒细胞和巨噬细胞。晚期次级卵泡和成熟卵泡的闭锁变化较特殊，卵泡壁塌陷，卵泡膜的血管和结缔组织伸入颗粒层及卵丘。有些大的闭锁卵泡，膜细胞一度增大，并被结缔组织和血管分隔成分散的细胞团索，称为间质腺（intersititial gland）。间质腺有分泌雌激素的功能。

二、输卵管

输卵管主要分为漏斗部、壶腹部、峡部和子宫部，输卵管管壁由黏膜、肌层和浆膜组成（图 15-7）。

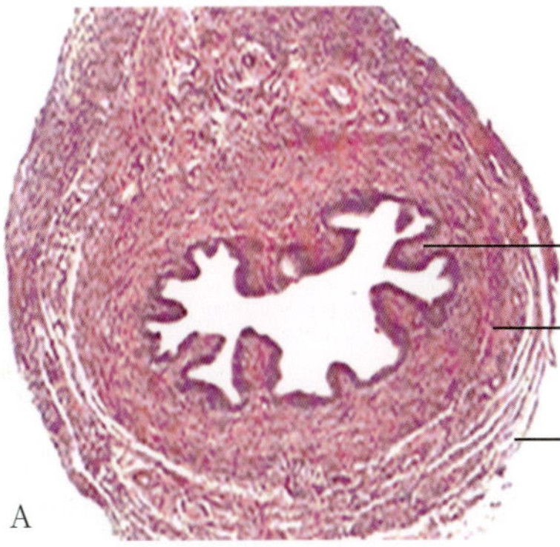

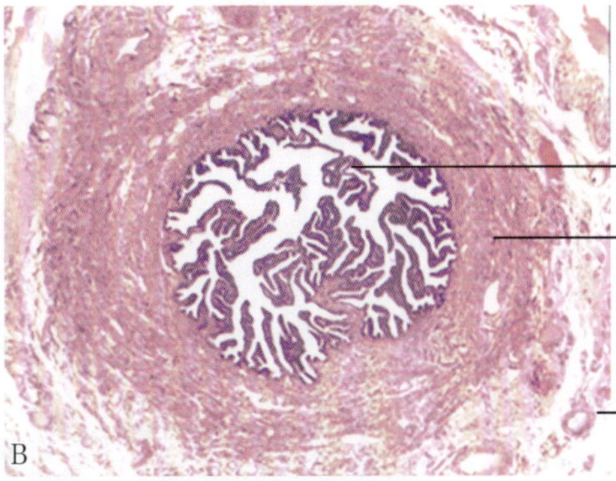

图 15-7　A 输卵管峡部横切；B 输卵管壶腹部横切

（一）黏膜

黏膜由上皮和固有层组成。黏膜可形成许多纵行而分支的皱襞，以壶腹部最发达，故输卵管管腔不规则。

1. 上皮　为单层柱状上皮，由纤毛细胞和分泌细胞组成。纤毛细胞在漏斗部和壶腹部最多，峡部和子宫部则逐渐减少。纤毛细胞的纤毛向子宫方向摆动，使卵细胞移向子宫并阻止病菌进入腹膜腔。分泌细胞表面有微绒毛，顶部胞质内有分泌颗粒，其分泌物构成输卵管液，可营养卵细胞，并辅助卵细胞的运行。当精子进入输卵管后，受纤毛摆动造成的阻力，只有少数运动能力强的精子才能到达壶腹部，与卵细胞会合。输卵管黏膜上皮在月经周期中发生周期性变化。

2. 固有层　为薄层的结缔组织，内含较多的血管和少量的平滑肌。

（二）肌层

肌层由内环、外纵两层平滑肌组成。肌层以峡部最厚，壶腹部肌层较薄。

（三）浆膜

浆膜位于最外层，由疏松结缔组织和间皮构成，血管丰富。

输卵管是受精部位，也是受精卵进入子宫的通道。输卵管炎症、粘连和创伤致输卵管管腔狭窄时，若精子进入受阻，可导致女性不孕；若受精卵输出受阻，可导致宫外孕。临床实施输卵管结扎术，可达到女性绝育的目的。

三、子宫

子宫是一个肌性空腔器官，分底部、体部和颈部。

（一）子宫壁的一般结构

子宫壁由外膜、肌层和内膜三层构成。

1. 外膜（perimetrium） 为浆膜，位于子宫壁的最外层。

2. 肌层（myometrium） 很厚，由成束或成片的平滑肌构成。肌层从内向外大致可分三层，即黏膜下层、中间层和浆膜下层。黏膜下层和浆膜下层较薄，主要由纵行的平滑肌束组成；中间层较厚，由环行和斜行肌束组成，血管丰富。成年女性子宫平滑肌纤维长 30～50 μm。妊娠时肌纤维受卵巢激素的影响显著增长，可长达 500～600 μm。妊娠时新增的平滑肌纤维来自未分化间充质细胞或平滑肌自身的分裂。分娩后的子宫平滑肌纤维逐渐恢复原状，部分平滑肌纤维自溶分解而被吸收。肌层的收缩活动，有助于精子向输卵管运行、经血排出及胎儿娩出。肌层平滑肌过度增生可形成子宫肌瘤。

3. 内膜（endometrium） 由上皮和固有层构成。自青春期开始，受卵巢激素影响，子宫内膜浅层出现生理性剥脱，每月一次，称功能层。子宫内膜深层紧贴肌层，月经期不发生剥脱，主要起增生和修复子宫内膜的作用，称基底层（图 15-8）。

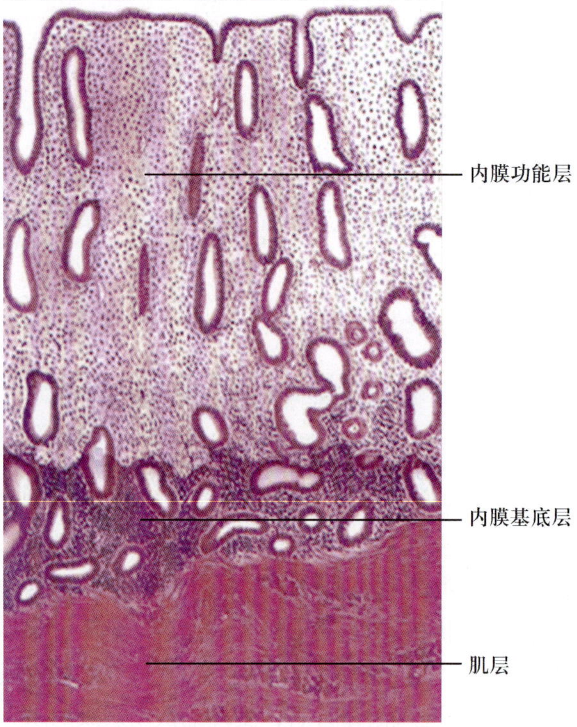

图 15-8　子宫光镜图

（1）上皮：为单层柱状上皮，有两种细胞，即无纤毛的分泌细胞和纤毛细胞。纤毛细胞少，分泌细胞多。在子宫颈口处，单层柱状上皮逐渐移行为复层扁平上皮，移行处细胞易发生癌变。

（2）固有层：较厚，由结缔组织构成，内有大量的子宫腺、螺旋动脉和基质细胞。子宫腺为黏膜上皮向固有层内凹陷形成的管状腺，其末端近肌层处常有分支。螺旋动脉从肌层分支而来，在固有层中呈螺旋状分布。基质细胞是分化程度较低的梭形或星状细胞，核大而圆，胞质较少，可合成和分泌胶原蛋白。基质细胞在月经周期中，可向两个方向分化，一是分化为前蜕膜细胞，妊娠时转变为蜕膜细胞；二是分化为内膜颗粒细胞，内膜颗粒细胞具有分泌含氮激素细胞的特点，能分泌松弛素。

子宫内膜受雌激素刺激后，若出现弥漫性增生、增厚，则形成子宫内膜增生症。子宫内膜过度增生，可恶变而形成子宫内膜癌。

（二）子宫内膜的周期性变化

自青春期开始，在卵巢分泌的雌激素和孕激素的周期性作用下，子宫内膜功能层出现周期性变化，即每28天左右发生一次子宫内膜剥脱、出血、增生与修复，称月经周期（menstrual cycle）。剥脱的子宫内膜和排出的血液称月经。每个月经周期指从月经开始的第一天起至下次月经来潮的前一天止，可分为月经期、增生期和分泌期（图15-9）。

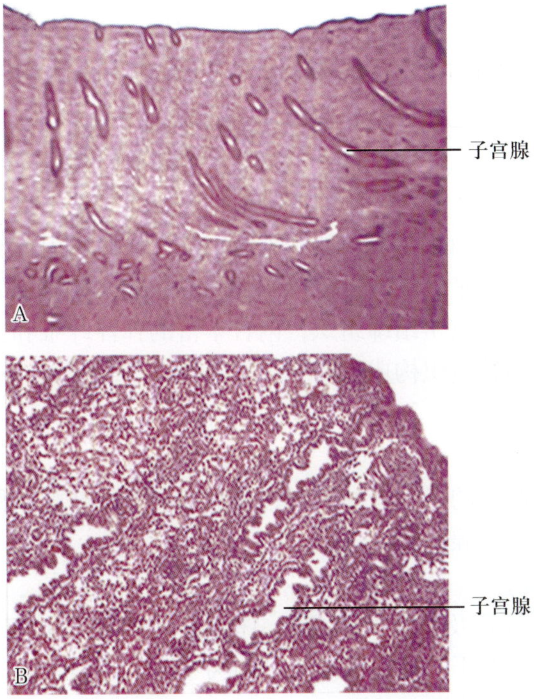

图15-9 子宫内膜光镜图

A 增生期 B 分泌期

1. 增生期 为月经周期的第5～14天。此时，卵巢内有一批卵泡生长发育，故又称卵泡期。在卵泡分泌的雌激素作用下，上皮细胞和基质细胞分裂增生，剥脱的子宫内膜开始增生修复，此期的组织结构变化如下：①残留的基底层细胞增殖，向内膜表面生长并形成新的上皮，内膜厚度逐渐增厚至2～4 mm；②子宫腺增长、弯曲；③螺旋动脉也增长、弯曲。至增生期末，卵巢排卵，子宫内膜进入分泌期。

2. 分泌期 为月经周期的第15～28天。此时卵巢内黄体形成，故此期又称黄体期。在黄体分泌的雌激素和孕激素的作用下，子宫内膜进一步增生变厚，其表现为：①基底层细胞继续增殖，使内膜更厚，可达5～7 mm；②子宫腺进一步增长变弯曲，腺腔扩张，腺上皮开始有分泌物产生；③螺旋动脉伸长，到达子宫内膜浅层，并变得更加弯曲。④基质细胞继续分裂增殖，胞质内充满糖原和脂滴，称前蜕膜细胞。妊娠时，该细胞继续发育增大为蜕膜细胞；如未妊娠，则当卵巢内月经黄体退变，孕激素和雌激素水平下降，内膜功能层脱落，进入月经期。

3. 月经期 为月经周期的第1～4天。由于排出的卵未受精，卵巢黄体退化，孕激素和雌激素水平下降，子宫内膜功能层的螺旋动脉持续收缩，导致内膜缺血，功能层缺血，导致各组

音频：
考点：子宫内膜的周期性变化及其与卵巢激素的关系

织细胞坏死。继而螺旋动脉又突然短暂性扩张，致使功能层的血管破裂，血液流出并积聚在内膜浅部，最后与剥脱的子宫内膜一起经阴道排出，即月经。由于子宫内膜中含激活剂，可使经血中的纤溶酶原转变为纤溶酶，使纤维蛋白溶解，因此月经血为不凝血。月经期的持续时间一般为 3～4 天。在月经终止前，基底层残存的子宫腺细胞迅速分裂增生，修复内膜上皮，进入增生期。

➢ **考点：**子宫内膜的周期性变化及其与卵巢激素的关系。

更年期的卵巢功能趋于衰退，月经周期变得不规则，子宫腺不规则增生。绝经后，子宫内膜周期性变化停止。此时子宫内膜失去卵巢激素的作用，逐渐萎缩。

子宫内膜周期性变化直接受卵巢的控制，卵巢的周期性活动受腺垂体的调节，而腺垂体又受下丘脑弓状核的调控。血中高浓度的雌激素通过反馈而影响垂体和下丘脑的活动。因此，下丘脑、垂体、卵巢、子宫内膜之间关系非常密切，故有下丘脑 - 垂体 - 卵巢 - 子宫轴之称。

四、阴道

阴道为肌性器官，阴道壁由黏膜、肌层和外膜组成。黏膜由上皮和固有层组成，形成许多横行皱襞。黏膜上皮为复层扁平上皮，上皮细胞随月经周期而变化，故阴道脱落细胞检查有助于妇科疾病的诊断。固有层为致密结缔组织，内含丰富的弹性纤维和血管。肌层为排列不规则的平滑肌束。外膜由疏松结缔组织构成。

五、乳腺

乳腺于青春期受卵巢激素的影响开始发育，妊娠期和哺乳期乳腺称为活动期乳腺，不处于分泌状态的乳腺称为静止期乳腺。

（一）乳腺的一般结构

乳腺主要是由腺泡、导管及其间的结缔组织构成。结缔组织将腺体分隔成 15～25 个乳腺叶，每个乳腺叶又被分隔成若干小叶，每个小叶内为一个复管泡状腺。腺泡上皮为单层立方或柱状上皮，腺上皮与基膜之间有肌上皮细胞。导管包括小叶内导管、小叶间导管和叶导管（输乳管）。小叶内导管多为单层立方或柱状上皮，小叶间导管则为复层柱状上皮，输乳管为复层扁平上皮。输乳管分别开口于乳头。

（二）静止期乳腺

静止期乳腺指的是性成熟未孕女性的乳腺。其结构特点是：腺体不发达，仅见少量导管和小的腺泡，脂肪组织和结缔组织丰富。在月经周期的分泌期，腺泡和导管略增生，乳腺可略增大。月经停止后这一现象消失。

（三）活动期乳腺

活动期乳腺是指妊娠期和泌乳期乳腺。妊娠期乳腺在雌激素和孕激素的作用下，乳腺的腺泡和小导管迅速增生，腺泡增大，结缔组织和脂肪组织相应减少。妊娠后期在催乳素的刺激作用下，腺泡开始分泌。分泌物除含有脂滴、乳蛋白、乳糖等，还含有由浆细胞与腺上皮细胞联合产生的 sIgA，此时的分泌物称为初乳。初乳中还含有吞噬脂滴的巨噬细胞，称为初乳小体。泌乳期乳腺中结缔组织更少，腺体更加发达，腺泡处于不同的分泌时期。分泌前的腺泡细胞呈高柱状，分泌后的腺泡细胞呈扁平状，腺腔内充满乳汁。

停止哺乳后，催乳素水平下降，乳腺分泌停止，腺组织逐渐萎缩，结缔组织和脂肪组织增多，乳腺又转入静止期。

知识链接

功 血

功能失调性子宫出血（dysfunctional uterine bleeding，DUB），简称功血，系指由于下丘脑－垂体－卵巢－子宫轴（Hypothalamus-pituitary-ovarian-uterus axis，HPOU）功能失调，而非为生殖道器质性病变所引起的，以月经失调为特征的异常性子宫出血。功血表现有：①子宫出血不规则；②月经频繁；③月经量过多；④月经淋漓不尽；⑤排卵期出血。

引起功血的因素有很多，包括：①全身性因素：包括不良精神创伤、应激、营养不良、内分泌和代谢紊乱，如缺铁、贫血、再生障碍性贫血、血液病和出血病、糖尿病、甲状腺和肾上腺疾病。② HPOU 轴功能失调：包括生殖激素释放节律紊乱、反馈功能失调、排卵和黄体功能障碍。③子宫和子宫内膜因素：包括螺旋动脉、微循环血管床结构和功能异常，内膜甾体受体和溶酶体功能障碍，局部凝血机制异常，以及前列腺素 TXA_2、PGI_2 分泌失调。④医源性因素：包括甾体类避孕药、宫内节育器干扰正常 HPOU 轴功能。某些治疗全身疾病的药物（尤以精神、神经系统）可经神经内分泌系统影响正常月经功能。

思考题

1. 卵泡发育经历了哪些阶段？其中原始卵泡发育为初级卵泡主要有哪些结构变化？初级卵泡发育为次级卵泡主要有哪些结构变化？
2. 黄体是怎样形成的？试述黄体的结构及功能。
3. 月经周期可分为哪几期？各期子宫内膜形态变化与卵巢分泌激素的关系如何？

音频：
第十五章思考题解析

（黄　悦）

第十六章

人体胚胎学总论

思维导图

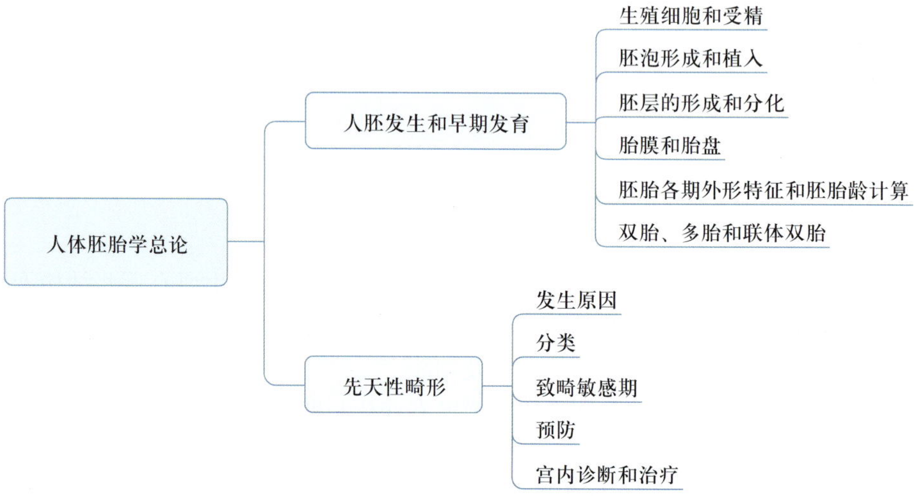

音频：
第十六章思维导图简介

学习目标

1. 掌握三胚层的形成和分化、胎膜和胎盘的结构与功能。
2. 熟悉精子获能、受精过程和胎儿致畸敏感期。
3. 了解胚胎龄及预产期的推算，了解先天性畸形的发生原因及预防。

胚胎学（embryology）是研究个体发生和生长及其发育机制的科学，其研究内容包括生殖细胞形成、受精、胚胎发育、胚胎与母体的关系和先天性畸形等。人体胚胎学（human embryology）则是研究人胚胎的发育过程。机体出生后，许多器官的结构和功能还远未发育完善，要历经相当长时期的生长发育方能成熟，然后逐渐老化衰退。

人胚胎在子宫中发育经历 38 周左右（约 266 天），分为两个时期：①从受精到第 8 周末为胚期（embryonic period），此期受精卵由单个细胞经过迅速而复杂的增殖、分裂和分化，历经胚（embryo）的不同阶段，至此期末，各器官、系统与外形初具人体雏形。②从第 9 周至出生为胎期（fetal period），此期内胎儿（fetus）逐渐长大，各器官、系统继续发育分化，部分器官的功能逐渐出现并进一步完善。本章主要叙述前 8 周（即胚期）的发育及胚胎与母体的关系，重点在 1～4 周的变化。

胚胎学作为研究人和动物个体发生的科学，对于以科学唯物主义观点理解生命的发生与演变，以及个体与环境的联系，具有极重要的理论意义。在医学科学中，人体胚胎学与细胞学、组织学、遗传学、病理学、分子生物学等基础学科联系密切，为妇产科学、男性学、生殖工程学、儿科学、矫形外科学、肿瘤科学等临床学科提供了必要的理论基础，也是计划生育与优生学赖以发展的学科之一。

一、人胚发生和早期发育

（一）生殖细胞和受精

1. 生殖细胞　生殖细胞（germ cell）又称作配子（gamete），包括精子和卵子，均为单倍体细胞，即仅有 23 条染色体，其中一条是性染色体（详见第 2、14、15 章）。

（1）精子：精子中的半数含 Y 染色体（23,Y），半数含 X 染色体（23,X）。射出的精子虽有运动能力，却无穿过卵子周围放射冠和透明带的能力。这是由于精子头的外表有一层能阻止顶体酶释放的糖蛋白。精子在子宫和输卵管中运行过程中，该糖蛋白被女性生殖管道分泌物中的酶降解，从而获得受精能力，此现象称精子获能（capacitation）。精子在女性生殖管道内的受精能力一般可维持 24 小时。

（2）卵子：从卵巢排出的卵子处于第二次成熟分裂的中期，并随输卵管伞的液流进入输卵管，在受精时才完成第二次成熟分裂。若未受精，于排卵后 12 ~ 24 小时退化。

2. 受精　成熟获能的精子与卵子结合形成受精卵的过程，称受精（fertilization），受精部位多在输卵管壶腹部。

（1）受精的条件：①男、女生殖管道畅通；②有足够数量的精子，若每毫升精液内的精子数低于 500 万个，受精的可能性几乎为零；③精子的形态正常并获能，畸形精子（小头、双头、双尾等）的数量不能超过 40%；④精子有活跃的直线运动能力和爬高运动能力；⑤次级卵母细胞在排卵时处于第 2 次减数分裂中期；⑥精子和卵子适时相遇，精子进入女性生殖管道后，需在 24 小时内与卵子结合，卵子一般在排卵后 12 小时内有受精能力，若错过此期，即使两者相遇也不能结合；⑦雌激素、孕激素水平正常。

（2）受精的过程：当获能精子接触放射冠时，顶体释放顶体酶，溶解放射冠与透明带，打开一个只能通过 1 个精子进入次级卵母细胞的通道。精子头部的质膜与次级卵母细胞的质膜融合，随即精子的核和胞质进入次级卵母细胞内（图 16-1）。在精、卵质膜接触的瞬间，次级卵母细胞活化，释放皮质颗粒，水解透明带的精子受体（ZP3），使透明带的结构及化学成分发生变化，不能再与精子结合，从而阻止了其他精子穿越，保证了单个精子受精。

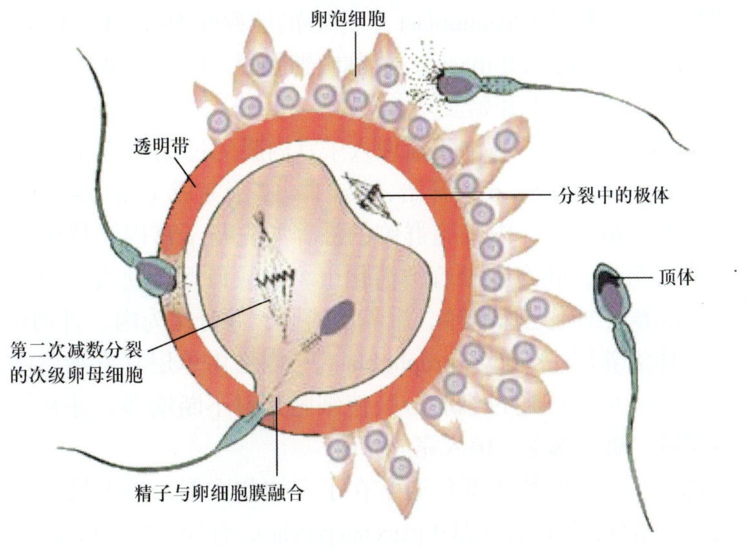

图 16-1　受精过程示意图

精子的穿越激发了次级卵母细胞完成第 2 次减数分裂。进入卵内的精子的核和卵细胞的核逐渐膨大，分别称雄原核和雌原核。两个原核相互靠近，核膜消失，染色体混合，形成二倍体的受精卵，又称合子。

（3）受精的意义：①受精激活了卵子，使卵子的缓慢代谢转入旺盛代谢，从而启动细胞不断地分裂；②精子与卵子的结合，恢复了二倍体，维持物种的稳定性；③受精决定性别，带有 Y 染色体的精子与卵子结合发育为男性，带有 X 染色体的精子与卵子结合则发育为女性；④受精卵的染色体来自父母双方，加之生殖细胞在成熟分裂时曾发生染色体联合和片段交换，使遗传物质重新组合，使新个体具有与亲代不完全相同的性状。

音频：
考点：受精的条件及意义

➢ **考点：**受精的条件及意义。

（二）胚泡形成和植入

1. 卵裂和胚泡形成　受精卵由输卵管向子宫运行中，不断进行细胞分裂，此过程称卵裂（cleavage）。卵裂产生的细胞称卵裂球（blastomere）。随着卵裂球数目的增加，细胞逐渐变小，到第 3 天时形成一个 12 ~ 16 个卵裂球组成的实心胚，称桑葚胚（morula）（图 16-2）。

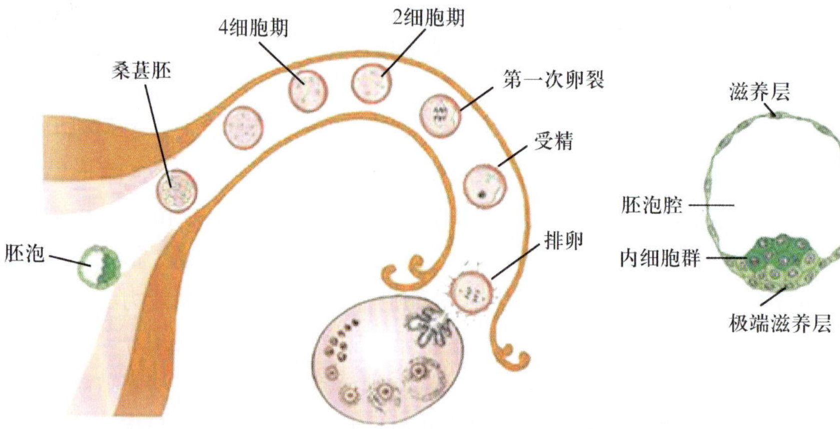

图 16-2　排卵、受精与卵裂过程及胚泡结构模式图

桑葚胚的细胞继续分裂，细胞间逐渐出现小的腔隙，它们最后汇合成一个大腔，桑葚胚转变为中空的胚泡。胚泡（blastocyst，又称囊胚）于受精的第 4 天形成并进入子宫腔。胚泡外层为一层扁平细胞，称滋养层（trophoblast），中心的腔称胚泡腔（blastocoele），腔内一侧的一群大细胞，称内细胞群（inner cell mass），或称内细胞团。胚泡逐渐长大，透明带变薄而消失，胚泡得以与子宫内膜接触，植入开始。

2. 植入与子宫内膜的变化　胚泡逐渐埋入子宫内膜的过程称植入（implantation），又称着床（imbed）。植入于受精后第 5 ~ 6 天开始，第 11 ~ 12 天完成（图 16-3）。

（1）植入的过程：植入时，内细胞群侧的滋养层先与子宫内膜接触，并分泌蛋白酶消化与其接触的子宫内膜组织，胚泡则沿着被消化组织的缺口逐渐埋入内膜功能层。在植入过程中，与内膜接触的滋养层细胞迅速增殖，滋养层增厚，并分化为内、外两层。外层细胞间的细胞界限消失，称合体滋养层（syncytiotrophoblast）；内层由单层立方细胞组成，称细胞滋养层（cytotrophoblast）。后者的细胞通过细胞分裂使细胞数目不断增多，并补充合体滋养层。胚泡全部埋入子宫内膜后，缺口修复，植入完成。

（2）植入的部位：胚泡的植入部位通常在子宫体和底部，最多见于后壁。若植入位于近子宫颈处，在此形成胎盘，称前置胎盘（placenta previa），分娩时胎盘可堵塞产道，导致胎儿娩出

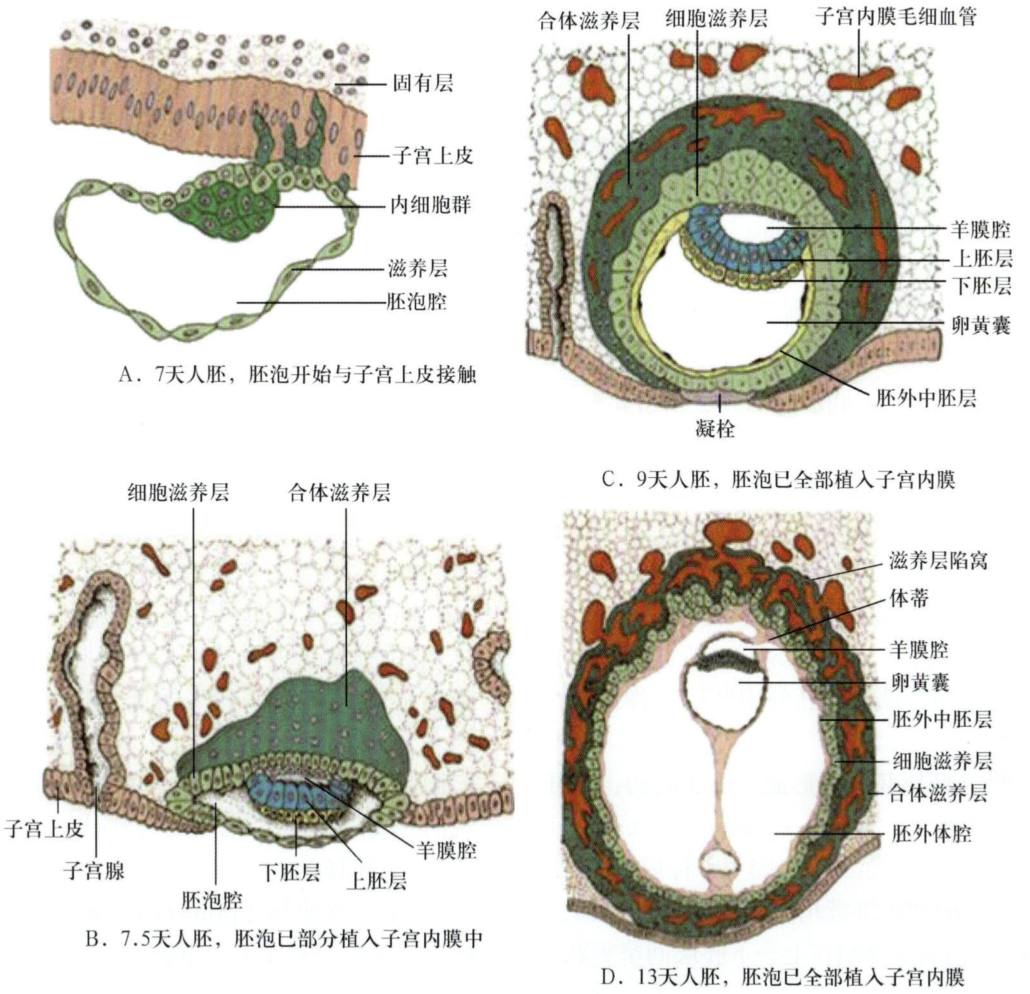

图 16-3 植入过程模式图

困难。若植入在子宫以外部位，称异位妊娠（ectopic pregnancy），常发生在输卵管，偶见于子宫阔韧带、肠系膜，甚至卵巢表面等处。异位妊娠胚胎多早期死亡。

（3）植入的条件：植入时的子宫内膜必须处于分泌期，胚泡必须发育良好，胚泡透明带必须准时脱落，胚泡必须适时到达子宫腔。

（4）植入后子宫内膜的变化：受精后子宫内膜在黄体分泌的雌、孕激素的作用下发生一系列变化，内膜增厚、腺体和血管增多、水肿加剧等，子宫内膜的这些变化称蜕膜反应，此时的子宫内膜称蜕膜（decidua）。根据蜕膜与胚的位置关系，将其分为三部分：①基蜕膜（decidua basalis），是位居胚深部的蜕膜；②包蜕膜（decidua capsularis），是覆盖在胚宫腔侧的蜕膜；③壁蜕膜（decidua parietalis），是子宫其余部分的蜕膜（图 16-4）。

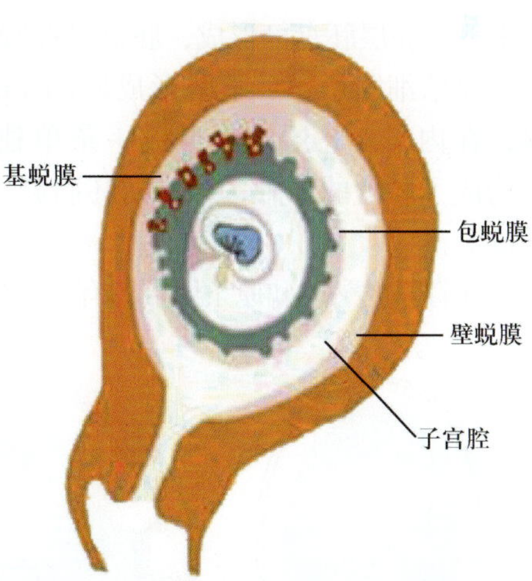

图 16-4 植入后子宫内膜的变化示意图

（三）胚层的形成和分化

1. 二胚层胚盘的形成

（1）滋养层的分化：植入过程中，与子宫内膜接触的极端滋养层迅速增生，滋养层变厚，并分化为两层。外层细胞互相融合，细胞间界限消失，称合体滋养层；内层细胞界限清楚，称细胞滋养层。合体滋养层内出现一些小的腔隙，称滋养层陷窝（图 16-3C、D），与子宫内膜的小血管相通，其内充满母体血液。滋养层向外生长出许多突起称为绒毛，侵入蜕膜，直接与母体血液接触并进行物质交换，为胚泡发育提供营养。

（2）内细胞群的分化：植入同时，内细胞群细胞增殖、分化为两层，邻近滋养层的一层柱状细胞，称上胚层（epiblast）；靠近胚泡腔一侧的一层立方形细胞，称下胚层（hypoblast）（图 16-3B）。

继之，在上胚层细胞与滋养层之间出现一腔隙，称羊膜腔（amniotic cavity），上胚层构成了羊膜腔的底。下胚层周边的细胞向腹侧生长、延伸，形成卵黄囊（yolk sac），下胚层构成了卵黄囊的顶。上胚层和下胚层紧密相贴，逐渐形成一圆盘状结构，称胚盘（embryonic disc，图 16-3），又称二胚层胚盘。胚盘是人体发生的原基。胚盘以外的结构，形成胚的附属结构，对胚盘起营养和保护作用。

卵黄囊及羊膜腔形成的同时，其与细胞滋养层之间出现一些疏松排列的细胞和细胞外基质，称胚外中胚层（extraembryonic mesoderm）（图 16-3C）。第 2 周末，在胚外中胚层内也出现了一些小的腔隙，称胚外体腔（extraembryonic coelom）。之后，这些小腔隙逐渐融合成一个大的胚外体腔（图 16-3D），随着胚外体腔的扩大，仅有少部分胚外中胚层连于胚盘尾端与滋养层之间，该部分胚外中胚层，称体蒂（body stalk）（图 16-3D），将来发育为脐带的主要部分。

2. 三胚层胚盘的形成 第 3 周初，上胚层部分细胞迅速增生，在胚盘一端中轴汇聚，形成一条细胞索，称原条（primitive streak）。原条出现的一端为胚盘尾端，原条向前生长的一端为胚盘头端。原条头端略膨大，称原结（primitive node）（图 16-5A）。

原条的细胞继续增殖，并向深部迁移，出现沟状凹陷，称原沟（primary groove）（图 16-5B）。原沟底的细胞在上、下胚层间呈翼状扩展迁移，一部分细胞在上、下胚层间形成一新的细胞层，称中胚层（mesoderm）（图 16-5C），在胚盘边缘与胚外中胚层衔接；一部分细胞迁入下胚层，并逐渐全部替换了下胚层细胞，形成一新的细胞层，称内胚层（endoderm）；当内胚层和中胚层形成之后，上胚层改称外胚层（ectoderm）。可见，三胚层均来源于上胚层。第 3 周末，三胚层胚盘已形成，胚盘呈椭圆形，头端大，尾端小。

原结细胞增殖、下陷形成原凹（primitive pit）（图 16-5B）。原凹的上胚层细胞向头端迁移，在内、外胚层之间形成一条单独的细胞索，称脊索（notochord）（图 16-7）。原条和脊索构成了胚盘的中轴，对早期胚胎起支持作用，以后脊索逐渐退化，残留部分形成椎间盘的髓核。

在脊索的头端和原条尾端各有一个内、外胚层直接相贴的区域，分别称口咽膜（oropharygeal

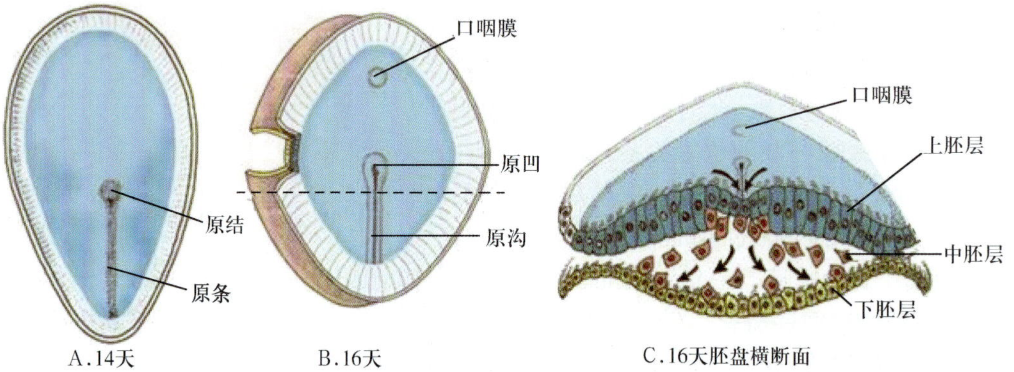

图 16-5 胚盘，示原条、中胚层的形成图

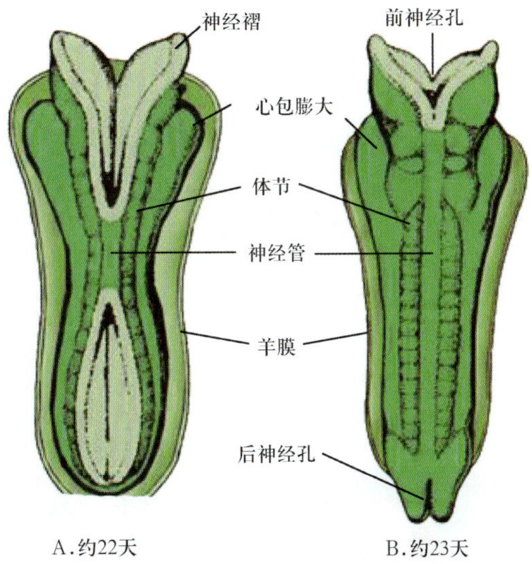

图 16-6　神经管及体节的形成示意图

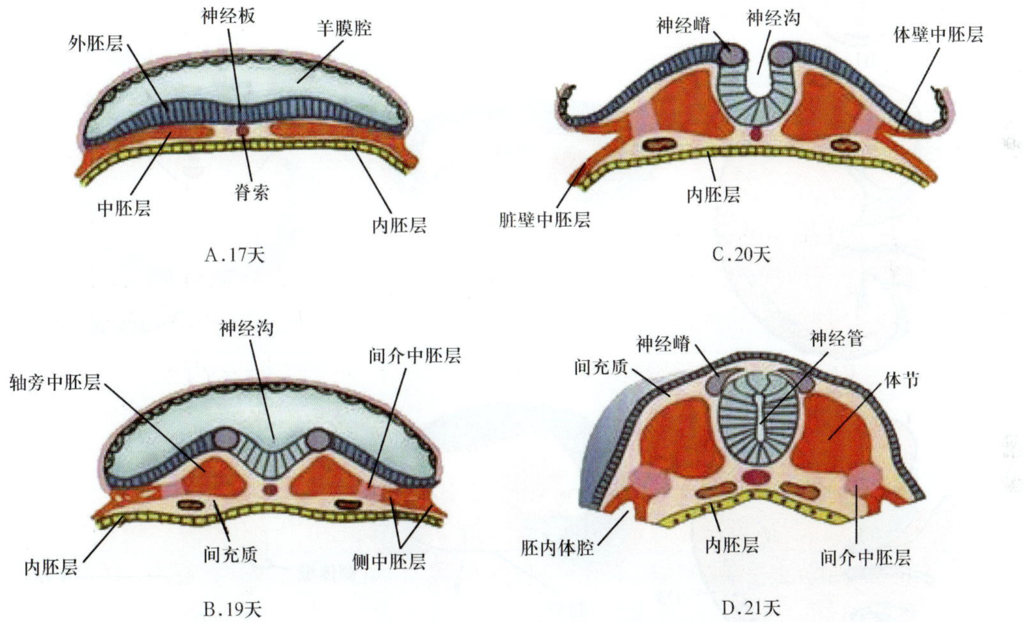

图 16-7　中胚层的早期分化及神经管、神经嵴的形成示意图

membrane）（图 16-5，图 16-8）和泄殖腔膜（cloacal membrane）（图 16-8）。口咽膜前端的中胚层为生心区（cardiac primordia）（图 16-8），是心发生的原基。

随着胚体发育，脊索向胚盘头端增长迅速，原条生长缓慢，相对缩短，最终消失。若原条细胞残留，胎儿出生后于骶尾部形成源于三个胚层组织的肿瘤，称畸胎瘤。

3. 三胚层的分化

（1）外胚层的分化：脊索形成后，诱导其背侧中线的外胚层增厚呈板状，称神经板（neural plate）（图 16-7A）。神经板随脊索的生长而增长，且头侧宽于尾侧。继而神经板中央沿长轴下陷形成神经沟（neural groove），沟两侧边缘隆起称神经褶（neural fold），两侧神经褶在神经沟中段靠拢并愈合，愈合向两端延伸，使神经沟封闭为神经管（neural tube）（图 16-6，图 16-7）。神经管两侧的表面外胚层在管的背侧靠拢并愈合，使神经管位居于表面外胚层的深面（图 16-7D）。

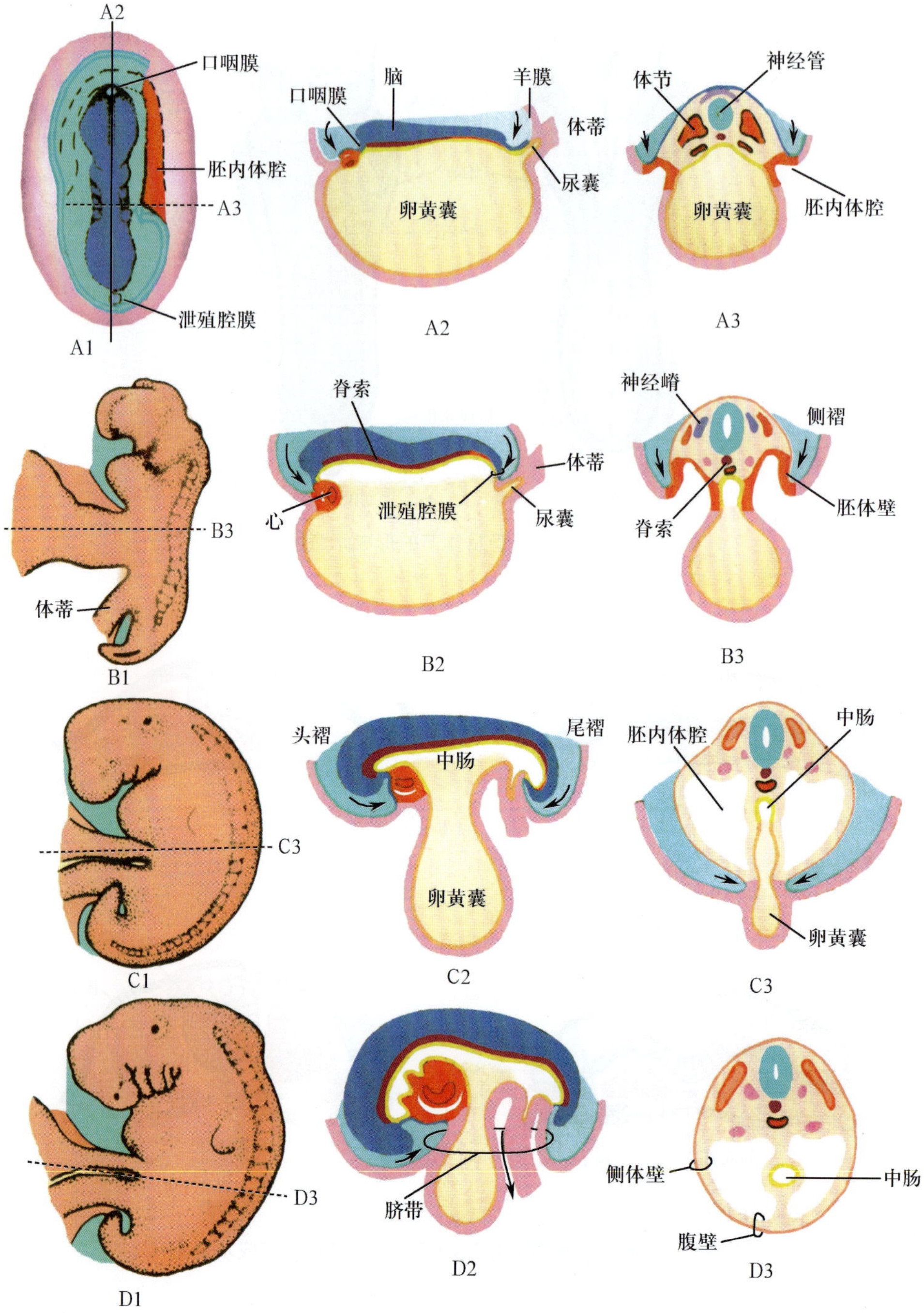

图 16-8 人胚体形成与三胚层分化示意图

神经管将分化为中枢神经系统以及松果体、神经垂体和视网膜等。在神经褶愈合过程中，它的一些细胞迁移到神经管背侧成一条纵行细胞索，继而分裂为两条分别位于神经管的背外侧，称神经嵴（neural crest）（图 16-7），它将分化为周围神经系统及肾上腺髓质等结构。位于体表的表面外胚层，将分化为皮肤的表皮及其附属器，以及牙釉质、角膜上皮、晶状体、内耳膜迷路、腺垂体、口腔和鼻腔与肛门的上皮等。

（2）中胚层的分化：中胚层在脊索两旁从内侧向外侧依次分化为轴旁中胚层、间介中胚层和侧中胚层。分散存在的中胚层细胞，称间充质，分化为结缔组织以及血管、肌组织等。

1）轴旁中胚层（paraxial mesoderm）：紧邻脊索两侧的中胚层细胞迅速增殖，形成一对纵行的细胞索，即轴旁中胚层，它随即裂为块状细胞团，称体节（somite）。体节左右成对，从颈部向尾端依次形成，随胚龄的增长而增多，故可根据体节的数量推算早期胚龄。第 5 周时，体节全部形成，共 42 ~ 44 对。体节将分化为皮肤的真皮、大部分中轴骨骼（如脊柱、肋骨）及骨骼肌。

2）间介中胚层（intermediate mesoderm）：位于轴旁中胚层与侧中胚层之间，分化为泌尿生殖系统的主要器官。

3）侧中胚层（lateral mesoderm）：是中胚层最外侧的部分，两侧的侧中胚层在口咽膜的头侧汇合为生心区。随着胚体的形成，生心区移到胚体原始消化管的腹侧，口咽膜的尾侧，分化形成心脏。侧中胚层迅速裂为两层，与外胚层邻近的一层，称体壁中胚层（somatic mesoderm），将分化为体壁（包括肢体）的骨骼、肌肉、血管和结缔组织；与内胚层邻近的一层，称脏壁中胚层（visceral mesoderm），覆盖于原始消化管外面，将分化为消化和呼吸系统的肌组织、血管和结缔组织等。两层之间的腔为原始体腔，最初呈马蹄铁形，继而从头端到尾端分化为心包腔、胸膜腔和腹膜腔（图 16-7B）。

（3）内胚层的分化：在胚体形成的同时，内胚层卷折形成原始消化管。原始消化管将分化为消化管、消化腺、呼吸道和肺的上皮组织，以及中耳、甲状腺、甲状旁腺、胸腺、膀胱和阴道等的上皮组织（图 16-8）。

音频：
考点：三胚层的分化

➢ **考点：** 三胚层的分化。

4. 胚体的形成 早期胚盘为扁平的盘状结构。第 4 周初，由于体节及神经管生长迅速，胚盘中央部的生长速度远较胚盘边缘快，致使扁平的胚盘向羊膜腔内隆起。在胚盘的周缘出现了明显的卷折，头、尾端的卷折，分别称头褶（head fold）和尾褶（tail fold），两侧缘的卷折，称侧褶（lateral fold）。随着胚的生长，头、尾褶及侧褶逐渐加深，随之，胚盘由圆盘状变为圆柱状的胚体。第 4 周末胚体从头至尾高度屈曲，呈“C”字形（图 16-8）。

第 5 ~ 8 周胚体外形有明显的变化，至第 8 周末初具人形，主要器官和系统在此期内形成，故此期称器官发生期（organogenetic period）。

（四）胎膜和胎盘

胎膜和胎盘是对胚胎起保护、营养、呼吸和排泄等作用的附属结构，有的还有一定的内分泌功能。

1. 胎膜（fetal membrane） 包括绒毛膜、羊膜、卵黄囊、尿囊和脐带（图 16-9）。

（1）绒毛膜：胚泡植入子宫内膜后，以细胞滋养层为中轴，外裹合体滋养层，在胚泡表面形成许多绒毛样的突起，称绒毛（villus）。胚外中胚层形成后，胚外中胚层与滋养层紧密相贴形成绒毛膜板（chorionic plate），绒毛膜板及由此发出的绒毛，统称绒毛膜（chorion）（图 16-9）。继之，胚外中胚层伸入绒毛内分化为结缔组织和血管，与胚体内的血管相通（图 16-10）。绒毛末端的细胞滋养层细胞增殖，穿越合体滋养层插入蜕膜内，形成细胞滋养层壳，使绒毛膜与蜕膜牢固连接（参见图 16-13）。

合体滋养层细胞溶解邻近的蜕膜组织与其内的小血管，形成绒毛间隙（图 16-11），绒毛间隙内充满母体血液，绒毛浸浴其中，胚胎借绒毛汲取母血中的营养物质并排出代谢产物。

胚胎早期，绒毛分布均匀。第 8 周后，基蜕膜侧的绒毛因营养丰富而生长旺盛，形成丛密绒毛膜（villous chorion），与基蜕膜共同构成胎盘。包蜕膜侧的绒毛因营养不良而退化，称平滑绒毛膜（smooth chorion），平滑绒毛膜和包蜕膜逐渐与壁蜕膜融合，参与衣胞的构成（图 16-11）。

在绒毛膜发育过程中，若绒毛膜中的血管发育不良，则会影响胚胎发育甚至导致胚胎死

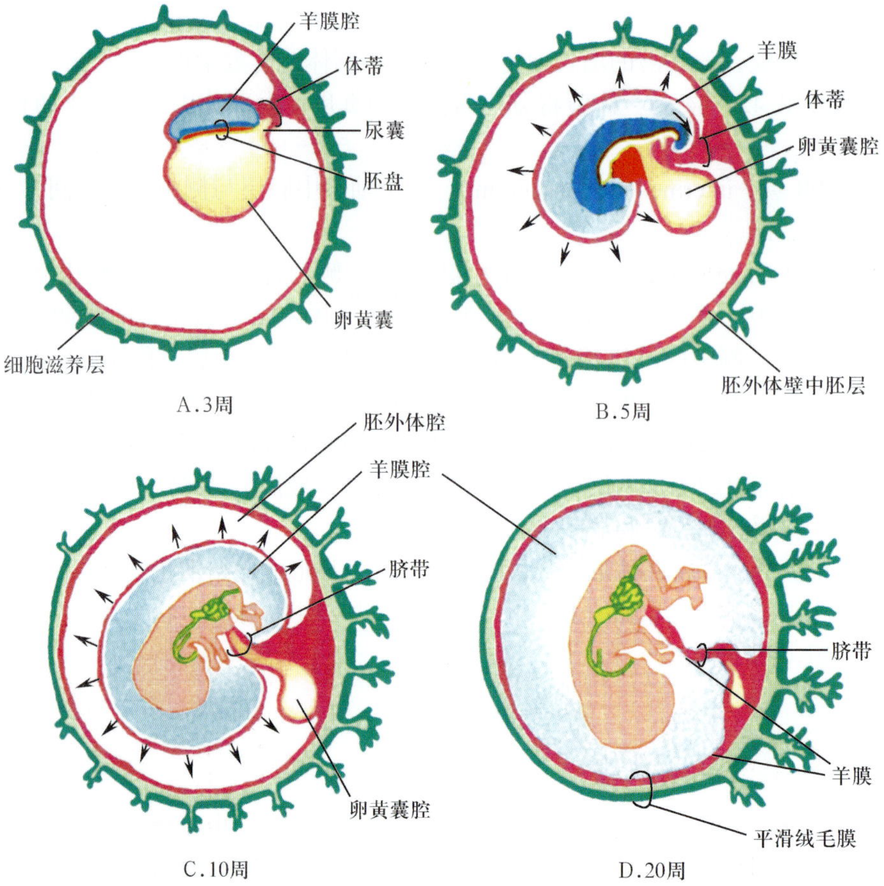

图 16-9　胎膜的演变示意图

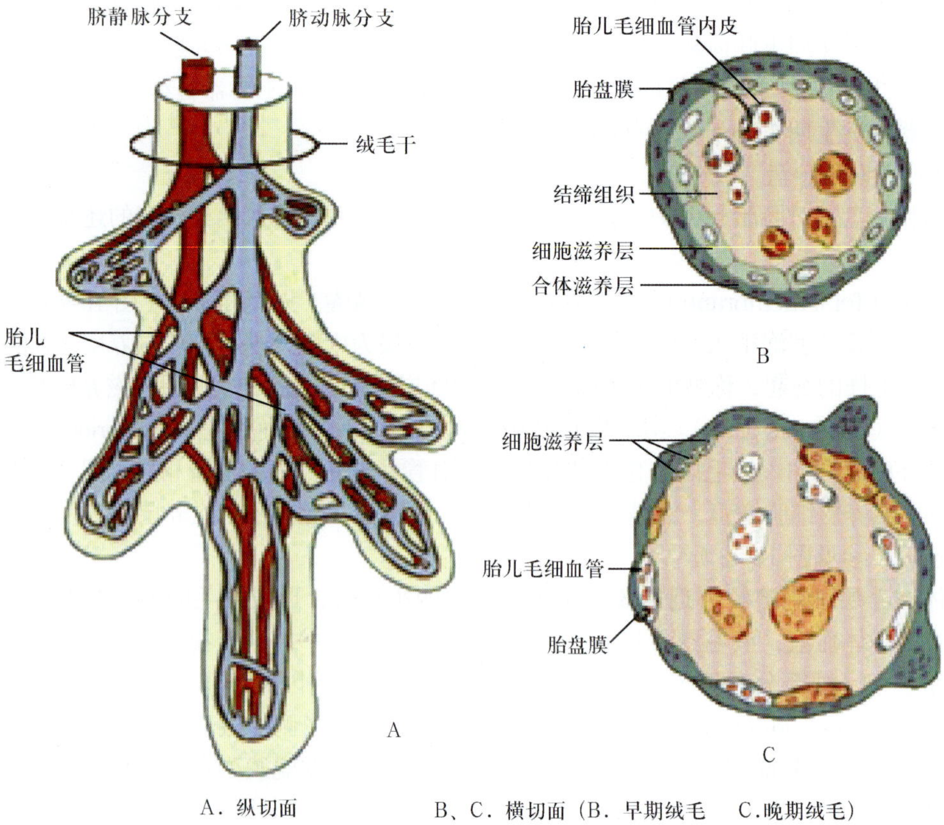

图 16-10　绒毛膜结构模式图

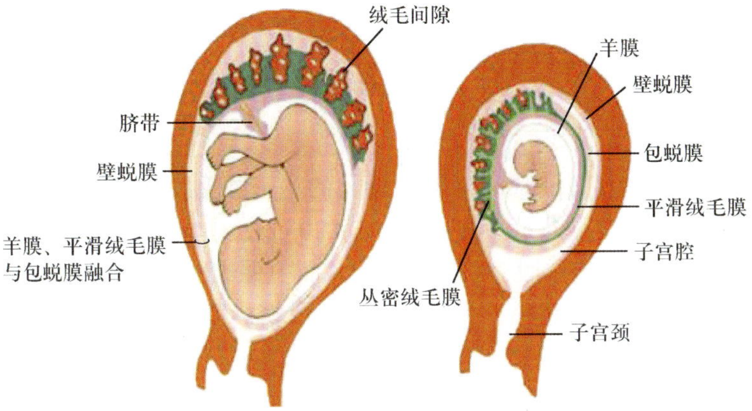

图 16-11　胎膜、蜕膜及胎盘的形成与变化示意图

亡。如绒毛表面的滋养层细胞过度增生，绒毛中轴间质变性水肿，血管消失，胚胎被吸收而消失，整个胎块变成很多水泡状，形成葡萄状结构，称葡萄胎。如果滋养层细胞恶变则为绒毛膜上皮癌。

（2）羊膜：为半透明薄膜。羊膜最初附着于胚盘边缘，随着胚体凸入羊膜腔，羊膜腔迅速扩大，逐渐使羊膜与平滑绒毛膜相贴，胚外体腔消失。随着圆柱状胚体的形成，羊膜逐渐在胚体的腹侧汇聚并包裹于体蒂表面，将胎儿封闭于羊膜腔内（图 16-9、图 16-11）。羊膜腔内的液体，称羊水（amniotic fluid）。妊娠早期的羊水无色透明，由羊膜上皮细胞不断分泌和吸收。妊娠中期以后，胎儿开始吞咽羊水，其消化、泌尿系统的排泄物及脱落的上皮细胞也进入羊水，羊水变浑浊。羊水可防止胎儿肢体粘连，缓冲外力对胎儿的振动和压迫，分娩时扩张宫颈和冲洗产道。羊膜腔穿刺吸取羊水进行羊水细胞染色体检查或测定羊水中某些生化指标，能早期诊断某些遗传性疾病。足月胎儿的羊水 500 ~ 1000 ml，少于 500 ml 为羊水过少，常见于胎儿无肾或尿道闭锁等；多于 2000 ml 为羊水过多，常见于消化管闭锁、无脑儿等。

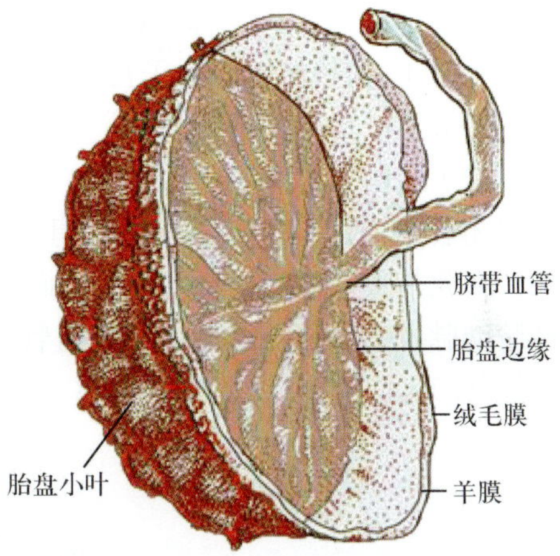

图 16-12　胎盘大体结构模式图

（3）卵黄囊：人胚卵黄囊不发达，退化早。卵黄囊顶壁的内胚层随胚盘向腹侧包卷，形成原始消化管；留在胚外的部分被包入脐带后成为卵黄蒂，卵黄蒂于第 5 ~ 6 周闭锁、退化（图 16-8、图 16-9）。卵黄囊壁外的胚外中胚层密集排列形成的细胞团，称血岛，是人体造血干细胞的原基。卵黄囊尾侧的部分内胚层细胞，分化为原始生殖细胞，由此迁移至生殖腺嵴。

（4）尿囊（allantois）：是从卵黄囊尾侧向体蒂内伸出的一个盲管（图 16-8、图 16-9），随着胚体的形成而开口于原始消化管尾段的腹侧，即与后来的膀胱通连。尿囊闭锁后形成膀胱至脐的脐正中韧带。鸟类胚胎的尿囊发达，具有气体交换和储存代谢废物的功能。人胚胎的气体交换和废物排泄由胎盘完成，尿囊仅为遗迹性器官，但其壁的胚外中胚层形成脐血管。

（5）脐带（umbilical cord）：系胚体与胎盘间相连接的条索状结构，是胎儿与胎盘间物质运输的通道。早期脐带由羊膜包绕体蒂、脐尿管及卵黄蒂等构成（图 16-9、图 16-11），以后上述结构相继闭锁，其内仅有 2 条脐动脉和 1 条脐静脉以及黏液性结缔组织。

胎儿出生时，脐带长 40 ~ 60 cm。脐带过短可影响胎儿娩出或在分娩时引起胎盘早期剥离而导致出血过多，脐带过长可能缠绕胎儿颈部或其他部位，从而影响胎儿发育甚至导致胎儿死亡。

音频：
考点：胎膜的组成、结构和功能

➢ **考点：** 胎膜的组成、结构和功能。

2. 胎盘

（1）胎盘的结构：胎盘（placenta）是由胎儿的丛密绒毛膜与母体的基蜕膜共同组成的圆盘形结构。足月胎儿的胎盘重约 500 g，直径 15～20 cm，中央厚，周边薄，平均厚约 2.5 cm。胎盘的胎儿面光滑，表面覆有羊膜，脐带附于胎儿面中央或稍偏，透过羊膜可见呈放射状走行的脐血管分支。胎盘的母体面粗糙，为剥离后的基蜕膜，可见 15～30 个由浅沟分隔的胎盘小叶（cytoledon）（图 16-12）。

在胎盘垂直切面上，可见羊膜下方为绒毛膜的结缔组织，脐血管的分支行于其中。绒毛膜发出 40～60 根绒毛干，绒毛干又发出许多细小绒毛，干的末端以细胞滋养层壳固着于基蜕膜上。脐血管的分支沿绒毛干进入绒毛内，形成毛细血管。绒毛干之间为绒毛间隙，由基蜕膜构成的短隔伸入间隙内，称胎盘隔（placental septum）。胎盘隔将绒毛干分隔到胎盘小叶内，每个小叶含 1～4 根绒毛干。子宫螺旋动脉与子宫静脉开口于绒毛间隙，故绒毛间隙内充以母体血液，绒毛浸在母血中。

（2）胎盘的血液循环和胎盘屏障：胎盘内有母体和胎儿两套血液循环，两者的血液在各自的封闭管道内循环，互不相混，但可进行物质交换。母体动脉血从子宫螺旋动脉流入绒毛间隙，在此与绒毛毛细血管内的胎儿血进行物质交换后，由子宫静脉回流入母体。胎儿的静脉血经脐动脉及其分支流入绒毛毛细血管，与绒毛间隙内的母体血进行物质交换后，成为动脉血，又经脐静脉回流到胎儿（图 16-13）。

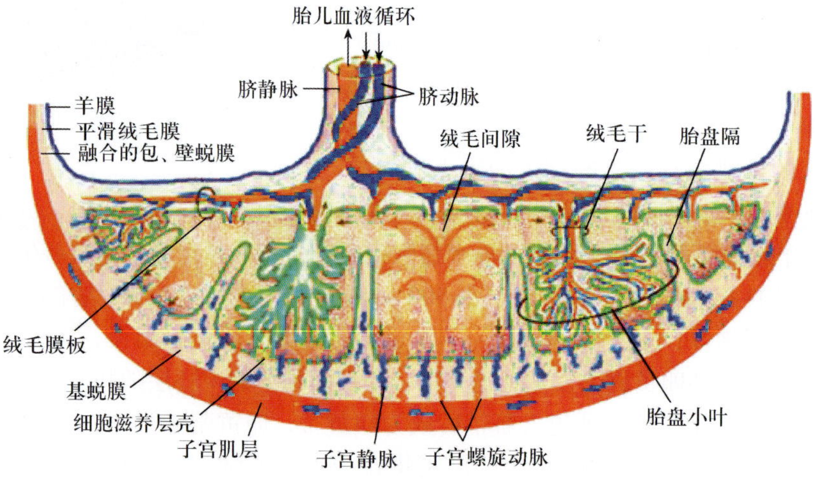

图 16-13　胎盘的结构与血循环模式图

胎儿血与母体血在胎盘内进行物质交换所通过的结构，称胎盘膜（placental membrane）或胎盘屏障（placental barrier）。早期胎盘膜由合体滋养层、细胞滋养层和基膜、薄层绒毛结缔组织及毛细血管内皮和基膜组成（图 16-14）。发育后期，由于细胞滋养层在许多部位消失以及合体滋养层在一些部位仅为一薄层胞质，故胎盘膜变薄，胎儿血与母血间仅隔以绒毛毛细血管内皮和薄层合体滋养层及两者间的基膜，更有利于胎儿血与母血间的物质交换。

音频：
考点：胎盘屏障的结构和功能

➢ **考点：** 胎盘屏障的结构和功能。

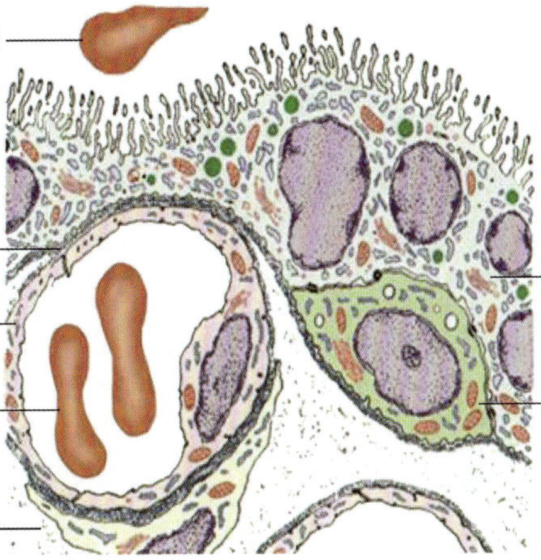

图 16-14　胎盘屏障模式图

（3）胎盘的功能：

1）物质交换：进行物质交换是胎盘的主要功能，胎儿通过胎盘从母血中获得营养和 O_2，排出代谢产物和 CO_2。

2）内分泌功能：胎盘的合体滋养层能分泌数种激素，对维持妊娠起重要作用。主要为：人绒毛膜促性腺激素（human chorionic gonadotropin，HCG）、绒毛膜促乳腺生长激素（human chorionic somatomammotropin，HCS）、孕激素和雌激素。

（五）胚胎各期外形特征和胚胎龄的推算

临床常以月经龄推算胚胎龄，即从孕妇末次月经的第一天算起，至胎儿娩出共约 40 周。胚胎学者则常用受精龄，即从受精之日为起点推算胚胎龄，受精一般发生在末次月经第一天之后的 2 周左右，故从受精到胎儿娩出约经 38 周。但由于妇女的月经周期常受环境变化的影响，故胚胎龄的推算难免有误差。

胚胎学家根据大量胚胎标本的观察研究，总结归纳出各期胚胎的外形特征和长度，以作为推算胚胎龄的依据。如第 1 ~ 3 周，主要根据胚的发育状况和胚盘的结构；第 4 ~ 5 周，常利用体节数及鳃弓与眼耳鼻等始基的出现情况；第 6 ~ 8 周，则依据四肢与颜面的发育特征（表 16-1）。胎龄的推算主要根据颜面、皮肤、毛发、四肢、外生殖器等的发育状况，并参照身长、足长和体重等（表 16-2）。

表 16-1　胚的外形特征与长度

胚龄（周）	外形特征	长度（mm）
1	受精、卵裂、胚泡形成，开始植入	
2	圆形两胚层胚盘，植入完成，绒毛膜形成	0.1 ~ 0.4（GL）
3	梨形三胚层胚盘，神经板和神经褶出现，体节初现	0.5 ~ 1.5（GL）
4	胚体渐形成，神经管形成，体节 3 ~ 29 对，鳃弓 1 ~ 2 对，眼鼻耳始基初现，脐带与胎盘形成	1.5 ~ 5.0（GL）
5	胚体屈向腹侧，鳃弓 5 对，肢芽出现，手板明显，体节 30 ~ 40 对	4 ~ 8（CRL）
6	肢芽分为两节，足板明显，视网膜出现色素，耳廓隆突出现	7 ~ 12（CRL）
7	手足板相继出现，指趾初形，体节不见，颜面形成，乳腺嵴出现	10 ~ 21（CRL）
8	手指足趾明显，指趾出现分节，眼睑开放，尿生殖膜和肛膜先后破裂，外阴可见，性别不分，脐疝明显	19 ~ 35（CR）

注：此表主要参照 Jirasek（1983）。

胚胎长度的测量标准有三种：①最长值（greatest length，GL），多用于测量第 1~3 周的胚；②顶臀长（crown-rump length，CRL），又称坐高，用于测量第 4 周及以后的胚胎；③顶跟长（crown-heal length，CHL），又称立高，常用于测量胎儿。用 B 超测定孕妇体内胚胎的顶臀长等与直接测量胚胎标本的数据很接近，故应用 B 超测量是一个值得开展的工作。

表 16-2　胎儿外形主要特征及身长、足长与体重

胎龄（周）	外形特征	身长（CRL，mm）	足长（mm）	体重（g）
9	眼睑闭合，外阴性别不可辨	50	7	8
10	肠袢退回腹腔，指甲开始发生	61	9	14
12	外阴可辨性别，颈明显	87	14	45
14	头竖直，下肢发育好，趾甲开始发生	120	20（22.0）	110
16	耳竖起	140	27（26.3）	200
18	胎脂出现	160	33（32.9）	320
20	头与躯干出现胎毛	190	39（37.9）	460
22	皮肤红、皱	210	45（43.2）	630
24	指甲全出现，胎体瘦	230	50（49.8）	820
26	眼睑部分打开，睫毛出现	250	55（54.0）	1000
28	眼重新打开，头发出现，皮肤略皱	270	59（61.9）	1300
30	趾甲全出现，胎体平滑，睾丸开始下降	280	63（63.4）	1700
32	指甲平齐指尖，皮肤浅红光滑	300	68（67.4）	2100
36	胎体丰满，胎毛基本消失，趾甲平齐趾尖，肢体弯曲	340	79（73.4）	2900
38	胸部发育好，乳腺略隆起，睾丸位于阴囊或腹股沟管内，指甲超过指尖	360	83（77.1）	3400

注：足长括弧内数据是应用 B 超测国人妊娠胎儿足长所得均数，其他数据均参照 Moore（1988）直接测量胎儿结果。

（六）双胎、多胎和联胎

1. 双胎　双胎（twins）又称孪生，双胎的发生率约占新生儿的 1%。双胎有两种。

（1）双卵孪生：一次排出两个卵子分别受精后发育为双卵孪生（dizygotic twins），占双胎的大多数。它们有各自的胎膜与胎盘，性别相同或不同，相貌和生理特性的差异如同一般兄弟姐妹，仅是同龄而已。

（2）单卵孪生：由一个受精卵发育为两个胚胎，故此种双胎儿的遗传基因完全一样。它们的性别一致，而且相貌和生理特征也极相似。单卵孪生（monozygotic twins）（图 16-15）可以是：①卵裂球分离为两团（人的卵裂球围以透明带，分离的可能性较小），它们各自发育为一个完整的胚胎，他们有各自的胎膜和胎盘；②一个胚泡内出现两个内细胞群，各发育为一个胚胎，这类孪生儿有各自的羊膜，但共有一个绒毛膜与胎盘；③胚盘上出现两个原条与脊索，诱导形成两个神经管，发育为两个胚胎，这类孪生儿同位于一个羊膜腔内，也共有一个绒毛膜与胎盘。

2. 多胎　一次娩出两个以上新生儿为多胎（multiple birth）。多胎的原因可以是单卵性、多卵性或混合性，常为混合性多胎。多胎发生率低，三胎约万分之一，四胎约百万分之一，四胎以上更为罕见，多不易存活。

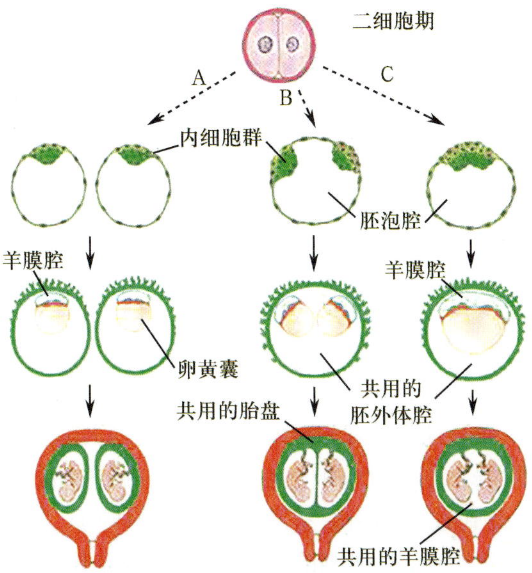

图 16-15　单卵双胎的形成示意图

3. 联体双胎　在单卵孪生中，当一个胚盘出现两个原条并分别发育为两个胚胎时，若两原条靠得较近，胚体形成时发生局部联接，称联体双胎（conjoined twins）。联体双胎有对称型和不对称型两类。不对称型指两个胚胎一大一小，小者常发育不全，形成寄生胎或胎中胎。

二、先天畸形

先天畸形（congenital malformation）是由于胚胎发育紊乱所致的出生时即可见的形态结构异常。器官内部的结构异常或生化代谢异常，则在出生后一段时间或相当长时间内才显现。故将形态结构、功能、代谢和行为等方面的先天性异常，统称先天缺陷。研究先天畸形的科学称为畸形学，它是胚胎学的一个重要分支，旨在研究先天畸形发生的原因、机制和预防措施。

（一）先天畸形的发生原因

先天畸形是胚胎发育紊乱的结果。在整个胚胎发育过程中，都有可能因为遗传因素调控或者环境因素刺激而导致发育异常。多数的先天畸形是遗传因素和环境因素相互作用的结果。

1. 遗传因素　包括基因突变和染色体畸变。如果这些遗传改变累及了生殖细胞，由此引起的畸形就会遗传给后代。以染色体畸变引起的较多，如 5 号染色体短臂末端断裂缺失则引起猫叫综合征（cat's cry syndrome）。

2. 环境因素　能引起先天缺陷的环境因素，统称致畸因子（teratogen）。影响胚胎发育的环境因素包括母体周围环境、母体内环境和胚胎周围的微环境。环境致畸因子主要有 5 类：①生物性致畸因子，如风疹病毒、单纯疱疹病毒及梅毒螺旋体等；②物理性致畸因子，如各种射线、机械性压迫和损伤等；③致畸性药物，多数抗癌药物、某些抗生素、抗惊厥药物和激素均有不同程度的致畸作用；④致畸性化学物质，在工业"三废"、食品添加剂和防腐剂中，含有一些有致畸作用的化学物质；⑤其他致畸因子，大量吸烟、酗酒、缺氧和严重营养不良等均有致畸作用。

（二）先天畸形的分类

先天畸形通常分为以下几种类型：

1. 整胎发育畸形　多由严重遗传缺陷引起，大都在胚胎早期死亡或流产。

2. 胚胎局部发育畸形　由胚胎局部发育紊乱引起，畸形多在两个器官以上，如并肢畸形等。

3. 器官局部畸形　某一器官不发育或发育不全所致，如双侧或单侧肺发育不全、室间隔缺损等。

4. 组织分化不良性畸形 出生时不易发现，如骨发育不全、巨结肠等。

5. 发育过度畸形 某器官或器官的一部分增生过度所致，如多指（趾）畸形等。

6. 吸收不全性畸形 胚胎发育过程中，有些结构应全部或部分被吸收，如果吸收不全则出现畸形，如不通肛、蹼状指（趾）等。

7. 超数和异位发生性畸形 因器官原基超数发生或发生于异常部位而引起，如多乳腺、异位乳腺和双肾盂、双输尿管等。

8. 发育滞留性畸形 器官发育中途停止，器官呈中间状态，如双角子宫、隐睾等。

9. 联体畸形 即联胎。

（三）致畸敏感期

发育中的胚胎受到致畸作用后，是否发生畸形和发生什么样的畸形，不仅取决于致畸因子的性质和胚胎的遗传特性，而且还取决于胚胎受到致畸因子作用时所处的发育阶段。受到致畸作用最易发生畸形的发育阶段，称为致畸敏感期（susceptible period）。

受精后 1 ~ 2 周，人胚受到致畸作用后易发生损害，但较少发生畸形，因为此时的胚胎细胞分化程度较低，如果致畸作用强，胚早期即死亡；如果致畸作用弱，少数细胞受损死亡，多数细胞可以代偿调整而不产生畸形。临床上，常把受精后的前 2 周，称“安全期”。人胚发育第 3 ~ 8 周是人体外形及其内部许多器官、系统原基发生的重要时期，此期胚胎细胞增生、分化活跃，胚体形态发生复杂变化，最易受到致畸因子的干扰而发生器官形态结构畸形，所以胚期是最易发生先天畸形的致畸敏感期。由于胚胎各器官的分化发生时间不同，其致畸敏感期也不同（图 16-16）。风疹病毒的致畸敏感期为受精后第 1 个月，畸形发生率为 50%；第 2 个月，便降为 22%；第 3 个月，只有 6% ~ 8%。沙利度胺（反应停）的致畸敏感期为受精后 21 ~ 40 天。人胎期是胚胎发育最长的一个时期，自人胚胎发育第 9 周起直至分娩。此期胎儿生长发育快，各器官进行组织分化和功能建立，受致畸作用后也会发生先天畸形，但多属于组织结构和功能缺陷，一般不出现器官形态畸形，所以胎期不是致畸敏感期。

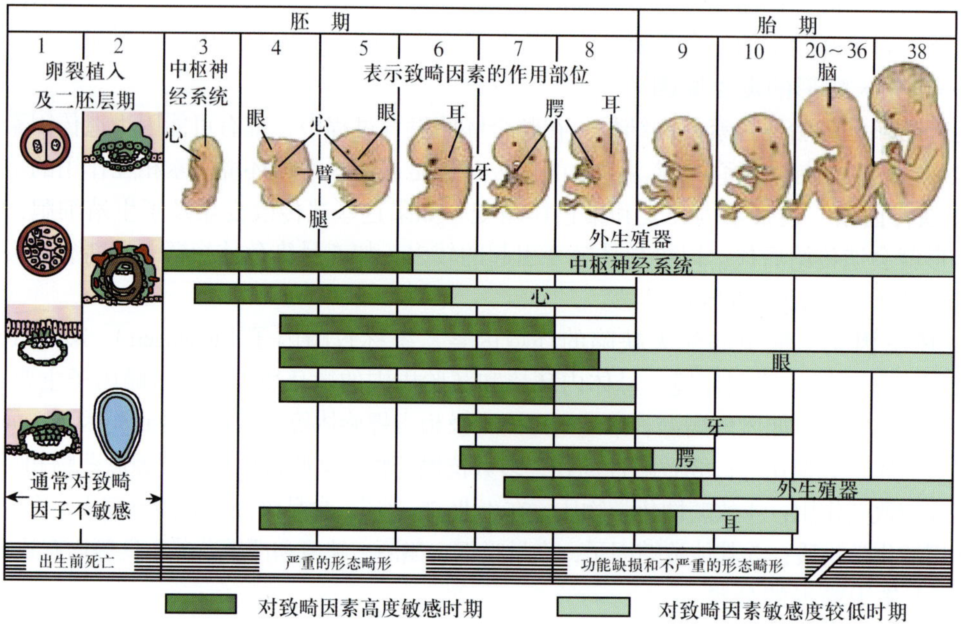

图 16-16 人体主要器官的致畸易感期

（四）先天畸形的预防

遗传咨询是目前防止遗传性疾病和由遗传因素所致先天畸形发生的主要措施。在婚前及孕前应进行相应的咨询，对不适宜生育的夫妇可建议采取他精受精等生殖工程学措施；对有遗传性疾病家族史的夫妇进行检测和产前检查，尽早发现畸形胚胎，以便采取相应对策。

做好孕期保健是防止环境致畸的根本措施。妊娠期间要避免接触上述各种环境致畸因素，特别是在妊娠前 8 周，如尽量预防感染，不滥用药物，戒烟戒酒，避免和减少射线的照射等。

（五）先天畸形的宫内诊断

1. 羊膜腔穿刺　可在妊娠第 15 周以后进行羊膜腔穿刺，取羊水做羊水的细胞染色体组型检查和羊水的化学成分检测。如开放性的神经管畸形，其羊水中乙酰胆碱酯酶同工酶和甲胎蛋白的含量高于正常数十倍；染色体异常引起的先天畸形，如 Down 综合征和 Turner 综合征等，可通过染色体分析确定。

2. 绒毛膜活检　绒毛膜细胞与胚体细胞同源，有着相同的染色体组型，可在妊娠第 8 周进行绒毛膜活检，早期诊断胚胎的染色体异常。

3. 仪器检查

（1）胎儿镜检查：可直接观察胎儿外部结构有无异常，并可采取血液、皮肤等样本作进一步检查，还可直接给胎儿注射药物或输血。

（2）超声检查：是一种简便易行且安全可靠的宫内诊断方法，不仅能诊断胎儿外部畸形，还可检查出某些内脏畸形。

（3）X 线检查：将造影剂注入羊膜腔进行 X 线检查，可观察胎儿的大小和外部畸形。

（六）先天畸形的宫内治疗

近年来对先天畸形宫内诊断的研究进展很快，但能进行宫内治疗的先天畸形的种类还很有限，而且宫内治疗的手段也不多。非手术性治疗先天畸形开展较早，如甲状腺素治疗胎儿甲状腺功能低下引起的发育紊乱。进展较快并能迅速收效的宫内治疗方法是宫内手术，现已形成一个专门的胎儿外科学学科。用宫内胎儿输血法治疗胎儿水肿和用颅脑穿刺术治疗胎儿脑积水均已取得成功。近年来，用宫内胎儿胸腔穿刺治疗乳糜胸也取得了成功。动物实验研究显示，膈疝、脐疝、腹壁裂和轻度脊柱裂等畸形均可做宫内手术治疗。

音频：
第十六章思考题解析

思考题

试述胚泡植入过程。

（齐云飞）

主要参考文献

[1] 齐云飞，张勇 . 组织学与胚胎学 . 北京：北京大学医学出版社，2014.
[2] 李继承，曾园山 . 组织学与胚胎学 . 9 版，北京：人民卫生出版社，2018.
[3] 刘慧雯 . 人类胚胎学图谱 . 北京：人民卫生出版社，2017.
[4] 郭兴，王喜梅，胡祥上 . 人体解剖学与组织胚胎学 . 2 版 . 北京：北京大学医学出版社，2016.
[5] 彭毓斌，刘艳华 . 解剖学及组织胚胎学 . 3 版 . 西安：第四军医大学出版社，2016.
[6] 李和，李继承 . 组织学与胚胎学 . 3 版 . 北京：人民卫生出版社，2015.
[7] 柳洁 . 组织学与胚胎学 . 3 版 . 北京：北京大学医学出版社，2015.
[8] 唐军民，高俊玲 . 组织学与胚胎学 . 4 版 . 北京：北京大学医学出版社，2014.
[9] 窦肇华，吴建清 . 人体解剖学与组织胚胎学 . 7 版，北京：人民卫生出版社，2014.
[10] 唐军民，张雷 . 组织学与胚胎学 . 3 版，北京：北京大学医学出版社，2013
[11] 杜德克 . 医学组织学图谱 . 北京：人民卫生出版社，2013.
[12] 唐军民，李继承 . 组织学与胚胎学 . 北京：北京大学医学出版社，2011.
[13] 李继承 . 组织学与胚胎学实验技术 . 北京：人民卫生出版社，2010.
[14] 薛社普，俞慧珠，叶百宽，等 . 协和人体胚胎学图谱：中国人胚胎发生发育实例图解 . 北京：中国协和医科大学出版社，2009.
[15] 高英茂 . 组织学与胚胎学 . 北京：人民卫生出版社，2006.
[16] 成令忠，钟翠平，蔡文琴 . 现代组织学 . 3 版 . 上海：上海科学技术文献出版社，2003.
[17] Mescher A. Junqueira’s Basic Histology: Text and Atlas. 14th ed. New York: McGraw-Hill Education, 2015.
[18] Sadler TW. Langman’s Medical Embryology. 13th ed. Philadelphia: Lippincott Williams & Wilkins, 2014.
[19] Schoenwolf G, Bleyl S, Brauer P, et al. Larsen’s Human Embryology. 5th ed. New York: Churchill Livingstone, 2014.

主要参考文献

[illegible]

[illegible] 北京：人民卫生出版社，2013

[illegible]

[illegible]

[14] [illegible]，中国人体[illegible] 北京：中国协和医科大学出版社，2009

[15] [illegible]

[16] [illegible]

[17] Mescher A L. Junqueira's Basic Histology: Text and Atlas. [illegible] ed. New York: McGraw-Hill Education, 20[illegible]

[18] Sadler TW. Langman's Medical Embryology. [illegible] ed. Philadelphia: Lippincott Williams & Wilkins, 201[illegible]

[19] Schoenwolf GC, [illegible] Larsen's Human Embryology. [illegible] ed. [illegible] Churchill Livingstone, 20[illegible]